融合型·新形态教材

U0756057

普通高等学校学前教育专业系列教材

学前儿童卫生与保育

主　编　史慧静

副主编　张劲松　谭　晖

编　委（按姓氏笔画排序）

王周烨　上海交通大学医学院附属新华医院

史慧静　复旦大学公共卫生学院

帅　澜　上海交通大学医学院附属新华医院

刘俊霞　兰州城市学院教育学院

沈理笑　上海交通大学医学院附属新华医院

张劲松　上海交通 大学医学院附属新华医院

夏卫萍　上海交通大学医学院附属新华医院

徐　慧　复旦大学医学院幼儿园

高淑云　天津师范大学学前教育学院

浦惠琴　苏州高等幼儿师范学校

谭　晖　复旦大学公共卫生学院

薛敏波　上海交通大学医学院附属新华医院

霍习霞　石家庄幼儿师范高等专科学校

复旦大学出版社

内容提要

　　本书以2011年教育部颁布的《教师教育课程标准（试行）》及教育部高等职业学校学前教育专业教学标准为编写依据，以教育部《0～6岁儿童学习与发展指南》为参照体系，以现代健康观和健康促进理念为引领，包括绪论和10章内容。绪论重在介绍学前儿童的健康决定因素和健康促进策略，以便使学生理解学前儿童卫生与保育的工作范畴和工作内容。第一至第五章主要从儿童体格和各系统生长发育、心理和社会发展的规律与特点入手，阐述幼儿时期的各项保育工作和卫生保健要点，多种常见生理和心理健康问题的症状表现与识别方法、产生原因与预防控制策略以及必要的护理和应对技巧。第六至第九章主要围绕如何营造有利于儿童健康发展的托幼机构环境，详细介绍学前儿童膳食营养安排与食品卫生管理、日常保教活动安排的卫生要求、建筑设施设备用具配置和社会心理环境设置的要求、儿童伤害相关的安全防护与管理以及现场急救方法等。最后第十章中，介绍最新的我国卫生部和教育部对于托幼机构卫生保健工作的技术要求和工作规范，以及托幼机构卫生保健管理工作体系的构成和各方人员职责。

　　本书可供学前教育专业学生使用，也可作为幼儿教师的在职培训教材，并适用于广大从事幼教专业的人员及学前儿童家长学习、参考。

　　(本教材配有PPT教学课件和教学习题，教学单位可免费赠送)

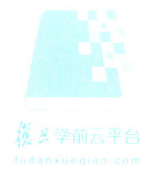

复旦学前云平台
数字化教学支持说明

　　为提高教学服务水平，促进课程立体化建设，复旦大学出版社学前教育分社建设了"复旦学前云平台"，为师生提供丰富的课程配套资源，可通过"电脑端"和"手机端"查看、获取。

【电脑端】

　　电脑端资源包括 PPT 课件、电子教案、习题答案、课程大纲、音频、视频等内容。可登录"复旦学前云平台"www.fudanxueqian.com 浏览、下载。

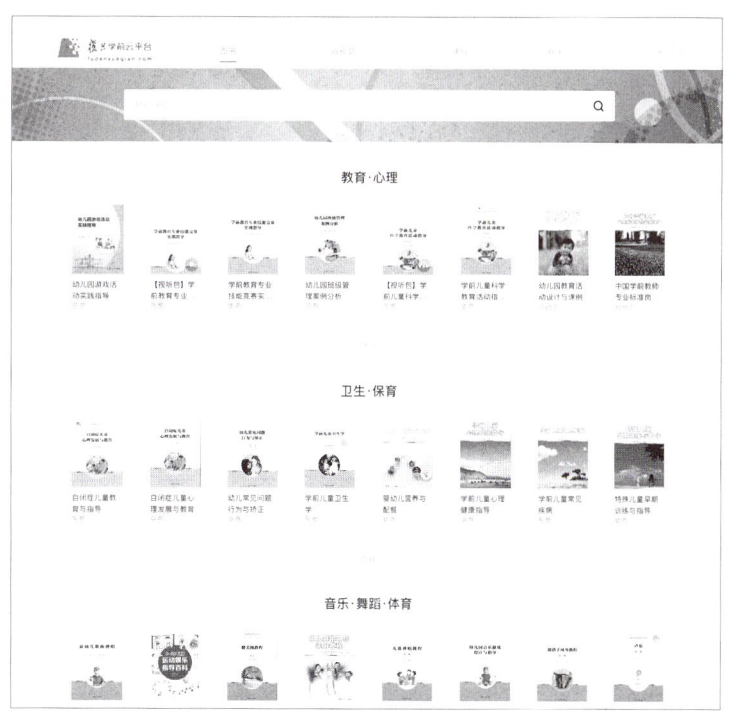

　　Step 1 登录网站"复旦学前云平台"www.fudanxueqian.com，点击右上角"登录 /注册"，使用手机号注册。

　　Step 2 在"搜索"栏输入相关书名，找到该书，点击进入。

　　Step 3 点击【配套资源】中的"下载"（首次使用需输入教师信息），即可下载。音频、视频内容可通过搜索该书【视听包】在线浏览。

📱 **【手机端】**

PPT 课件、音视频、阅读材料：用微信扫描书中二维码即可浏览。

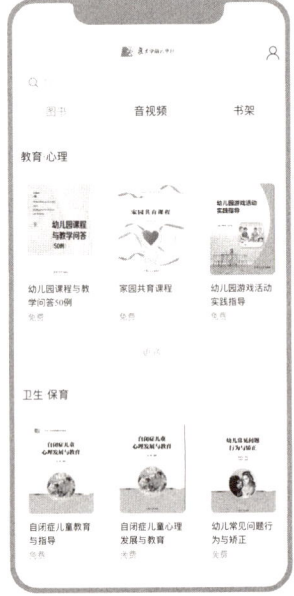

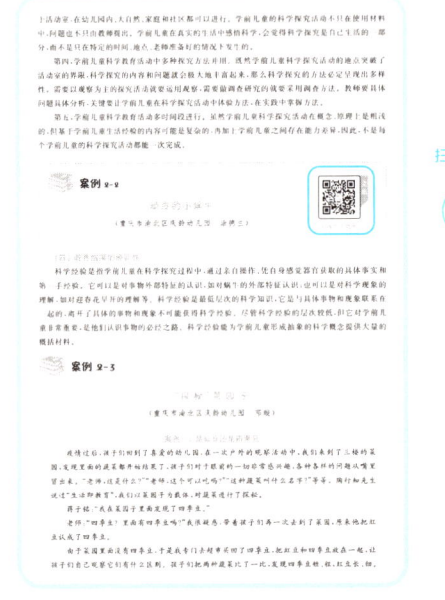

扫码浏览

📖 **【更多相关资源】**

　　更多资源，如专家文章、活动设计案例、绘本阅读、环境创设、图书信息等，可关注"幼师宝"微信公众号，搜索、查阅。

　　平台技术支持热线：029-68518879。

"幼师宝"微信公众号

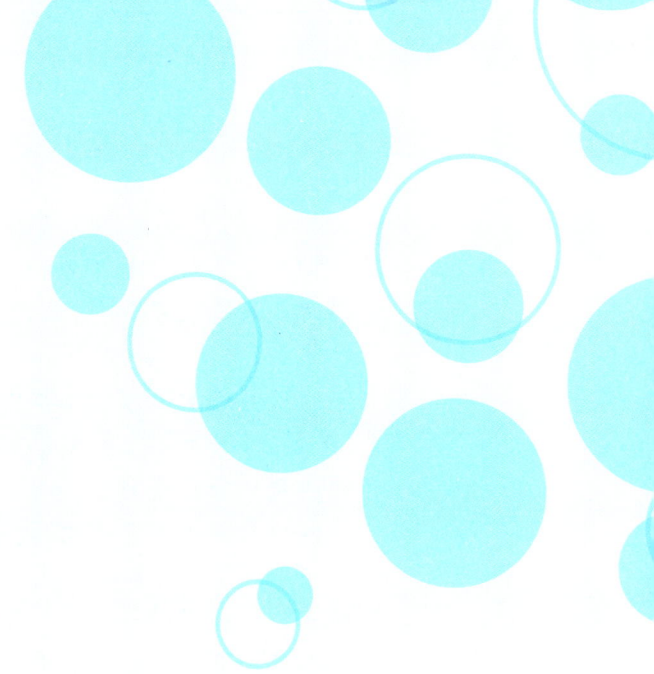

总序

　　学前教育是国民教育体系的重要组成部分,是终身教育的开端,幼儿教师教育担负着学前教师职前培养和职后培训、促进教师专业成长的双重任务,在教育体系中具有职业性和专业性、基础性和全民性的战略地位。

　　自 1903 年湖北幼稚园附设女子速成保育科诞生始,中国幼儿教师教育走过了百年历程。可以说,20 世纪上半叶中国幼儿教师教育历经了从无到有、从抄袭照搬到学习借鉴的萌芽、创建过程;新中国成立以后,幼儿教师教育在规模与规格、质量与数量、课程与教材建设等方面得到较大提升与发展。中国幼儿教师教育历经稳步发展、盲目冒进、干扰瘫痪、恢复提高和由弱到强的发展过程。

　　1999 年 3 月,教育部印发《关于师范院校布局结构调整的几点意见》,幼儿教师教育的主体由中等教育向高层次、综合性的高等教育转变;由单纯的职前教育向职前职后教育一体化、人才培养多样化转变;由独立、封闭的办学形式向合作、开放的办学形式转变;由单一的教学模式向产学研相结合的、起专业引领和服务支持作用的综合模式转变。形成中专与大专、本科与研究生、统招与成招、职前与职后、师范教育与职业教育共存的,以专科和本科层次为主的,多规格、多形式、多层次幼儿教师教育结构与体系。幼儿教师教育进入由量变到质变的转型提升进程,由此引发了人才培养、课程设置、教学内容等方面的重大变革。课程资源,特别是与之相适应的教材建设成为幼儿教师教育的当务之急。

　　正是在这一背景下,"全国学前教育专业系列教材"编审委员会在广泛征求意见和调查研究的基础上,开始酝酿研发适应幼儿教师教育转型发展的专业教材,这一动议得到有关学校、专家的认同和教育部师范教育司有关领导的大力支持。2004 年 4 月,复旦大学出版社组织全国 30 余所高校学前教育院系、幼儿师范院校的专家、学者会聚上海,正式启动"全国学前教育专业系列"教材研发项目。2005 年 6 月,第一批教材与广大师生见面。此时,恰逢"全国幼儿教师教育研讨会"召开,研讨会上,教育部师范教育司有关领导对推进幼儿教师教育优质课程资源建设作出指示:一是直接组织编写教材,二是遴选优秀教材,三是引进国外优质教材;开发建设有较强针对性、实效性、反映学科前沿动态的、幼儿教师培养和继续教育的精品课程与教材。

　　结合这一指示精神,编审委员会进一步明确了教材编写指导思想和教材定位。首先,从全国有关院校遴选、组织一批政治思想觉悟高、业务能力强、教育理论和教学实践经验丰富的专家学者,组成教材研发、编撰队伍,探索建立具有中国幼儿教师教育特色、引领学前教育和专业发展的、反映课程改革新成果的教材体系;努力打造教育观念新、示范性强、实践效果好、影响面大和具有推广价值的精品教材。其次,建构以专科、本科层次为主,兼顾中等教育和职业教育,多层次、多形式、多样化的文本与光盘相结合的课程资源库,有效满足幼儿教师教育对课程资源的需求。

经过八年多的教学实践与检验,教材研发的初衷和目的初步实现。截至2013年4月,系列教材共出版120余种,其中8种教材被教育部列选为普通高等教育"十一五"、"十二五"国家级规划教材,《手工基础教程》被教育部评选为普通高等教育"十一五"国家级精品教材,《幼儿教师舞蹈技能》荣获教育部教师教育国家精品资源共享课,《健美操教程》获得教育部"改革创新示范"教材;系列教材使用学校达600余所,受益师生数十万人次。

伴随国务院《关于当前发展学前教育的若干意见》和《国家中长期教育改革和发展规划纲要(2010—2020年)》的贯彻落实,幼儿教师准入制度和标准的建立、健全,幼儿教师教育面临规范化、标准化、专业化和前瞻化发展的机遇与挑战。一方面,优质学前教育资源已成为国民普遍地享受高质量、公平化、多样性学前教育的新诉求。人才培养既要满足当前学前教育快速发展对幼儿师资的需求,还要确保人才培养的高标准、严要求以及幼儿教师职后教育的可持续发展;另一方面,学前教育专业向0~3岁早期教育、婴幼儿服务、低幼儿童相关产业等领域拓展与延伸,已然成为专业发展与服务功能发挥的必然趋势。这一发展动向既是社会、国民对专业人才的要求与需求,也是高等教育服务社会、培养高层次专业人才的使命。为应对机遇与挑战,幼儿教师教育将会在三个方面产生新变化:一是专业发展广义化,专业方向多元化,人才培养多样化,教师教育终身化;二是课程设置模块化,课程方案标准化,课程发展专业化和前瞻化;三是人才培养由旧三级师范教育(中专、专科、本科)向新三级师范教育(专科、本科、研究生)稳步跨越。

为及时把握幼儿教师教育发展的新变化,特别是结合2011年10月教育部颁布的《教师教育课程标准(试行)》,编审委员会将与广大高校学前教育院系、幼儿师范院校共同合作,从三个方面入手,着力打造更为完备的幼儿教师教育课程资源与服务平台,并把这套教材归入"全国学前教育专业(新课程标准)'十二五'规划教材系列"。第一,探索研发应用型学前教育专业本、专科层次系列教材,开发与专业方向课程、拓展课程、工具性课程、实践课程和模块化课程相匹配的教材,研发起专业引领作用的幼儿教师继续教育教材;第二,努力将现代科学技术、人文精神、艺术素养与幼儿教师教育有效融合并体现在教材之中,有效提升幼儿教师综合素养;第三,教材编写力图体现幼儿教师教育发展趋势与专业特色,反映优秀中外教育思想、幼儿教师教育成果,全面提高幼儿教师教育质量;第四,建构文本、多媒体和网络技术相互交叉、相互整合、相互支持的立体化、网络化、互动化的幼儿教师教育课程资源体系,为创建具有中国特色的幼儿教师教育高品质专业教材体系贡献我们的力量。

"全国学前教育专业系列教材"编审委员会

2013年4月

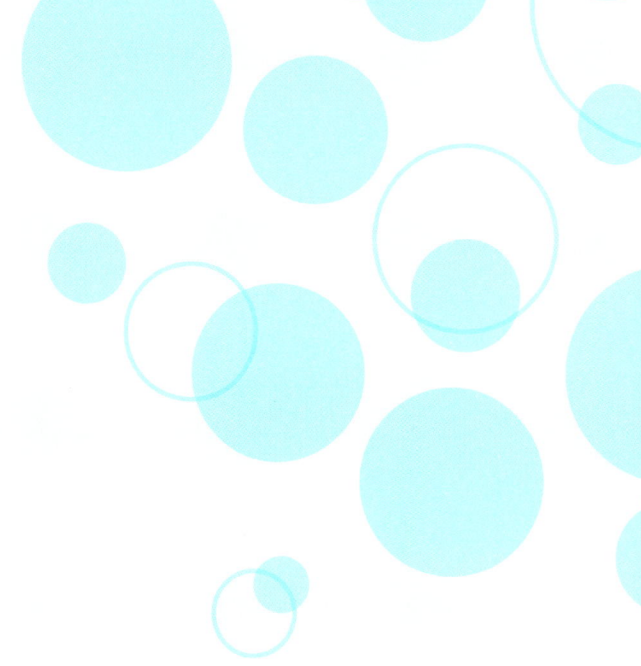

前言

　　学前儿童期是人的生理、心理发展的关键时期,为幼儿的生存、发展创设有利的环境和提供物质条件,给予幼儿精心的照顾和养育,促进其身心健康地发展,将为儿童一生的生活质量奠定重要基础。

　　过去半个多世纪以来,我国儿童的死亡率随着生活水平的逐步提高、初级卫生保健和临床医疗救治水平的不断提高出现明显下降。然而,由于社会变迁导致的生活环境和生活方式改变、社会心理应激增加,学前儿童身心发育相关的健康问题依然普遍。

　　与此同时,人们对健康的要求却越来越高。促进儿童健康成长正成为我国各级政府实现经济和社会全面进步的优先战略目标。幼儿家庭、社会、各学前教育管理部门都对托幼机构的儿童卫生与保育工作提出了更高的要求。新时期学前儿童卫生和保育工作将逐渐承担起健康监测、健康教育、健康干预和健康管理四大功能,既要促进生理健康也要促进心理健康;既要采取人群健康保护策略又要注重个性化的预防保健和保育。

　　《学前儿童卫生与保育》作为高等职业教育"学前教育专业"的专业核心课程,其教材内容不仅体现理论性和科学性,更突出应用性。内容编排上,立足于托幼机构教师的职业需要来构建知识体系和技能构成,力求通过多学科知识的融合来反映儿童保健与保育工作的新理念、新成果,探讨现阶段我国学前儿童卫生保健的常见现象和问题,帮助广大幼儿教育师范生了解托幼机构集体儿童保健工作规范和要求,掌握相关知识和工作技能,为入职做好充分的准备。

　　本教材的特色如下。

　　1. 以现代健康观和健康促进理念为引领。涉及学前儿童卫生保健和保育的内容相当广泛,如何合理地编排和组织整个教学内容的构成甚为关键,这有助于在有限的教学时间段内让学生理解学前儿童卫生与保育的工作范畴和工作内容。本教材以现代健康观和健康促进理念为引领,从儿童生理、心理和社会发育特点入手,介绍幼儿健康的多种决定因素、保育要点、各类常见身心健康问题和疾病的识别方法与应对技巧;同时,围绕如何营造有利于促进儿童健康发展的学前教育机构(主要是托幼机构)环境条件方面,详细介绍儿童膳食安排与食品卫生管理、保教活动安排、建筑设备和心理环境、意外伤害防护以及卫生保健服务与管理,凸显了学前卫生机构在促进儿童健康发展中应承担的责任和要求。

2. 理论知识教育和操作技能培育并重。职业教育非常强调实训,因而本教材每一章内容在编排上都考虑理论知识教育和操作技能培育并重,让学生在深刻领会理论知识的基础上,学会并掌握相关的实际工作技能。通过系统学习,可以完成从理论到实践,从实践到理论的升华。尤其是最后一章,介绍目前最新的我国卫生部和教育部对于托幼机构卫生保健工作的规范和管理制度,学生们通过学习和必要实训操练,进入工作岗位后一定能够很快适应日常工作。

3. 卫生保健知识与技能方面的专业性更强。本教材的主编和副主编都是来自于预防医学儿童青少年卫生和临床儿童保健专业的权威专家,她们立足于国内一流大学,同时在长期的教学、科研、临床医学和社会实践中与基层托幼机构有着紧密的工作联系,因而可以从医学卫生专业视角,深刻揭示当前我国儿童面临的主要健康风险,以及托幼机构教师和卫生保健人员究竟应该掌握并运用怎样的知识和技能才能更好地促使儿童身心健康成长。同时,联合多家师范院校学前教育专业教师共同编写,体现了当今社会"医教紧密结合"做好托幼机构卫生保育工作的策略,不但有助于提升托幼机构教师工作水平,对于实现"预防为主"、"关口前移"的公共卫生全局目标,维护和促进广大儿童健康成长,也都具有重要的意义。

4. 内容编写深入浅出。本教材编写上力求做到通俗易懂、叙述清楚、重点突出、板块清晰,通过使用明了化、简单化、生动化的语言和案例,尽量让学生明白深奥的科学理论知识。因此,本教材每一章的编写体例上,都将从一个问题情境案例开始,简单直白地说明"本章将帮助你了解/熟悉/掌握……",使学生带着问题去学习和思考,其中不乏各种案例和实操训练,最后提出本章小结与本章基本要点,以及进一步的思考与探索内容,让学生回顾、反思和巩固所学到的内容,激发学生思考、讨论、探索和拓展学习更多的相关知识。

本书内容翔实,不仅可以作为学前教育、学前营养、学前卫生保健等相关专业师范生的课程教学用书,也可作为广大学前教育工作者的参考用书。

本书在绪论之后共有 10 章内容,主编史慧静全面负责制定编写大纲和全书统稿工作,并执笔撰写绪论和第十章,具体审校第六章和第九章;副主编谭晖执笔撰写第一、二章,并审校第七章和第八章;副主编张劲松及其团队成员(沈理笑、薛敏波、帅澜、夏卫萍、王周烨)主要承担了第三、四、五章的编写和审校工作。其他各章的主要负责撰写人员为:第六章高淑云,第七章浦惠琴,第八章刘俊霞,第九章霍习霞。徐慧为本书案例的策划提供了很好的建议,并为案例撰写提供了大量素材。

在此,向参与本书编写的全体人员表示深深的谢意!也恳请广大读者不吝赐教!

编 者

2013 年 6 月

目录

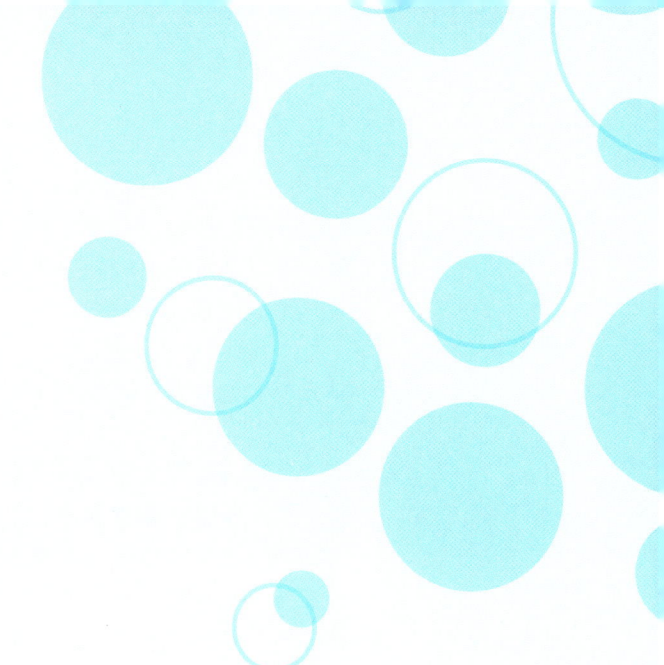

绪　论

本章将帮助你

◆ 了解现代的健康观、学龄前期健康促进对于生命全程健康的意义。
◆ 熟悉学前儿童健康的决定因素,儿童健康促进的基本概念和工作策略。
◆ 掌握《学前儿童卫生与保育》的研究对象和主要内容。

问题情境

　　李老师是一家有着60余年办园历史的幼儿园园长,安排新入职的教师从事一段时间的保育工作是该园一贯坚持的对新教师保教意识培养的途径之一。每一位新教师都经历了入职一个月的保育岗位工作锻炼,期间有不辞辛劳地清洗幼儿屎尿和呕吐物的,也有怨言但不敢吱声的,更有直接与李园长发生争执的。所有争执的焦点就是,新教师们认为自己是老师,保育工作不是应做的事,这是欺负新人的行为……李园长叹言:"正在幼儿师范学校就读的准教师们啊,请一定明白书本中条条目目背后的'保教结合'的真谛——不懂得照顾孩子就不可能很好地教育孩子。保育工作是幼儿园教育工作的起点,应该是衡量、评估和考核学前教育教师教育技能的基本要素。"

　　李园长遇到的问题颇具普遍性。许多学前准教师们在师范学校学习时,就将幼儿园的卫生和保育工作简单地总结为"照料幼儿的吃喝拉撒睡"。一些新入职教师工作几天后的老师也会谈到,幼儿园的保育工作就是干体力活,很累、很琐碎。其实,这是很多新教师对幼儿园卫生和保育工作的偏见。

　　学前儿童的身体和心理正处于人一生中最幼嫩的时期,体格生长处于旺盛阶段,但各器官和系统功能尚未发育成熟,机体免疫能力差,生活自理能力和环境适应能力也较差,因此特别需要成人的照料、帮助和指导。学前教育的目的不仅仅是教给幼儿认识多少中文和英文单词、或者多少道数学题,更重要的是在确保幼儿安全、健康成长的前提下,提升幼儿各方面的能力和素质。幼儿在学前教育机构每天的一

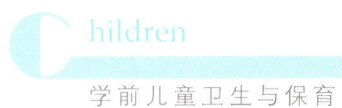

日生活各环节,如入园、晨检、游戏、教学、户外活动、进餐、如厕、午睡、盥洗、点心、离园等,都蕴含着教育与保育、教育与卫生保健相结合的要求:既要对幼儿进行耐心细致的观察和照顾,又要适时进行必要的教育指导;既要保证幼儿的安全和健康,又要培养孩子的生活自理能力和学习能力。保健保育和教育紧密结合,保教一体,保中有教,教中有保,这是学前教育的重要特点。

那么,作为一名幼儿教师究竟要学习和掌握哪些卫生保健知识? 在日常教学活动中,如何做到保教结合? 另外,作为一名学前教育机构的负责人,究竟可以采取怎样的措施才能为幼儿营造健康、安全的教育环境,确保幼儿健康地成长? 让我们带着这些问题进入《学前儿童卫生与保育》的学习吧!

第一节　有关健康的基本知识

为了很好地理解学前儿童卫生与保育这一门学科的研究范畴、工作目的和任务,有必要对健康的含义以及学前儿童健康的概念进行一番认识。

一　现代健康观

(一) 健康的含义

什么是健康? 由于人们所处时代、环境和条件的不同,对健康的需求和认识也不尽相同。

受传统观念和世俗文化的影响,长期以来人们一直认为"无痛无病就是健康",仅仅把身体有没有病痛看作为"健康"的判断标准,把"健康"单纯地理解为"无病、无残、无伤"。然而,随着人类社会的不断发展,文明的不断进步,人们不禁质疑:如果一个人的身体各器官系统发育良好、功能正常、体格健壮,但总是处于情绪紧张、焦虑、抑郁状态之中,精神恍惚、昏昏欲睡,学习和工作效率不高,人际关系不好,这样的人可否称得上是健康的呢?

于是,人们对健康与疾病的认识开始逐步深入。1948 年,世界卫生组织在其成立时对健康概念提出了这样的定义,即"健康是指生理、心理和社会适应的完好状态,而不仅仅是没有疾病或虚弱"。这就是现代的整体健康观。

这里,生理的完好状态是指躯体的整体功能良好,各项生理指标正常,没有生理上的疾病、残疾,没有持续的身体不适或虚弱,生理需要能得到基本满足。

心理的完好状态是指内心没有严重的矛盾冲突,情绪稳定、愉快,个体能得到自然发展,并且能够自如地应付各种紧张状态,没有不良的行为方式和生活习惯,没有明显的精神活动异常。

社会适应的完好状态是指个体具有良好的人际交往和社会适应能力,能够适应社会生活的要求,对生活环境变化作出适当的反应。

经过一段时间的推行,世界卫生组织又在借鉴科学研究成果的基础上,于 20 世纪 90 年代将道德因素加入健康概念。所谓道德健康,是指个体具有辨别真伪、善恶、美丑、荣辱、是非的能力,在参与社会活动中能够保持积极向上的精神,具有较高的道德品质,不以损害他人的利益来满足自己的需要,能够按照社会公认的道德、文化准则和行为规范约束自己的言行。

纵观健康概念的发展和演变过程,现代的健康概念已经被赋予了相当广的含义,从一个单纯的医学概念拓展为关注个体全面发展的整体概念,包括了生理、心理、社会适应和道德 4 个方面的内容,四者之间密切相关、相互影响。

(二) 健康的重要性

健康的重要性不言而喻。确实,健康的直接作用就是使一个人保持良好的体力、充沛的精力、愉悦的心态,从而使人们能够享受每一天的生活,改善个人的生活质量,直接提高个体劳动生产率。对于个体儿童而言,拥有健康,就可以学习得更好。

从人群健康的角度看,保证每一个人(尤其是儿童)的健康可以提高整个国民素质,避免因疾病而造成的直接和间接经济损失,减少社会医疗费用的支出,使人民生活向高质量转移,促进社会的良性循环和经济的快速发展。

健康更是一项人权,是社会进步的重要标志和潜在动力。它要求政府对国民的健康承担积极的责任,要求人们重视健康的价值,把健康问题看作是全社会、全民的事业,看作是"人类生存和发展的基本要素"。

现在国际社会普遍认同这些观点:"健康是人们日常生活的资源,而不仅仅是生活的目标";"健康不仅是个人身体素质的体现,也是社会资源";"为达到身心健康和较好地适应社会的完美状态,每一个人都必须有能力去认识和实现这些愿望"……

(三) 亚健康

20世纪90年代,在应对慢性病大肆流行的工作过程中,美国的一些健康教育专家提出了健康状况动态变化的观点,他们认为:"健康是人体从完好至疾病连续变化谱上所呈现的状态",因而健康具有动态变化性,很大一部分人动态地处于"完全健康"和"完全疾病"这两者之间的某个位置。

这也就是"亚健康"概念,特指处于疾病与健康之间的一种生理或心理功能低下状态,也称第三种状态、灰色状态、疾病的亚临床期等(图1)。亚健康的常见表现是疲劳感、体力下降、反应能力降低、适应能力减退、精神状态欠佳、免疫功能低下等,临床检查常无器质性病变。

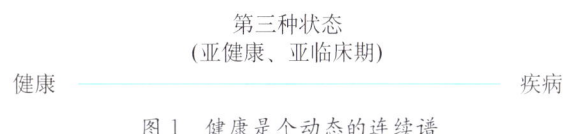

图 1 健康是个动态的连续谱

二 学龄前期幼儿健康的概念

如前所述,现代健康观认为健康包含了生理、心理、社会适应和道德4个方面的完好状态,这是对一个人健康的全方位评价。那么,对于正处在成长阶段的学龄前期幼儿的健康状况又该如何进行评判呢?考虑到幼儿的年龄特点,在认识和运用健康这一概念时必须注意以下几点。

(一) 着重生理和心理健康

生理健康和心理健康这两个方面是判断幼儿健康状况的主要依据,不宜选取道德指标来衡量学前儿童的健康。这是因为,学前儿童的道德认知发展水平较低,根据皮亚杰的认知发展理论,还处于前道德判断阶段,幼儿很难深刻地认识和区分善恶,难以具备良好的道德能力。

生长发育水平和生理机能是衡量学前儿童生理健康水平的重要指标。一个身体健康的学前儿童应该表现为体格生长速度正常,身高、体重等指标保持在同龄人的正常范围内,身体各器官和系统结构上没有缺陷,功能发挥正常,对疾病有一定的抵抗力。

智力、情绪、人际交往能力、行为、性格和气质是衡量学前儿童心理发育水平的重要指标。一个心理健康的学前儿童常常表现为智力发育正常,能够胜任符合其年龄的各种游戏和学习活动;情绪愉快、稳定,反应适度;乐于与人交往,与同伴合作,较快适应新环境;性格上乐观、自信、热情、勇敢;行为与环境协调一致,并且符合其年龄发展水平。

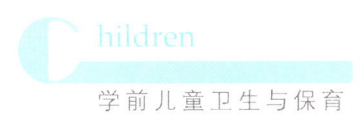
学前儿童卫生与保育

（二）健康处于多变状态

学前儿童正处于快速的生长发育阶段，生理和心理状况都处于不断变化之中，各器官、系统和全身功能尚未达到成熟状态，外界很多因素都有可能对其身体和心理的发展产生影响，因而学前儿童的健康处于多变状态，非常有必要定期对儿童的健康状况进行评定，以便及时发现问题及时进行纠正。往往年龄越小，健康评定的频度越高。

（三）具有明显的个体差异

受到先天遗传因素和后天环境因素的影响，每个儿童的生长发育速度和水平并不完全相同。我们经常可以观察到，差不多相同生日的一群儿童，却有着明显的身体高矮胖瘦、性格内向和外向、心智发育水平高和低之分。其实，每个儿童都有其自身的成长规律，只要其发育水平与大多数同龄孩子相符，那就是正常的、健康的。

第二节　学前儿童健康的决定因素

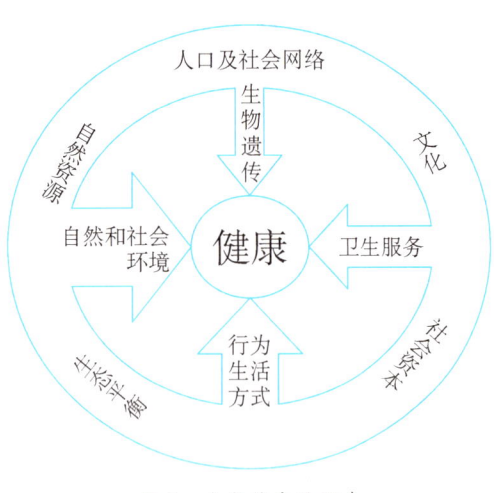

图 2　决定健康的因素

通过前面的学习，我们已经了解了健康的含义、健康的重要性，那么如何才能促进健康？这需要从健康的决定因素说起。

决定个体和人群健康状态的因素称为健康决定因素。1974 年，加拿大卫生与福利部前部长 Marc Lalonde 发表了一篇题为"A New Perspective on the Health of Canadians"的著名报告，把影响健康的众多因素归纳为 4 类：生物和遗传、生活方式、生活环境以及卫生服务。这份报告使人们了解到，许多慢性疾病的发生和发展与不健康的行为生活方式有密切关系；同时，也引发了人们对决定健康的诸多因素的进一步研究和讨论，尤其是社会、物质、经济和政治等环境因素对于健康的影响（图 2）。

对于学龄前期的幼儿来说，决定其健康的 4 类因素可以这样来理解。

 一　生物遗传因素

遗传指子代和亲代间在身体形态结构、生理和心理功能上的相似性。DNA 是遗传的物质基础。在胚胎发育过程中，由于受精卵中父母双方各种基因的不同组合，决定了子代个体发育的各种遗传性状，使子代可以显现亲代的形态、功能、性状和心理素质等特点，形成每个儿童各自的生长发育潜力。但是，这些潜力能否充分发挥，常常受到环境因素的制约。

遗传因素通常有种族性和家族性之分。种族（在更大范围上称人种）是在体质形态上具有共同遗传特征的人群。个体的外貌特征（肤色、发色、眼色等）、体型、初潮年龄、生长发育水平等都有鲜明的种族遗传特征。

家族性遗传是亲-子代遗传信息传递的最直接方式。在良好生活环境下长大的儿童，其成年身高很大程度上取决于遗传。一般父母身材高的子女也高，但不排除在少数概率下子女恰好因双亲基因的优势组合而出现显性表达,致使其成年时身高超过父母身高。双生子研究显示,儿童在良好环境下成长至成年时,其身高与父母平均身高之间的遗传度为0.75,即人体的身高75%取决于遗传因素,只有25%取决于营养、锻炼等环境因素。除了身高之外,性成熟的早晚、生长模式、对一些疾病的易感性等也和家族遗传有关,只不过遗传度大小各不相同而已。

智力受到遗传影响。高智商父母有较高的概率生出聪明的后代,但环境因素可影响该遗传效应。这是因为,高智商的父母们通常更倾向于在家里为孩子准备书籍、玩具,营造有利于智力发展的环境;这些孩子也更能主动寻求有利于自身智力发展的环境。因此,个体智商的高低是遗传、环境因素共同作用的结果。

遗传对心理-行为发展的作用和影响在不同年龄段有不同表现。心理学研究揭示,遗传对感知觉、气质有较直接的影响;而在个性品质、道德行为方面,遗传因素对心理-行为的影响作用随年龄增大而减弱;尤其在青少年阶段,遗传因素的作用远不如环境、教育的影响明显而直接。

值得注意的是,遗传因素是先天所赋予的,理论上是不可能逆转的。但是,随着现代分子生物学技术的发展,已经可以通过产前筛查和诊断、基因修饰和基因敲除等方法,避免一部分先天性出生缺陷和遗传性疾病的发生。

二 生活环境因素

相比遗传因素,环境因素在现代疾病发生和发展过程中所起的重要作用已经不容忽视,占据着非常重要的地位。控制和避免接触外源性环境危险因素对于提升人群健康和人口素质水平均具有战略性意义。一般来说,环境因素可以分为自然环境和社会心理环境两方面。

(一) 自然环境因素

自然界中的阳光、空气、水和动植物等是人类赖以生存的条件。良好的自然生态环境可以为儿童健康发展提供各种必要的物质生活和学习条件,保证充足的营养摄入和身体活动,促进生长发育,提高机体免疫力。

自然环境主要通过化学性、物理性和生物性3种作用方式,直接或间接地影响着儿童的健康。

- 化学性环境有害因素主要包括大气污染物、重金属污染物和环境内分泌干扰物,目前是所有环境因素中危害作用最直接、最严重的。生长发育中的儿童对化学性污染物有远高于成人的易感性,不仅阻碍身心发育,而且会引发各种疾病。例如:
  - 大气污染物可削弱肺的免疫功能,增加儿童呼吸道对细菌等感染的易感性,增加儿童哮喘发病率,甚至影响肺部发育。大气中的细颗粒物(PM2.5)和臭氧的危害作用日渐重要。
  - 汞、铅、镉等都具有神经毒性、免疫毒性和生殖/发育毒性的有毒重金属。儿童可通过含铅的尘土、墙壁、文具、书报、钥匙和拉链、陶瓷餐具、被动吸烟、家庭燃煤、含铅汽油、塑料制品、罐头食品、某些中药、含铅的染发化妆品等摄入铅,导致智力下降和认知功能受损,出现注意缺陷多动症状,甚至造血系统损害等。
  - 凡是对机体内天然激素的产生、释放、运输、代谢、消除、结合、功能发挥以及维持体内环境平衡稳定和机体发育过程中产生干扰作用的外源物质统称为环境内分泌干扰物,常见的有有机氯化农药DDT、邻苯二甲酸酯(塑化剂)、双酚A、二噁英、多氯联苯等,是当前工农业迅猛发展中的一个重大环境问题。人群流行病学研究中已经观察到了环境内分泌干扰物与出生缺陷、发育异常、生殖内分泌障碍、乳腺癌和睾丸癌等的关联,而处于快速生长发育阶段的儿童是对外源性化学物最为敏感的人群之一。
- 物理性环境有害因素主要包括气候的酷暑严寒、空气湿度的异常、气压和气流的突变、噪声、电磁辐射、放射性辐射和光辐射等。例如:
  - 春季身高增长最快,秋季体重增长最快,夏季有些儿童的体重甚至有所下降。
  - 气候多变时节儿童的呼吸道感染性疾病发病率上升。

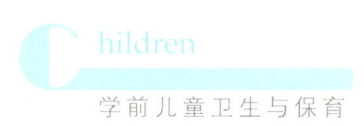
○ 若教学环境噪声超过 65 dB,教师将被迫提高嗓音,学生无法集中注意力听课,甚至产生头晕、耳鸣、心悸和失眠等症状。

○ 过度接受 X 线照射易致胎儿发生畸形和儿童发育障碍。

○ 电磁场与儿童白血病(尤其是急性淋巴细胞白血病)和脑肿瘤具有较为明确的关系。

○ 儿童时期紫外线过度暴露不仅会增加日后皮肤癌发生的危险度,增加儿童视网膜的损伤及日后白内障的发生,同时还能抑制机体免疫反应能力。

● 生物性有害因素主要是指环境中存在的致病性细菌、病毒等微生物,学前儿童可以通过饮食、饮水、呼吸、皮肤接触、血液接触等途径受感染而引起相应的疾病。

(二) 社会环境因素

与其他人群一样,学前儿童也生活在具有一定复杂关系的社会环境中。1979 年,美国著名心理学家布朗芬布伦纳(Bronfenbrenner)借用生态学术语提出了社会生态系统理论,全面阐述了对人的发展产生重要影响的 4 个环境系统:微系统、中系统、外系统和宏系统。

其中,对学前儿童健康有直接作用的是微系统,主要包括儿童的父母和其他家庭成员、同伴。家庭成员的年龄、职业、文化程度、个性特征和个人卫生习惯等属性会对子女健康产生影响;家庭成员的构成和家庭关系,如单亲家庭、核心家庭、扩大家庭(三代人同居)、父母关系等也会对子女的健康产生影响。此外,家长的教养方式,如父母的养育态度和行为、亲子互动和隔代教养等都可能对儿童健康产生重要影响。同伴关系是影响儿童社会化的一个重要的家庭外部因素,同伴关系在儿童心理发展中具有成人无法替代的独特作用和重要价值。良好的同伴关系有利于儿童社会价值观的获得、社会技能的发展、自我概念和人格的健康发展等;而同伴关系不良则可能导致儿童学校适应困难,甚至可能对其成年后的社会适应带来消极的影响。

中系统指的是儿童生活和学习所在的邻里、社区、教育机构,如果这些场所内自然环境良好、设施设备齐全、人际关系和谐、制度安排合理,就可以为其所属的全体儿童提供良好的成长环境。

外系统和宏系统则是指更广泛意义上的社会文化、经济和政治因素。社会文化可以通过影响风俗习惯、伦理道德观、人生价值观等继而影响人们对于健康的态度和行为;社会经济发展过程中的工业化、都市化、信息化、人口流动等因素也会不可避免地影响到儿童健康;而一个国家所采取的一系列立法和行政手段更是保障学前儿童健康发展的重要因素。

三 生活行为方式

人类的行为既是健康状态的一种反映,同时又会对人类健康产生巨大的影响。

早在 1967 年,美国公共卫生学专家布瑞斯洛(Lester Breslow)在加利福尼亚州对近 7 000 名成年人进行为期 5.5 年的随访观察,发现人们的健康质量和期望寿命与 7 项简单而基本的日常行为有显著的相关性,分别是夜间睡眠 7~8 小时、每天吃早饭、每天三餐正常规律少吃零食、保持适当的体重、限制饮酒、不吸烟,具有 6~7 种上述健康行为的人比那些少于上述 4 种健康行为的人生活得更健康、更长寿。

显然,行为和生活方式在人类疾病发生和发展过程中起着非常重要的作用,不仅与慢性退行性疾病(比如心脑血管疾病、肿瘤、呼吸系统疾病、糖尿病等)有着密切的关系,而且也是其他类型疾病的重要因素,比如肠道传染病与个人的饮食习惯有关,性生活紊乱与性病、艾滋病蔓延有关,酒后驾车或不系安全带可增加意外伤害,不遵守安全生产操作规程引起职业损伤、甚至职业病发生等。在当前工业化、城市化和信息化的社会发展背景下,人们的生活环境发生了很大的变化,不合理膳食、缺乏体育锻炼、吸烟、酗酒、滥用药物、紧张、不安全性生活等问题正日渐突出。与上述行为相反,健康的行为和生活方式将有助于降低疾病或意外发生的危险性和严重程度,并使许多慢性病得到很好的控制和康复,或使这些慢性病推迟到老年期出现。

学龄前期是每个人学习并逐渐建立生活习惯的重要时期,形成良好的生活方式将受益终身。对于学前儿童而言,有益于健康的行为方式主要有以下几个方面。

- 良好的生活规律和习惯，按时进食、规律作息、刷牙漱口、食前便后洗手、大小便自理；
- 饮食习惯良好，不过多摄入高脂肪、高糖和高热量食物，不偏食挑食，不吃不洁食品；
- 经常有户外身体活动，睡眠时间充足，不长时间看电视、玩电子游戏；
- 懂得自我保护和安全避险，以防触电、坠楼、溺水、烧伤、跌伤、中毒等意外事故发生；
- 逐步认识和了解周围世界，学会并遵守家庭和幼儿园中的规定，与人交往情绪稳定、愉快。

四 卫生保健服务的可获得性

数量完备和质量保证的卫生服务网络体系对于人群健康有着重要的促进作用。新中国成立后，我国政府逐步建立和健全妇幼卫生管理和服务网络。据 2008 年统计，全国共有各级妇幼保健院（所、站）、妇女保健所和儿童保健所 3 011 个，儿童医院 68 个，妇产医院 257 个。妇幼保健设施的完善程度和服务质量直接决定了人们对于儿童保健服务的可获得性，也直接影响着幼儿的健康。

托幼机构是对学前儿童实施保育和教育的机构，也承担着为学前儿童提供卫生保健服务的重要任务。这一任务不仅体现在实施幼儿健康体检，预防和控制幼儿常见病、多发病，更体现在为幼儿提供良好的生活和教育环境，合理安排保教活动，以及培养幼儿健康的生活方式上。

值得注意的是，将影响学前儿童健康的因素分成生物遗传、生活环境、行为生活方式和卫生保健服务可获得性 4 类，完全是人为的。事实上，在人们生存的自然、社会生态环境和文化背景下，各种健康决定因素的影响作用具有综合性，人体健康是诸多相互交叉、渗透、影响和制约的因素共同作用的结果。

第三节 《学前儿童卫生与保育》的研究对象与任务

为了系统、全面地阐述学前儿童卫生与保育的工作目标与任务，有必要从健康促进这个概念说起。

一 现代健康促进的基本概念和行动策略

1986 年首届全球健康促进大会的《渥太华宪章》提出了现代健康促进的概念："健康促进是促使人们维护和改善自身健康的过程。"这是一个涵盖多层面的疾病预防和干预手段的综合过程，它不仅仅是提高个人的健康知识、加强个人的健康生活技能，还包括改善社会、环境和经济的条件来减少他们对大众和个人健康的影响。所以，健康促进是针对健康的多种决定因素而采取的切实行动，强调的是社会、部门以及个人对促进人类健康应承担的义务和责任。

健康促进的五项行动策略包括：制定健康的公共政策，营造有利于健康的支持性环境，强化社区公众参与，培养个人健康生活技能，确立疾病预防为主的卫生服务方向。

对于学前儿童而言，健康促进的策略措施包括以下内容。

（1）学前儿童所在的社区或者托幼机构把儿童健康问题列入议事日程，制订专门的儿童健康保护政策；或者，在制订各类制度生活、学习制度和规定时，充分考虑到他们的决策对儿童健康可能造成的影响，始终以儿童身心健康发展为宗旨。

（2）为儿童身心健康发展营造支持性环境，既包括物质环境也包括社会心理环境。

（3）加强学前教育机构、家庭和社区的沟通与协作，共同做好儿童教育、保育和卫生保健工作。

（4）开展适宜的健康教育，让儿童逐渐学会健康生活知识和安全常识，培养健康意识和健康行为习惯。

（5）将托幼机构作为重要的儿童健康促进实施场所之一，开展各种针对个体和群体的适宜卫生保健服务。

绪

论

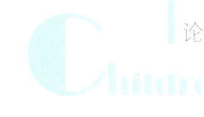

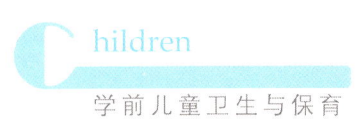

事实上,《学前儿童卫生与保育》就是以学龄前期的幼儿为主要研究对象,研究如何保护和促进学前儿童身心健康发展的一门科学。上述关于现代健康促进的行动策略自然而然构成了学前儿童卫生与保育的重要工作依据和内容。

 学龄前期健康促进对于生命全程健康的意义 ●●●●●●●●●●

如何才能获得健康、长寿,在整个一生有机会实现并保持最可能高的健康水准? 这是千百年来很多人总在思考的一个问题。

每个人的生命都包含了一系列由某些特殊事件为标志的关键转折点,比如出生、上学、升学考试、离开父母家庭独立生活、参加工作、建立自己的家庭、成为父亲或母亲、工作的变动或被解雇、慢性病发生、退休、丧偶或亲人朋友的过世等,这些重要生活事件与生物学的病理改变和健康决定因素有着非常复杂的交互作用关系。生命过程的多个不同阶段组成了一个人的生命全程。

慢性疾病的发生与发展都是由于诸多健康危险因素长期累积接触的结果,人体各器官和系统的功能水平也是在生命全程中呈抛物线形状,先逐渐上升,持续一段高水平状态后,又逐渐下降,如图3所示。然而,我们可以观察到,人与人之间的功能水平存在较大的个体差异性。也就是说,对于任何相同年龄的一群人,其功能水平不是完全一致的,有一定的变异范围,这个变异范围在出生前后还相对较小,但随着年龄增加越来越大。当人体功能水平处于某一失能或残疾阈值之下时,人就不能自主生活,需要被照料和帮助。这也就是日常生活中我们可以看到的现象,有的人年龄不大,但已经卧床不起;有的人年龄已经八九十岁,但是仍然生龙活虎,活得有滋有味。

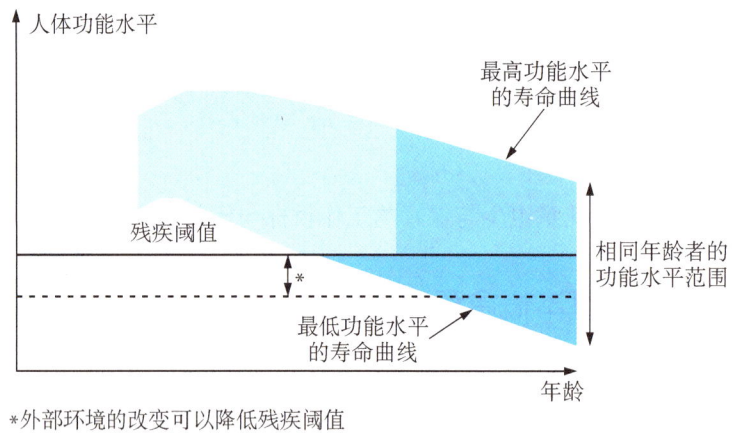

图3　人体功能水平的生命全程

(来源:WHO/NMH/HPS, Geneva 2000)

2000年,世界卫生组织提出了著名的"生命全程保健"方法(Life course approach),所谓生命全程保健,就是通过把人生划分为几个明确的阶段,针对这些不同年龄段的人群在不同的场所(家庭、托幼机构/学校、社区、工作场所)中实施卫生保健措施,从而保证人生的不同阶段既能有效地获得有针对性的卫生服务,又不会造成不必要的重复或遗漏,达到既高效又节约成本地促进人群健康的目的。因而,它被认为是保证整个人群长期健康的最佳途径。

如果将生命全程划分成三个不同的阶段,即生命早期、中年时期和老年时期,如图3中用3种不同灰度显示的那样,为了提供连续性预防保健服务,应该做到:

● 生命早期,包括围生期和婴幼儿期、青少年期,促进生长和发育,使个体的生理和心理功能水平尽可能地到达高位;

● 中年时期,尽可能地将人体功能水平维持在高位;

● 老年时期,尽可能地减少人体功能水平的下降速度,让人能够自如地生活。

由此可见,生命早期尤其是学龄前期的健康促进工作,可以为生命全程健康打下良好的基础。人类是有寿命的,人体功能水平的自然衰减是不可避免的,但是如果在生命早期储备得较为充分,即使在中老年期与他人以同样的速度下降,那也会比别人有更长的健康寿命。

三 《学前儿童卫生与保育》的研究对象与内容

通过前面内容的学习,现在我们可以认识到,《学前儿童卫生与保育》是一门以学龄前期的幼儿为主要研究对象,以预防医学和卫生学为基础,以现代健康促进策略为根本理念,综合运用儿童保健学、营养学、教育学、心理学等多学科知识和方法,研究如何保护和促进学前儿童身心健康发展的一门科学,是学前教育专业学生的必修课程。

《学前儿童卫生与保育》涵盖的内容十分丰富。总的来说,是在研究学前儿童生理和心理发育规律的基础上,找出影响身心健康发展的各种因素,提出相应的卫生要求和卫生标准,以便托幼机构、家庭和社会有关部门采取适宜的措施,利用各种有利因素,控制和消除不利因素,为学前儿童创设良好的生活和教育环境,合理组织学前教育,以保护和促进学前儿童健康发展。

过去半个多世纪以来,我国儿童的死亡率随着生活水平的逐步提高、初级卫生保健和临床医疗救治水平的不断提高而出现明显下降。但是,由于社会变迁导致的生活环境和生活方式改变、社会心理应激增加,学前儿童身心发育相关的健康问题依然普遍。为此,当前形势下《学前儿童卫生与保育》的教学应重点围绕以下内容。

1. 身体各系统特点与保育要求 学前儿童虽然已经具有人体的基本结构,但是各器官、系统和全身功能尚未达到成熟状态。因此,应该在充分了解学前儿童生理和心理发育规律与特点的基础上,采取有针对性的保育和教育活动,促使儿童健康成长。

2. 生长发育和健康监测 学前儿童正处于快速的生长发育阶段,尚未发育完善的各器官、各系统对外界环境甚为敏感,很容易受到不良环境因素的伤害,其健康状况处于多变状态,非常有必要定期对儿童的生长发育和健康状况进行评定,以便及时发现问题及时进行纠正。例如,学前儿童必须摄取足够的热量和多种营养素以满足快速生长发育的需要,不然就会引起生长发育迟滞和多器官系统功能受抑,影响智力发育和学习能力;反过来,过度摄入热能和脂肪,又会造成超重和肥胖,增加生命全程罹患慢性病的风险。因而,儿童期的一项重要预防保健措施就是定期对生长发育水平进行监测、评估,合理喂养,坚持平衡膳食。

3. 常见生理性疾病防控 近视和弱视、龋齿和牙周疾病、单纯性肥胖、过敏性哮喘、缺铁性贫血等是目前我国儿童的常见病和多发病,许多慢性病危险因素的检出率也居高不下,威胁着学生的体质健康水平。本课程将着重介绍各类幼儿常见的感染性疾病、传染性疾病以及多种慢性健康问题的名称、病因、主要症状表现、预防控制策略与措施、护理基本知识和技术,以期学前教育者能够对幼儿的常见病做到尽早发现,尽快康复。近几年的科学研究已经证明,从幼年儿童开始培养健康膳食行为和体育锻炼习惯,加强对孩子本人和家长以及教师的康复指导,都是低成本、高效益的学生常见病和慢性病干预手段。

4. 常见心理健康问题防控 幼儿期也是认知、情绪、人格和社会适应性等心理发展的重要时期,近几年有关儿童心理、情绪、行为问题及其发生、发展有关的个体素质、人文社会环境、社会变革背景的研究取得重大进展。为此,应充分发挥托幼机构在儿童心理卫生问题防治网络中的初级保健作用,开展心理健康教育,促使心理和社会适应能力健康发展。同时,如果能够尽早地识别儿童的情绪问题、顽固性不良习惯、注意缺陷多动综合征、学习困难等发育性心理行为问题,提高患儿教师和家长的应对能力与养育技巧,必将在很大程度上缓解这些心理行为问题对于患儿社会适应和生活质量造成的损害。

5. 合理安排幼儿一日生活制度和保教活动 这是《学前儿童卫生与保育》的重要特色内容之一。幼儿一日生活制度是指按照幼儿生理和心理发育特点而制定的包括睡眠、进餐、活动和游戏等一日生活环节的时间长短、顺序、次数和间隔等。有规律的生活和学习安排,可以保证幼儿机体各器官得到活动和休息的良好交替,有张有弛,身心不容易产生疲劳;有规律的进餐和身体活动,可以保证学前儿童获得足量的必需营养素,加快机体新陈代谢,促进身心发育。同时,围绕幼儿在园生活、体育和游戏活动、书写与阅读活动过程中可能出现的各种问题,提出具体的卫生要求,科学、合理地安排保教活动,也是《学

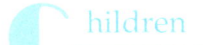

前儿童卫生与保育》的重要内容。

6. 营造有益于健康的环境条件　托幼机构的建筑和设备卫生条件可以为幼儿身心发育和健康成长提供可靠的物质保障。本课程将从幼儿园园址选择、园内建筑布局、各室内部配置等方面提出具体的卫生学要求,这些内容具有鲜明的中国特色,也是目前我国学校卫生标准的构成主体之一,是对托幼机构和学校卫生工作实施法制化、规范化管理的主要科学依据。同时,良好的社会心理环境可以为幼儿营造相互尊重、彼此平等的人际氛围,激发学前儿童探索和学习的兴趣,促进儿童认知发展和心理健康。

7. 意外伤害与安全防护　意外伤害是目前我国儿童和青少年学生致死、致残的重要原因。本课程将从幼儿意外伤害的发生特点、主要成因和预防控制原则入手,介绍托幼机构的安全管理制度与措施、儿童安全教育,以及儿童伤害的现场急救的原则和技术。

8. 托幼机构集体儿童卫生保健　学前教育机构是幼儿集体生活和活动的场所,由于人口密集、活动场所集中、集体活动频繁,免疫功能发育还不完善的幼儿之间相互密切接触又缺乏相关防范知识,是传染病爆发、食物中毒等突发公共卫生事件的易发场所,因此公共卫生突发事件的预防和预警也是托幼机构卫生保健工作的重要内容。同时,随着社会进步和生活水平的不断提高,家庭和社会都对集体儿童卫生与保育工作提出了更高的要求。新时期托幼机构卫生工作将逐渐承担起健康监测、健康教育、健康干预和健康管理四大功能,既要促进生理健康,也要促进心理健康;既要采取人群健康干预策略,又要注重个性化的预防保健和康复。

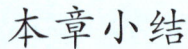

本章小结

本章阐述的基本问题有:
1. 现代的健康观。
2. 学前儿童健康的决定因素。
3. 学前儿童健康促进的意义和基本策略措施。
4. 学前儿童卫生与保育的主要研究内容。

基本要点:现代的整体健康观认为"健康是生理、心理、社会适应和道德的完好状态,而不仅仅是没有疾病或虚弱"。对于正处在成长阶段的学龄前期幼儿而言,身心发育水平是衡量健康的重要指标。在现代人们生存的自然、社会生态环境和文化背景下,生物遗传、生活环境、行为生活方式和卫生保健服务4类因素正以错综复杂的关系共同决定着儿童的健康水平。《学前儿童卫生与保育》课程内容正是现代健康促进工作策略的体现,它要求学前儿童所在的托幼机构或者社区把儿童健康问题列入议事日程,制定并实施专门的儿童健康保护政策,或者在制订各类生活制度、学习制度和规定时,充分考虑到任何决策对儿童健康可能造成的影响,始终以儿童身心健康发展为宗旨;为儿童身心健康发展营造支持性的物质和社会心理环境;加强学前教育机构、家庭和社区的沟通与协作,共同做好儿童教育、保育和卫生保健工作;开展适宜的健康教育,让儿童逐渐学会健康生活知识和安全常识,培养健康意识和健康行为习惯;在托幼机构开展各种针对个体和群体的适宜卫生保健服务。总之,生命早期尤其是学龄前期的健康促进工作,可以为生命全程健康打下良好的基础,这样即使人体功能水平在中、老年期与他人以同样的速度下降,也会比别人有更长的健康寿命。

思考与探索

1. 查阅相关文献，了解当前学术界关注的儿童健康问题有哪些？导致这些健康问题通常有怎样的原因？最后完成一份文献综述报告。

2. 调查访谈 10～15 位幼儿家长，了解家长最关注的幼儿健康问题有哪些？为了有效应对这些幼儿健康问题，家长希望幼儿园方面做些什么工作？

3. 调查访谈 3 位幼儿园教师，了解幼儿园教师如何在日常工作中根据幼儿的身心发育特点组织和开展保教活动。结合访谈内容和教学内容，小组讨论：在学前儿童健康促进方面幼儿教师或者托幼机构负责人可以做些什么工作？应该承担哪些主要职责？

第一章 学前儿童体格生长

◆ 了解人体的基本结构和功能,了解生长发育各年龄阶段的划分方法。
◆ 掌握儿童期体格生长的一般规律。
◆ 熟悉各种影响学前儿童生长发育的遗传因素和环境因素。
◆ 熟悉学前儿童体格生长的评价指标含义和相关标准,并掌握学前儿童体格生长状况测量和评价的基本方法。

问题情境

很多幼儿教师都会发现同一个班级里的孩子有高有矮、有胖有瘦,有的长得快、有的长得慢;日常工作中不断有家长询问老师这样的问题:"我家这孩子的身高是不是正常啊?体重是不是正常啊?""孩子父母身材挺高的呀,为什么这孩子却怎么老是长不高啊?"等。那么,一个孩子从小到大,究竟他(她)的身体大小、形状、成分是按照一个怎样的规律变化的?如何才算是正常的?哪些因素会导致儿童生长发育不良?这些都是很多幼儿教师迫切想知道的。

确实,儿童时期一个很重要的特点就是身体正在不断地长大,幼儿教师只有全面掌握了儿童生长发育的正常规律,才能在日常保教活动中敏锐地发现"异常";只有充分了解可能影响生长发育的各方面因素,才能及时地找出原因,并设法维护和促进学前儿童正常的生长发育。

本章第1~3节从人体基本形态结构导入,主要讲述了学前儿童体格生长的一般规律、生长发育的遗传与环境影响因素;第4节讲述了学前儿童体格生长发育的评价指标、评价标准和评价方法,并重点介绍了如何解读评价结果。通过本章学习,将帮助学前教育工作者正确判断学前儿童体格生长发育状况,早期发现生长"偏离"儿童,尽早找出影响生长发育的环境因素,并实施相应的改善措施,促进儿童体格的正常生长和健康发展。

第一节 人体的基本形态、结构和功能

人体的生长发育从受精卵开始,通过细胞的分裂和分化,逐步形成组织、器官、系统,并由各系统有机组合而成为一个协调统一的整体。

一 人体的基本形态

人体从外形上分为头、颈、躯干和四肢4个部分,见图1-1。

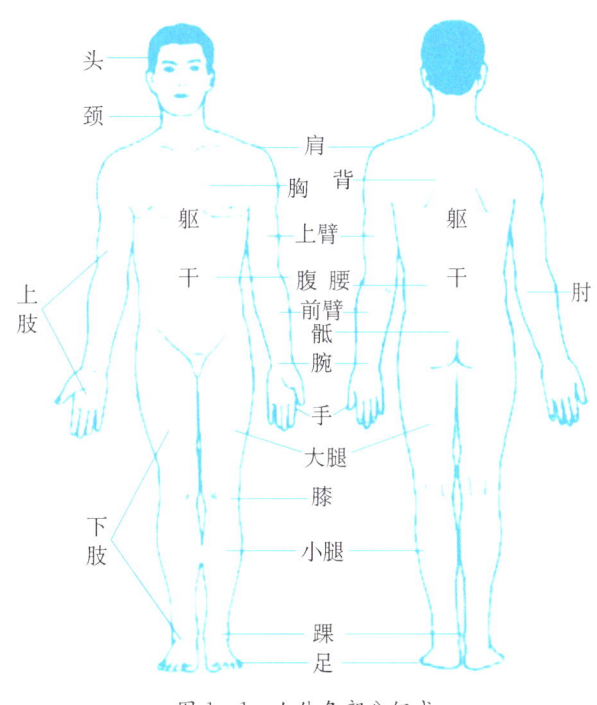

图1-1 人体各部分组成

头颅前面是面颅,有眼、耳、鼻、口等器官;后面是脑颅,颅腔内装有脑,脑与脊柱椎管中的脊髓相连。颈部将头和躯干连接起来。

躯干前面分为胸、腹两部分,后面分为背、腰、骶3个部分;内部体腔以膈肌为界,分为胸腔和腹腔,内有心、肺、肝、脾、肾、胃、肠等诸多器官。

四肢分为上、下肢;上肢分上臂、前臂、手3个部分,借助肩、肘、腕相连并与躯干相接;下肢分大腿、小腿、足3个部分,借由髋、膝、踝相连并与躯干相接。

二 人体的基本结构与组成

从物理组成上,人体的基本结构单位是细胞,细胞结合而成组织,组织分化而成器官,器官联合而成系统,各系统与感觉器官形成了完整、协调的人体。

从化学组成上,人体的组成成分主要有水、蛋白质、核酸、糖类、脂肪、无机盐等,这些成分在人体总

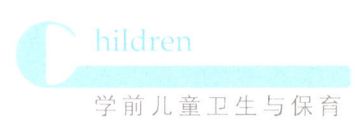

重量中的构成比例称为体成分。人体成分的均衡是维持健康状态的最基本条件。

（一）细胞

细胞是人体结构和功能的基本单位。

人体细胞数目庞大、种类繁多、大小不一、形态多样、功能各异。但不同类型的细胞具有相同的基本结构——细胞膜、细胞质和细胞核。

细胞膜是细胞的外部边界，包围着水样凝胶状的细胞质；细胞质是细胞工作的主要场所；细胞核悬浮于细胞质中，含有维持细胞生存的遗传信息。

细胞和细胞之间的物质称为细胞间质，也是维持细胞生命活动的重要内环境。

（二）组织

组织是由形态相近、功能相关的细胞和细胞间质有规律地结合起来而形成的，包括上皮组织、结缔组织、肌肉组织和神经组织4类。

1. 上皮组织　覆盖于体表及体内各种管道、腔、囊的内外表面，其结构特点是细胞排列紧密，细胞间质少；具有保护、吸收、分泌、排泄和感觉等功能。

2. 结缔组织　在体内分布最广、形态多样，其结构特点是细胞数量少、种类多，细胞间质发达；主要起支持、连接作用，也具有营养、防御、修复等功能。

结缔组织按功能和组成成分又分为疏松结缔组织、致密结缔组织（肌腱、韧带）、脂肪组织、血液、淋巴、软骨和骨等。

3. 肌肉组织　由肌细胞构成，肌细胞细而长、呈纤维状、排列有序，细胞间质少；具有收缩和舒张功能，可完成身体运动和体内脏器的蠕动、搏动。

肌肉组织又可分为平滑肌、骨骼肌和心肌3种。骨骼肌附着于躯干和四肢骨骼部位，收缩迅速有力，容易疲劳；平滑肌分布在血管、胃肠、膀胱等内脏上，收缩缓慢而持久；心肌是构成心脏的肌肉，收缩具有节律性。

4. 神经组织　主要由神经细胞（又称神经元）和神经胶质细胞组成，神经元能够接受刺激和传导兴奋，神经胶质细胞具有支持和营养神经元的作用。

（三）器官和系统

器官是由一种以上的组织发育分化并相互结合而构成的具有特殊形态、执行一定功能的结构单位，如脑、肝、心、脾、肺、肾、胆、胃、肠等。

系统是由多个功能相关的器官相互联合而成，共同完成某一类生理功能。人体有消化、运动、循环、呼吸、内分泌、泌尿、神经和生殖等8大系统（详见第二章）。

从细胞到组织再到器官，是人体结构与功能的复杂化和专门化过程；从器官到系统，则是在结构基础上功能的系统化和高效化过程。

（四）身体成分

身体成分，简称体成分，是指人体总重量中不同身体组成物质的构成比例。身体成分有多种分类方法，从微观上，构成人体的成分主要有水、蛋白质、核酸、糖类、脂肪、无机盐等；从宏观上，可分为体脂和瘦体重两部分，这也是人们日常生活中较为关注的概念。

瘦体重，又称去脂体重，包括全身的总水量、蛋白质、核酸、无机物和糖类等，即身体中不含脂类的成分。

体脂，按代谢活性可分为白色脂肪和棕色脂肪。棕色脂肪随年龄增加而减少，而一般所说的脂肪主要是指白色脂肪，分布于皮下和内脏。

儿童自出生后，随着体格的生长发育，体成分也在不断变化。图1-2显示了0～10岁儿童体脂率（体脂量占体重的百分比）的年龄变化规律，婴儿6个月时体脂率达最高，以后逐渐下降；男孩7岁、女孩

6 岁时为最低水平,以后又逐渐升高;伴随年龄的增长女孩体脂率高于男孩的趋势越来越明显。图 1-3 显示了 0～20 岁儿童青少年瘦体重的年龄变化规律,可以发现,男孩瘦体重的量高于同龄女孩;并且自青春期开始,这一差异加大。

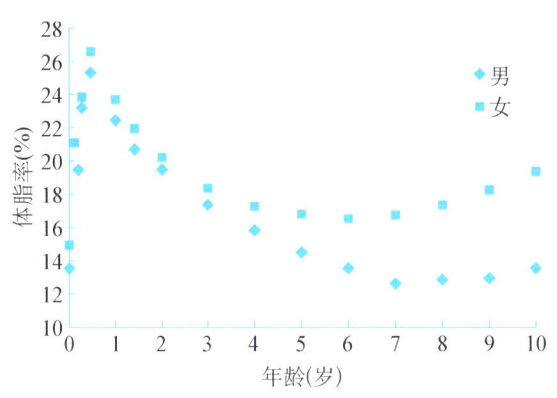

图 1-2 0～10 岁男女儿童体脂率(BF%)的变化
(引自现代儿童青少年卫生学,2011)

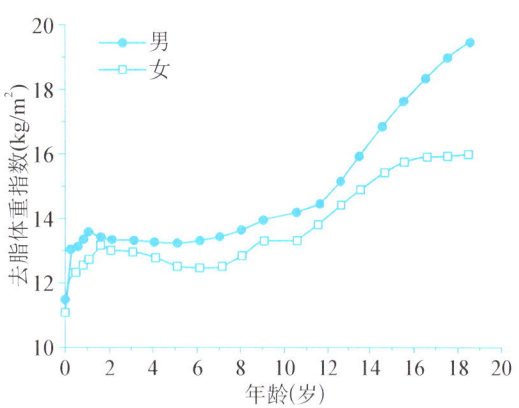

图 1-3 0～20 岁男女儿童青少年去脂体重指数
(FFMI)的变化
(引自现代儿童青少年卫生学,2011)

三 人体的基本生命活动和功能调节

新陈代谢是人体生命活动的基本特征。人体各器官系统都具有特定的功能,这些功能在神经和体液的调节下相互协调,使之成为统一的整体,以适应内外环境的变化。

(一) 人体生命活动最基本的特征——新陈代谢

新陈代谢是指人体与周围环境进行物质交换和能量交换的复杂过程,包括同化作用和异化作用。同化作用又叫合成代谢,是机体把从外界摄取的营养物质转变成自身组成物质,并且储存能量的过程。异化作用又叫分解代谢,是指机体把组成自身的一部分物质氧化分解,释放能量并把代谢终产物排出体外的过程。

从整个新陈代谢过程来看,同化作用为异化作用提供物质基础,异化作用为同化作用提供所需的能量,两者同时进行,密切相关,组成人体新旧交替的过程,新陈代谢的停止意味着生命的终止。所以说,新陈代谢是维持生命的基本条件,它为个体的生存、生长发育、生殖和维持体内环境恒定提供物质和能量。

儿童青少年处于生长发育阶段,同化作用占优势,因此身体逐渐长大。

(二) 人体生理功能调节的基本形式——神经调节和体液调节

(一) 神经调节

神经调控是指在神经系统的参与下,人体对外界环境变化作出的规律性应答。

神经调节的基本方式是反射,反射的结构基础是反射弧。反射弧包括 5 个基本环节:感受器、传入神经、神经中枢、传出神经和效应器。

感受器是接受刺激的器官,效应器是产生反应的器官;中枢在脑和脊髓中,传入和传出神经是将中枢与感受器和效应器联系起来的通路。

(二) 体液调节

体液调节是指体内细胞生成并分泌某些特殊化学物质(如激素),通过体液运送到全身,从而对不同组织器官的生理活动选择性地发挥作用的过程。

内分泌细胞所分泌的各种激素,多数是通过体液循环而发挥其调节作用的。此外,某些组织、细胞产生的一些化学物质,虽不进入体液循环,但可在局部组织液内扩散,改变邻近组织细胞的活动,称局部

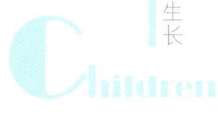

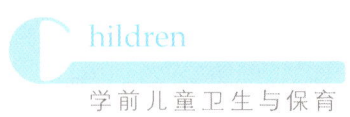

性体液调节。

神经调节速度快,作用时间短、范围相对局限;体液调节反应速度较慢,作用持久而弥散,两者相互配合使生理功能调节更趋于完善。机体是在神经-体液的共同调控下实现各种复杂的生命活动。

第二节　儿童体格生长规律

从受精卵开始到发育成熟的个体,人体的生长发育是一个渐进的、动态的、复杂的过程,但同时又具有一定的规律性。

一　生长发育的年龄分期与特点

儿童生长发育是连续的过程,同时又具有鲜明的阶段性发育特点和发展任务,一般人为地划分出 7 个年龄分期。

(一)胎儿期

从精子与卵子结合形成受精卵开始到新生儿出生,约 40 周,统称为胎儿期,其中最初 2 周为胚卵期,孕第 3~8 周为胚胎期,孕第 9 周至胎儿娩出为胎儿期。

胎儿期总体特点:胎儿完全依赖母体生存,组织器官正在形成;母亲的身体状况、心理状态、孕期营养、孕期感染、环境有害物接触等均可影响胎儿生长发育。

(二)新生儿期

从胎儿娩出、脐带结扎开始到未满 28 日为新生儿期,是婴儿期的一个重要阶段。而从孕满 28 周到出生满 7 天称为围生期,是死亡率最高的一个特殊时期。

新生儿期基本特点:胎儿脱离母体,各系统器官生理功能经历重大调节和复杂变化,以适应宫外环境,维持其生存和健康成长。比如,开始自主呼吸,脐带结扎后血液循环动力学开始向成人循环转变,自主吃奶并进行消化和排泄,等等。在适应了新的内外环境并有良好的营养供给条件下,新生儿体格开始迅速生长。

在保育上,应注意新生儿的保暖、喂养、脐带及皮肤黏膜护理;同时应做好新生儿疾病筛查和预防接种,以降低新生儿的发病率和死亡率。

(三)婴儿期

从出生到不满 1 周岁为婴儿期。

这是出生后生长速度最快的时期,需要的热量和蛋白质相对要高。此外,自身免疫功能尚未发育成熟,而从母体带来的免疫物质逐渐消失;因此抗感染能力较弱,易患各种感染性疾病和传染性疾病。

在保育上,应提倡母乳喂养,合理添加辅食,定期体检和做好免疫接种工作;注意预防婴儿呼吸道感染,促进其正常生长发育。

(四)幼儿期

从 1 周岁到不满 3 周岁为幼儿期。

在这一时期,幼儿的语言、思维、动作和社会交往能力发展迅速,活动强度和范围也扩大,但此时幼儿对危险的识别和自我保护能力尚不足,易发生各种意外伤害。

在保育上,应注意有目的、有计划地进行早期教育,注意安全及预防意外伤害,注意断乳后的合理喂养,养成幼儿主动进食、按时进餐、少吃零食、不偏食挑食的良好饮食习惯。

（五）学龄前期

从 3 周岁到不满 6 周岁为学龄前期。

这一时期儿童体格生长速度减慢,但语言、思维、动作、行为心理发育仍然较快;乳牙依次出齐,咀嚼、消化能力加强;与外界环境接触日益丰富,意外伤害仍然高发。

在保育上,应注意加强安全教育预防意外伤害;注意眼保健和口腔保健,及时治疗弱视、斜视、乳龋;以游戏为主,发展儿童的思维能力、想象力和创造力。

（六）学龄期

从 6 周岁到青春期开始发育之前(11～12 岁)为学龄期,对应于小学学习阶段。

这一时期儿童体格平稳增长,大脑皮质功能发育更加成熟,听、说、读、写能力迅速提高,思维开始具有抽象性和概括性;机体抵抗力增强,感染性疾病减少,但变态反应性疾病如结缔组织病、肾炎等增多;近视、脊柱侧弯等与学习习惯和学习环境有关的疾病增多。

在保育上,应注意加强用眼卫生、口腔卫生教育;养成良好的学习和生活习惯;培养正确的坐立行走姿势。

（七）青春期

从青春期发动开始到发育成熟为青春期,对应于中学学习阶段。一般女孩从 9～12 岁到 17～18 岁;男孩从 11～13 岁到 19～21 岁。由于青春发育的起始时间存在较大的个体差异,所以年龄划分与学龄期有交叉。

青春期首先出现体格生长突增,这是出生后的第二次生长加速;然后生殖系统和第二性征开始发育并迅速成熟。与此同时,青春期少年心理行为发展迅速,并具有情绪多变且不稳定的特点,易发生各种心理偏异。

对青春期少年应加强健康教育、营养指导、性生理和性心理教育,并合理引导,避免健康危险行为的形成。

二 儿童生长发育的一般规律 ●●●●●●●●●●

生长是指儿童身体各器官和系统的体积增大和形态变化,是量的改变;发育是细胞、组织、器官功能的分化与成熟,是质的变化。生长和发育两者密不可分,共同表示机体的动态变化。

（一）体格生长的一般规律

在儿童生长发育过程中,尽管受种族、遗传、环境等众多因素的影响而表现出不同的生长模式,但总的规律十分相似。认识人体生长的一般规律有助于正确评价儿童生长发育状况。

1. 体格生长具有连续性和阶段性 从出生到青春期结束的整个生长期,体格生长是一个连续过程;但生长不是匀速进行的,各年龄阶段生长速度不同,有快有慢。

以身高和体重为例(图 1-4,图 1-5),儿童自出生后经历了两次生长高峰。第一个生长高峰出现在胎儿中后期-婴儿期,在出生后第一年内体重和身长快速增加,体重能增加 6～7 kg,至 1 岁末体重约为出生时的 3 倍;身长能增加 25～27 cm,约为出生时的 1.5 倍。自出生第二年以后,生长速度快速下降;至青春期再次快速增加,出现第二个生长高峰。

2. 身体各部分发育比例随年龄而变化 儿童体格发育遵循"头尾发展律"。胎儿期头颅生长最快,婴儿期躯干增长最快,2～6 岁间下肢增长幅度超过头颅和躯干。如图 1-6 所示,表现为儿童身体各部分比例不断变化,新生儿头长约占身长的 1/4,而至成人时头高约占身高的 1/8。

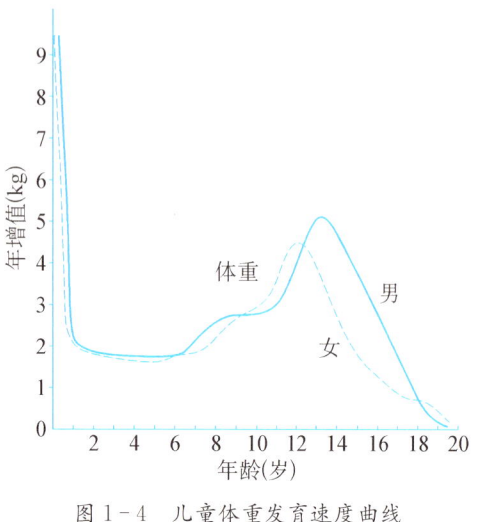

图1-4 儿童体重发育速度曲线

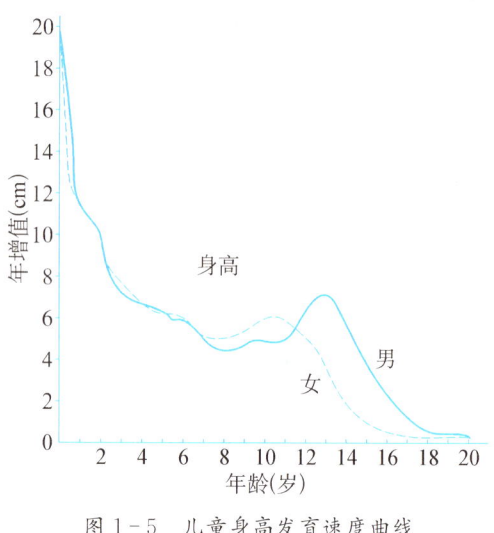

图1-5 儿童身高发育速度曲线

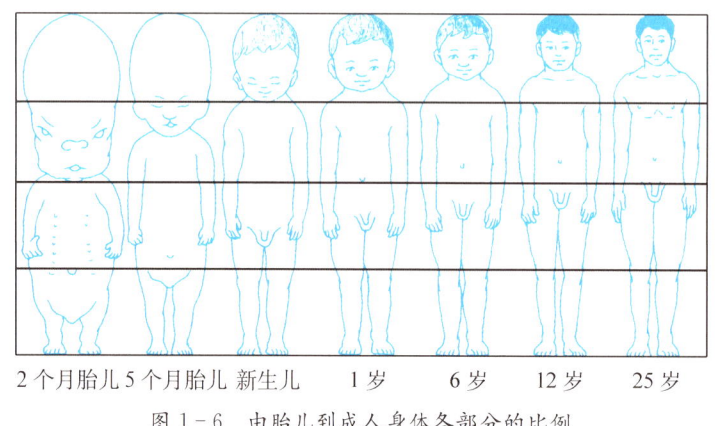

2个月胎儿 5个月胎儿 新生儿　1岁　　6岁　　12岁　　25岁

图1-6 由胎儿到成人身体各部分的比例

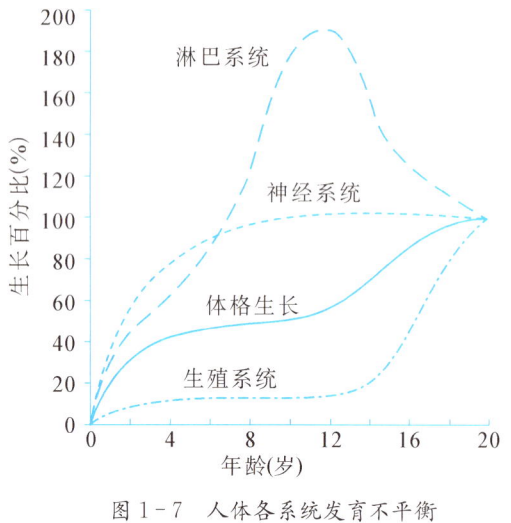

图1-7 人体各系统发育不平衡

3. 各器官发育不平衡 人体各器官、系统的发育不平衡，在时间进程上各有先后，如图1-7所示。

儿童的神经系统最先发育，其快速增长阶段主要出现在胎儿期至6岁前。在神经系统中，大脑发育最早，在出生后头2年发育最快，6岁时脑的大小和重量已接近成人水平。

淋巴系统在出生后的前10年生长非常迅速；青春期达到顶峰，12岁时约为成人的2倍；其后，伴随其他系统的功能逐渐成熟及免疫系统的完善，淋巴系统逐渐萎缩。

生殖系统到青春期才迅速发育，并通过分泌性激素，促进机体的全面发育成熟。

其他系统如呼吸、循环、消化、泌尿、肌肉的发育与身高、体重基本相同，先后出现胎儿-婴儿期和青春期两次生长高峰。

4. 生长的个体差异 儿童生长发育总体来说呈现一定规律，但受遗传和环境因素的影响，在一定范围内又表现出较大的个体差异。比如，矮身材父母的儿童与高身材父母的儿童相比，两者的身高可能有很大不同，但又都属于正常生长范围。因此，每个儿童有自己的生长轨迹，在群体发育正常范围中保持较稳定的等级水平；在生活环境无特殊变化的情况下，上下波动幅度有限。

（二）赶上生长和生长发育的关键期

健康儿童的生长总是沿着自身特定的轨迹发展，如果受到疾病、内分泌障碍、营养不良等不利因素影响，会使儿童生长速度变慢而偏离其生长轨迹；一旦阻碍因素被去除，即可加速生长并迅速调整到原有生长轨道上，这种现象称"赶上生长"。当出现赶上生长并达到原有的生长轨道后，又恢复至正常生长速度。

赶上生长对促进儿童生长发育具有重要的现实意义。赶上生长的特点可促使人们主动采取各种积极的措施消除儿童生长发育过程中的不利因素，而不是消极地等待生长的自然恢复。图 1-8 是一名甲状腺功能低下患儿接受治疗后出现完全性赶上生长的典型生长曲线。该儿童因病 4 岁时身高开始落后，至 12 岁接受治疗前已下降至正常标准的 P_{10} 以下；接受甲状腺素治疗后，立即表现出快速的赶上生长，17 岁时身高已恢复到 P_{50} 左右。

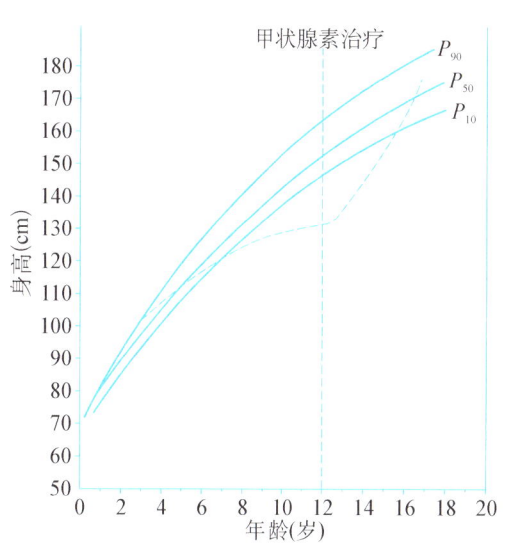

图 1-8 某甲状腺功能低下患儿的赶上生长

然而，并非所有的疾病恢复过程必然伴随赶上生长。能否出现赶上生长或赶上生长的幅度取决于病因、疾病的持续时间和严重程度、年龄和关键期。人体许多重要器官和组织的生长都有"关键期"，若在生长关键期受影响，则可导致永久性的缺陷或功能障碍，或者出现不完全赶上生长，无法恢复到正常轨迹上；中枢神经系统损伤导致的生长障碍常是持久性的、无赶上生长。

此外，赶上生长也并非总是给个体健康带来益处。近年来学者认为，对宫内生长不良的胎儿所表现出的赶上生长的发生时间和程度均需谨慎评估。大量的研究证据已经表明，宫内和出生后出现的过快赶上生长可能与成人期糖尿病和心血管疾病发病有关。

（三）生长发育的长期趋势

在过去的一百多年，欧美等发达国家最先观察到儿童身高、体重指标一代高于一代，性发育提早出现，这种现象被称之为生长发育的长期趋势。

生长发育的长期趋势反映了人群生长发育水平伴随社会经济发展所经历的系列性变化，不单纯反映在体格生长上，也表现在牙齿萌出时间、性发育和性成熟时间等方面。

目前认为，生长发育长期趋势与多种因素有关，如营养改善、社会政治经济、文教卫生条件的改善，以及远缘婚配的遗传杂交优势等。这种趋势变化具有方向性，即当社会经济发展、营养状况明显改善时，表现为正向增长；当社会动荡、经济萧条、生活水平下降时，表现为增长停滞甚至下降。

生长长期趋势首先出现在经济发展迅速的国家，并主要见于社会经济状况较好的城市儿童青少年人群。我国自 20 世纪 70 年代起，表现出明显的生长长期加速趋势。图 1-9 为 1975 年～2005 年我九城市 7 岁以下儿童体格发育曲线，30 年间除出生组及婴儿组外，其他年龄组体重、身高均有明显增长，且增长速度远超过欧美国家。尤其是 6～7 岁组，城区男、女儿童体重分别增长 3.26 kg 和 2.88 kg，身高分别增长 5.3 cm 和 5.0 cm；郊区男、女儿童分别增长 2.68 kg 和 2.58 kg，身高分别增长 7.6 cm 和 7.5 cm。

虽然我国目前尚处于生长发育的长期加速阶段，但生长长期加速趋势是有一定限度的，达到最大限度的时间与营养、经济、卫生和文化教育水平等密切相关。目前在发达国家部分人群中，身高增长已呈停滞状态，女孩初潮年龄也不再提前。

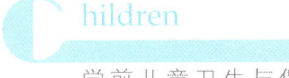

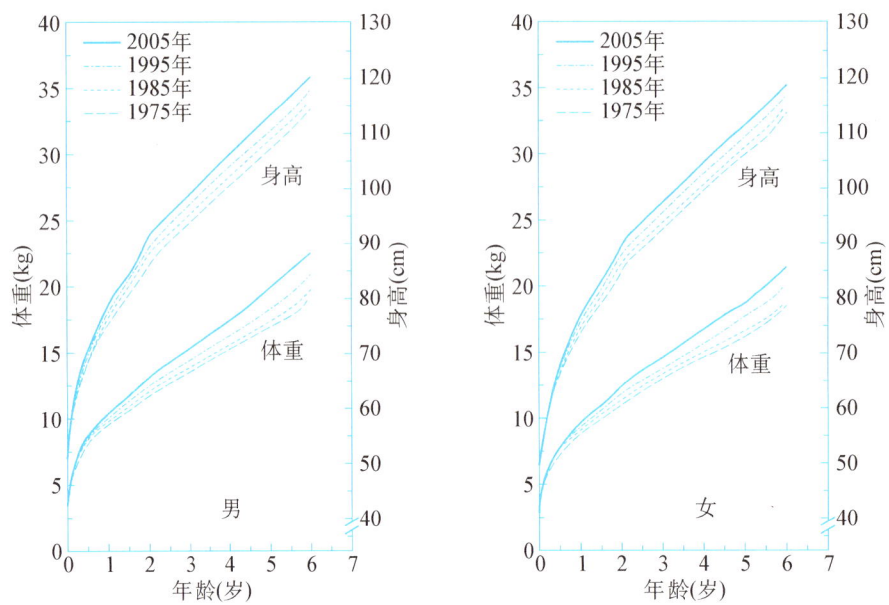

图1-9　1975～2005年中国九城市7岁以下儿童体重、身高的长期变化趋势

（引自2005年中国九市7岁以下儿童体格发育调查，2008）

第三节　儿童体格生长发育的影响因素

儿童的生长发育受身体内外多种因素的影响，归纳起来，可分遗传和环境因素两大类。遗传因素决定了生长发育的可能性，即生长发育的潜力；环境因素决定了生长发育的现实性，即遗传潜力能发挥的程度。

 一　遗传和性别因素

（一）遗传基因

遗传基因决定了儿童体格生长的特征、潜力、趋势和限度。在胚胎期，受精卵所携带的来自父母的遗传信息决定了子代个体发育的各种遗传性状。通过各种方式的基因传递，个体显现出父母赋予的形态、功能、性状和心理素质特点，形成各自的生长潜能。

在体格生长方面，父母的高矮对子女有较大影响；而先天性代谢缺陷疾病、染色体畸变则严重地影响儿童的生长发育。

（二）性别因素

性别也是影响儿童生长发育的重要生物学因素。男、女儿童生长发育各有特点，除青春早期外，一般女孩平均身高、体重均较同龄男孩小，因此，通常评价儿童体格发育的标准需要按性别分别制定。

二　环境因素

营养、疾病、体育锻炼、生活制度以及环境污染等环境因素制约着儿童生长潜能的外显程度；此外，社会因素也对儿童生长发育有着综合的作用。

（一）营养

营养是生长发育最重要的物质基础。人的生命活动需要不断地从外界吸收各种营养物质，儿童的生长发育尤其需要足够的热量和优质蛋白质，足够的铁、钙、锌等矿物质和各种维生素等。营养丰富和平衡的膳食能促进儿童的生长发育，而长期的热能和营养素摄入不足，不仅会引起学前儿童体格生长落后，也会影响智力发育，严重者还可引发急、慢性营养不良和各种营养缺乏症。

（二）疾病

疾病对生长发育的影响不可忽视，其影响程度取决于疾病的性质和严重程度、疾病发生的时间和病程长短、治疗效果和转归以及儿童自身的体质基础。

急性感染性疾病常使儿童体重减轻、生长变缓，如果在疾病恢复阶段为儿童提供良好的营养和生活条件，则可出现赶上生长。长期慢性疾病如哮喘反复发作、先天性心脏病等则对体格发育有明显的阻碍。内分泌疾病如甲状腺功能减退、垂体功能不全等常引起骨骼生长迟缓，青春期前的积极治疗可在一定程度上促进身高的赶上生长。

（三）体育锻炼

"生命在于运动"，体育锻炼是促进儿童身体发育，增强体质的有效手段。运动加快机体的新陈代谢，提高呼吸、运动和心血管系统功能，促进骨骼肌肉的发育。经常参加体育锻炼的儿童，其身高、胸围、肺活量等形态功能指标发育水平较高。

学前儿童尤其应提倡合理利用各种自然因素，如空气、日光、水等进行锻炼，这些温和、反复的刺激加速机体代谢，增强皮肤、黏膜对气候变化的适应能力，提高机体免疫功能；对儿童增强体质、减少疾病、促进生长具有积极作用。

（四）生活作息

人体各组织、器官、系统的活动都有一定的节奏和规律。根据儿童生理节奏和年龄特点合理安排生活作息制度，保证充足的睡眠、足够的户外活动和游戏时间、定时进餐等，对生长发育有良好的促进作用。

睡眠是消除身体疲劳的主要方式，也是大脑皮质功能恢复的重要过程。对于儿童睡眠尤为重要，在睡眠状态下脉冲性分泌的生长激素可连续数小时维持在较高水平，充足的睡眠是保证儿童正常生长发育的必要条件之一。

游戏是学前儿童的主要活动方式，尤其是户外游戏，不但可促进体格的生长发育，也对儿童认知、情绪和社会性发展具有积极的作用。

定时进餐、进餐后适当休息，可以保护胃肠功能，有助于食物消化和营养吸收。

（五）环境污染

儿童新陈代谢旺盛、组织器官娇嫩，对环境污染格外敏感。大气、水、土壤中的化学性、物理性、生物性污染物不但威胁儿童的健康，也阻碍了儿童的身心发育。目前威胁儿童健康的哮喘、恶性肿瘤、低出生体重、神经发育障碍以及出生缺陷等均与环境污染有关。环境污染对儿童健康的影响已不容忽视。

与成人相比，儿童具有不同的饮食行为、生理和代谢特点，这些特点使他们更易受环境污染物的侵袭。例如，美国环境保护局数据显示，3～5岁儿童单位体重日均消耗的自来水、蔬菜、柑橘类水果是成人的2～3倍；消耗的梨、苹果及乳制品是成人的7～8倍；这些饮食特点增加了儿童暴露于残留农药及有机溶剂的可能性。再如，婴儿单位体重体表面积是成人的2倍，单位体重摄入的空气量是成人的3倍，而其代谢率更明显高于成人，这些生理特点使得儿童相对于成人更多地吸收了环境毒素。此外，毒性物质吸收后会经肝、肾等器官代谢而有一定程度的解毒，但儿童的肝、肾尚未发育成熟，因此更易受环境污染物的威胁并产生更严重的后果。

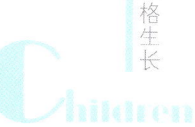

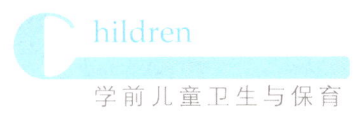

铅是环境重金属污染物之一，主要损害神经、心血管和消化系统，严重影响儿童体格、智力和心理行为发育。免疫抑制剂，如紫外线、高剂量电离辐射、二噁英等可以干扰造血干细胞增殖、分化和迁移。环境雌激素广泛存在于人类生活环境中，通过食物链或直接接触进入体内，干扰人体的内分泌功能，对儿童少年的体格生长、性发育和健康产生影响。

（六）社会心理环境

社会因素对生长发育的影响具有多层次、多方面的综合作用，不仅影响儿童少年的体格发育，同时也影响其心理、智力和行为发展。

社会经济发展水平的提高是促进儿童体格生长的重要因素，它通过促进营养、安全饮水、改善健康服务条件、减少疾病而发生作用。

社会因素的主要载体是家庭、学校和社区，也是影响儿童发展的 3 个最重要的社会心理环境。儿童早期的环境因素中家庭是关键，家庭直接或间接地影响着儿童的生长发育；尤其是家庭经济状况、父母受教育程度以及父母的养育方式等，对儿童的生长发育具有潜移默化的作用。

资料链接

铅 污 染

铅是研究最早、最全面的环境重金属污染物。美国 CDC 发布的铅中毒诊断标准为 ≥100 μg/L，根据此标准，我国儿童铅中毒流行率为 5%～20%。

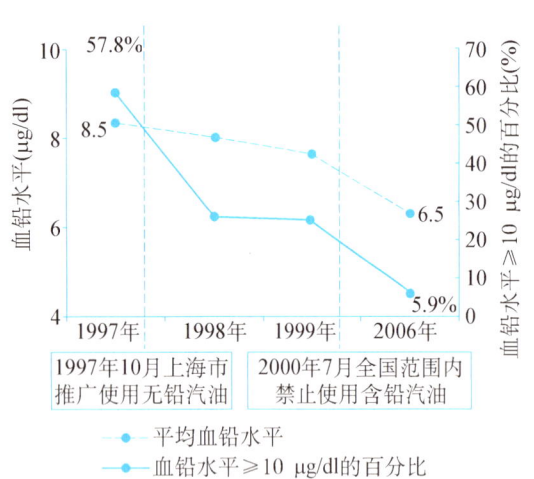

图 1 - 10　上海地区儿童血铅水平的历史变化

铅可以对儿童的多个系统造成损害，但其危害具有隐蔽性。儿童血铅水平高达 500 μg/L 时才会出现明显铅中毒的临床症状；但是，血铅在 50 μg/L 以下，即可对儿童神经行为造成影响。

铅污染来源主要为工业污染、含铅汽油使用。蓄电池制造业，铅矿的开采、冶炼、生产、使用和回收产业，传统的锡箔制造业是环境铅污染的重要来源。20 世纪，含铅汽油的使用导致广泛的铅暴露，对儿童造成了很大的伤害，从轻微的神经行为障碍到死亡。我国自 1997 年起，北京、上海等城市开始推广使用无铅汽油，到 2000 年在全国范围内完成停止生产和使用含铅汽油。这些措施的实施在很大程度上降低了儿童血铅水平（图 1 - 10）。

对于儿童，可从以下几个方面减少环境铅进入体内的途径。

1. 阻断环境铅通过手-口动作进入体内。教育儿童养成勤剪指甲、勤洗手的好习惯，尤其是饭前洗手；经常清洗儿童玩具和用品；儿童食品及餐具应加防尘罩；儿童餐具应避免彩色图案和伪劣产品；避免儿童食用皮蛋和老式爆米花机所爆食品；不用自来水管道中的热水烹制食品或饮用。

2. 避免空气吸入：用湿拖把拖地、湿抹布擦拭儿童接触的家具表面；不到铅污染区附近玩耍；避免被动吸烟等。

3. 营养干预，减少体内铅的吸收：经常食用含钙充足的乳制品和豆制品；食用含铁、锌丰富的动物肝脏、血、肉类、蛋类、海产品以及富含维生素 C 的新鲜蔬菜、水果等。

第四节 学前儿童体格生长发育的测量与评价技术

 一 评价儿童体格生长发育的指标类别 ●●●●●●●●●

通常采用形态指标评价儿童的体格生长;辅以生理功能指标更敏感地反映体育锻炼和体力活动等对儿童生长发育的影响。

(一)形态指标

形态指标包括长、宽、围、厚、重 5 类。学前儿童体格生长评价中常用身高(长)、体重、头围、胸围、上臂围和皮褶厚度等指标。

1. 身高(长) 反映儿童的长期营养状况和生长速度。

指头顶至足底的长度。3 岁以下儿童仰卧位测量,称为身长;3 岁以上立位测量,称为身高。

新生儿出生时身长平均 50 cm;第一年快速增长,1 岁可达 75 cm;第二年生长减速,2 岁约为 87 cm;2 岁后至青春期前,身高平稳增加,每年约增加 7 cm。常用以下公式计算儿童身高:2～12 岁身高(cm)= 年龄(岁)×7＋77。

身高(长)为身体的全长,包括头部、躯干和下肢的长度,但是这 3 个部分的发育进程并不相同,儿童期头部发育较早,下肢发育较晚。因此,常用坐高反映躯干和下肢的比例关系。

坐高是头顶至坐骨结节的长度,坐高增长代表头颅和脊柱的发育。

2. 体重 反映近期营养状况最常用的指标。

出生体重与新生儿的胎次、胎龄、性别以及宫内营养有关。我国正常足月头胎男婴出生体重平均为 3.3 kg,女婴为 3.2 kg。与身高增长模式相似,体重增长亦非等速增加,出生后头 3 个月体重增加最快,至 1 岁时体重约为出生体重的 3 倍,2 岁约为 4 倍;2 岁后至青春期前,稳速增长。受营养和活动水平影响,儿童体重波动范围较宽,可用以下公式粗略估计:

$$3～12 \text{ 个月体重(kg)}=（月龄＋9）\div 2$$
$$1～6 \text{ 岁体重(kg)}=年龄(岁)\times 2＋8$$
$$7～12 \text{ 岁体重(kg)}=［年龄(岁)\times 7－5］\div 2$$

3. 头围 反映脑和颅骨的发育程度。

胎儿脑的发育最早,故新生儿出生时头相对较大,头围平均 34 cm;至 1 岁约 46 cm,2 岁约 48 cm,5 岁约 50 cm;15 岁时接近成人头围 54～58 cm。

4. 胸围 在一定程度上反映心肺功能的发育状况,故常用于体育锻炼的效果评估。

新生儿的胸围小于头围,出生时平均 32 cm;1 岁时约等于头围;1 岁后胸围应大于头围,其差数(cm)在青春期前约等于儿童的年龄。

5. 上臂围 常用于反映儿童营养状况。

在无条件测量儿童身高和体重的情况下,上臂围可用来评估 5 岁以下儿童的营养状况:>13.5 cm 为营养良好;12.5～13.5 cm 为中等;<12.5 cm 为营养不良。

6. 皮褶厚度 常用以推算体脂含量,判断营养状况,评价体成分。

皮下脂肪占全身脂肪的 50% 以上,测量躯干、四肢不同区域的皮下脂肪厚度不仅可以反映全身脂肪含量,还可以间接计算体成分、体密度,常用于判断肥胖和营养不良的程度。

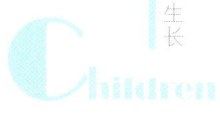

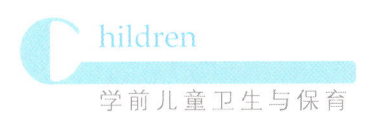

(二) 生理生化功能指标

此类指标用以反映人体新陈代谢功能及各系统、器官的工作效能,生理功能指标较形态指标变化范围更广,对体育锻炼和体力活动的影响更敏感。

1. 常用的生理指标 包括反映心血管功能的指标如脉搏、心率、血压等;反映呼吸功能的呼吸频率、肺活量等。此外,最大耗氧量与心肺功能、肌肉大小和活动状况、血液携带和运输氧的能力、组织吸收和利用氧的能力均有关,常用以综合判断人的心肺功能状况。

2. 常用的生化指标 包括反映肌肉代谢水平的血/尿肌酐;反映骨代谢水平的尿羟脯氨酸;反映造血功能的血红蛋白、红细胞;反映运动中无氧代谢的血乳酸;以及内分泌激素和免疫功能指标等。

 二 儿童生长发育标准的概念 ● ● ● ● ● ● ● ●

生长发育标准是评价儿童个体和群体生长发育状况的统一尺度。选择评价标准是进行评价的前提;标准不同,所评价的结果也不同。生长发育标准的建立是利用参照人群(指一批具有代表性的儿童人群)生长发育指标的测量结果,来界定参考值范围的过程;因选择的参照人群不同,标准可分为现状标准和理想标准两大类。

(一) 现状标准

现状标准是以某一区域特定时期无疾病儿童为参照人群,反映普通儿童目前的生长状态。建立现状标准的参照人群,一般不做严格的限制,只排除患有各种可能影响生长发育的急慢性疾病儿童和畸形儿童。

我国自 1975 年以来,每隔 10 年进行一次九市 7 岁以下儿童体格发育调查,为我国儿童生长发育评价提供了参照。现用的《中国 7 岁以下儿童生长发育参照标准》就是根据 2005 年的调查数据制定的,这一系列标准属于现状标准。

现状标准具有时间的局限性。随着社会经济文化的发展,新的环境因素的发现和改善,参照人群的特征也会变化,尤其是在我国,儿童青少年还处在生长的长期加速趋势中,周期性地修订生长发育标准是十分必要的。

(二) 理想标准

理想标准是以遗传赋予的生长潜力得以充分发挥的健康儿童为参照人群,反映儿童应该达到的生长状态。建立理想标准的参照人群应该选择生活在最适宜的环境中的儿童,所谓最适宜的环境包括:①儿童的喂养和膳食安排合理,营养素供给充足;②良好的生活居住环境;③可以得到及时、良好的医疗保健服务。

世界卫生组织(WHO)2006 年发布的 5 岁以下儿童系列生长标准属于理想标准,该标准是 WHO 自 1997 年至 2003 年间,对来自 6 个国家(巴西、加纳、印度、挪威、阿曼和美国)喂养良好的儿童参照人群的生长发育状况进行追踪和横断面调查而建立的国际标准。

WHO 研究认为,5 岁前儿童的生长更多地受到营养、喂养方法、环境以及卫生保健的影响而不是遗传或种族特性的影响。也就是说,对不同种族和遗传背景的儿童,若在生命早期为他们提供健康的生长条件,均可显示出相似的生长模式。因此,WHO 的标准为保证低龄儿童的最佳营养护理提供了重要参考。

理论上,理想标准高于现状标准。以理想标准进行评价适用于国际上比较,并易于发现差距;以现状标准进行评价适用于反映在目前环境条件下,个体在儿童群体中实际的发育等级或相对位置。

 三 基本形态与生理机能指标的测量技术 ● ● ● ● ● ● ● ●

准确而稳定的测量结果是正确评价的前提,提高测量准确性的技术要求包括:测量前要校正测量仪器、统一测量方法,测试人员要熟练掌握测试技术;测试时,场地安排、检查流程、人员配合要合理,减少测试误差。

(一) 身高的测量

测量颅顶点到脚跟的垂直距离。3 岁以上儿童使用身高计测量身高。使用前应用水平仪检查身高计是否放置平稳;用直角尺检查滑测板与立柱是否垂直;用标准钢卷尺校正刻度尺,误差不得超过±0.2%。

儿童取立正姿势站在底板上,两眼直视正前方,两臂自然下垂,脚跟并拢,脚尖分开约 60°,脚跟、臀部和两肩胛间三点紧靠立柱,躯干自然挺直,头部保持正直。测量者向下轻移滑板,使顶板与颅顶点接触,同时观察被测者姿势是否符合要求;读数,误差不超过 0.1 cm。如图 1-11 所示。

(二) 体重的测量

学前儿童使用杠杆式磅秤,最大载重 50 kg,精确度 50 g。测量前校正磅秤零点。

儿童空腹或餐后 2 小时测量,尽量排空大小便,穿单衣、单裤;称重时,3 岁以上儿童取站位立于秤台正中,身体不能接触其他物体。测试者先放置砝码使之接近儿童年龄相当的体重,称量时迅速调整游锤至杠杆平衡;读数,以千克(kg)为单位记录至小数点后两位。如图 1-12 所示。

(三) 坐高的测量

3 岁以上儿童使用身高坐高计测量,测量前校正方法同身高计。

测量时,取坐位,调整坐凳高度使适中;骶骨、两肩胛间紧靠立柱,躯干自然挺直,头部与测身高时姿势同,两腿并拢,大腿伸面与地面平行,膝关节屈曲成直角,两脚向前平放。测量者移动滑板轻压头顶点后读数,误差不超过 0.1 cm。如图 1-13 所示。

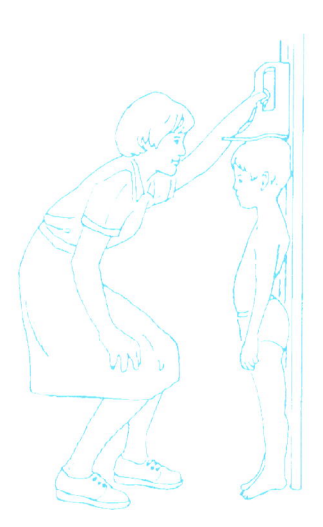
图 1-11 身高的测量

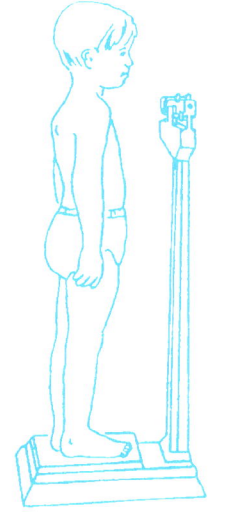
图 1-12 体重的测量

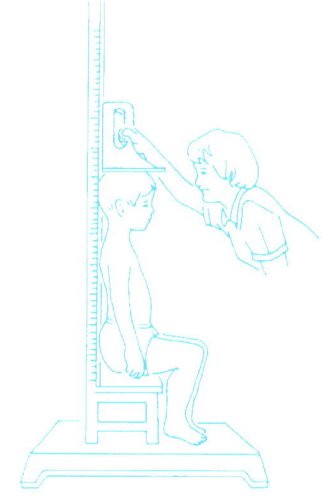
图 1-13 坐高的测量

(四) 头围的测量

使用软尺,刻度精确到 1 mm;测量前用标准钢卷尺校正。

测量时,儿童取坐位或立位。测量者立于右侧或前方;用左手拇指将软尺零点固定于右侧眉弓上缘处,右手持软尺经枕骨粗隆、左侧眉弓上缘回至零点;读数,误差不超过 0.1 cm。如图 1-14。

测量时软尺应紧贴皮肤,左右位置对称;勿将辫子和女孩头饰压在软尺下。

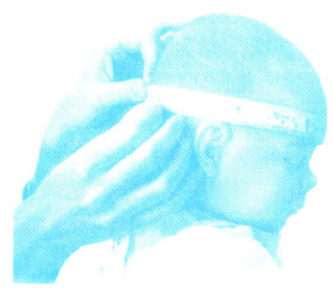
图 1-14 头围的测量

（五）胸围的测量

使用软尺，精度及校正同头围测量。

测量时，3岁以上儿童取立位，裸上体，两臂下垂，均匀平静呼吸。测量者面对儿童，将软尺上缘经背部两肩胛骨下角下缘绕至胸前，左手拇指将软尺零点固定于右侧胸前乳头下缘，右手拉软尺经左侧乳头下缘回至零点；读数，误差不超过 0.1 cm。如图 1-15 所示。

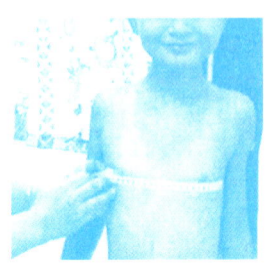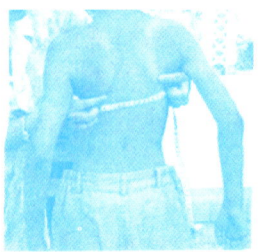

图 1-15　胸围的测量

（六）上臂围的测量

3岁以上儿童取立位，裸上体，两臂自然下垂，取左上臂自肩峰至鹰嘴连线的中点为测量点；以软尺绕该点水平一周，轻贴皮肤测量，误差不超过 0.1 cm。

（七）皮褶厚度的测量

常用测试部位有：①肱三头肌部；位于肩峰点与桡骨点连线中点、肱三头肌的肌腹上。②肩胛下角部；位于肩胛下角下端约 1 cm 处，皮褶方向与脊柱成 40°角。

使用皮褶厚度计测量。使用前调整零点，校正压力，将仪器臂钳的两个接触点间的压力调整至 10 g/mm² 范围内，如图 1-16 所示。

测量者左手拇、食指将儿童皮肤和皮下组织捏紧提起（拇食指间约保持 3 cm 距离）；右手持皮褶厚度计，张开臂钳，在距离左手指捏起部位附近处钳入约 1 cm，放开活动把柄，读数并记录；测试误差不得超过±5％。如图 1-17、图 1-18 所示。

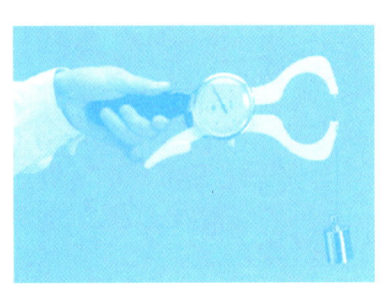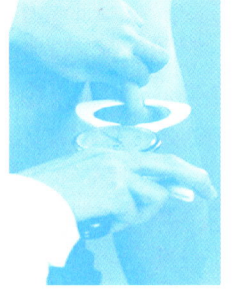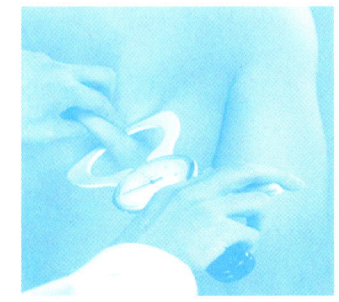

图 1-16　皮褶厚度计校正　　　图 1-17　肱三头肌皮褶厚度测量　　　图 1-18　肩胛下角皮褶厚度测量

（八）肺活量的测量

肺活量是指一次深吸气后能呼出的最大气量，反映肺容量及呼吸肌力量。

肺活量测量常使用回转式肺活量计。用前检查刻度准确性，有无漏气、漏水，然后盛满与室温相近的清洁水至标志线。正式测试前，先测水温，并调整读数指针基部至相应的摄氏度处为零点。

测试时，儿童取直立位，先做一两次扩胸动作，然后尽力深吸气，吸满后憋住气，向肺活量计的口嘴内以中等速度尽力呼出，直到不能再呼气为止；立即关闭进气管开关，待浮筒平稳后读数。每位受测儿童测 3 次，选最大值记录，单位为毫升(ml)。

（九）脉率的测量

脉率为单位时间内测得的脉搏次数（次/分），是反映心血管功能的重要指标。脉率的个体差异较大，且易受体力活动和情绪变化的影响，应在安静时测量。

测定前令儿童休息15分钟，伸右前臂平放于桌面，掌心向上。测试者用食、中、无名指指端置于受试儿童腕部桡动脉上，施以适当压力即可感到动脉搏动；连续测量3个10秒钟脉搏数，直到其中两次相同而与另一次仅差1次时，可认为处于相对安静状态；测量30秒钟脉搏数，乘以2，记录为脉率。所用秒表误差不超过0.2秒/分。

（十）血压的测量

血压是反映心血管功能的另一重要指标，易受体位变动、活动和情绪变化的影响，测定前15分钟内应静坐休息。

通常使用水银柱血压计测量，使用前校正零点、检查水银量及有无气泡；学前儿童一般用8 cm宽袖带。

测试时，儿童取坐位，右上臂充分暴露，调节椅子高度使上臂与心脏处同一水平位。捆扎袖带使松紧适宜，测试者用手触及肱动脉搏动位置，将听诊器置其上且不施压；向气囊内充气使水银柱上升直到脉搏声消失，继续加气20 mmHg左右（或将汞柱升高到180 mmHg高度后测试，再酌情调整），然后开阀慢慢排气；充气、放气速度应均匀，不宜过快，一般速度2 mmHg左右。听到第一个清晰的脉跳声时记录为收缩压；声音消失记录为舒张压（消音点），若声音持续不消失，则以变音点为舒张压。连续测3次，以其中较接近的2次读数均值为受试者的血压值。

四 儿童生长发育的评价方法

生长发育评价是通过与标准或参照值进行比较，对儿童个体或群体的发育程度和发育特征作出判断的过程。可从生长发育水平、生长发育速度、发育匀称度和成熟度等几个方面进行评价。基层卫生保健中最常用的是生长发育水平的评价。

（一）生长发育水平的评价方法

生长发育水平评价是对儿童个体或群体的发育水平在参照人群中所处的等级或相对位置做出判断的过程。常用的指标有年龄别体重、年龄别身高、年龄别胸围、年龄别头围等。

按照评价所使用的生长标准建立方法的不同，又可分为离差法、标准差分（Z分）法、百分位数法，各有其适用范围和优缺点。

1. 离差法、标准差分（Z分）法、百分位数法的特点　表1-1比较了3种方法的特点，离差法和标准差分法本质上是一类方法，适用于正态分布或近似正态分布数据；百分位数法适用于任意分布数据，如正态分布、偏态分布、不规律或未知分布等。

表1-1　离差法、标准差分法、百分位数法的比较

	对数据分布的要求	基准值	离散距	特点
离差法	正态或近似正态分布数据，如身高	均值(　)	标准差(SD)	我国基层最早、也是最常用的方法
标准差分法	正态或近似正态分布数据，如身高	0	Z分	Z分转换实质是一种标准化的方法。可用于不同度量单位指标间比较；也可用于不同种族和地区间的比较
百分位数法	任意分布数据，如体重、胸围、头围、皮褶厚度等	P_{50}(中位数)	P_i(百分位数)	对数据限制少，国际上广泛使用

上述方法均可制成评价表和曲线图两种形式。曲线图更直观,显示动态发育趋势更便捷,如图 1-19 所示。评价表显示了等级范围的具体数值,信息量更大,对极端值描述更准确,如表 1-2 所示。

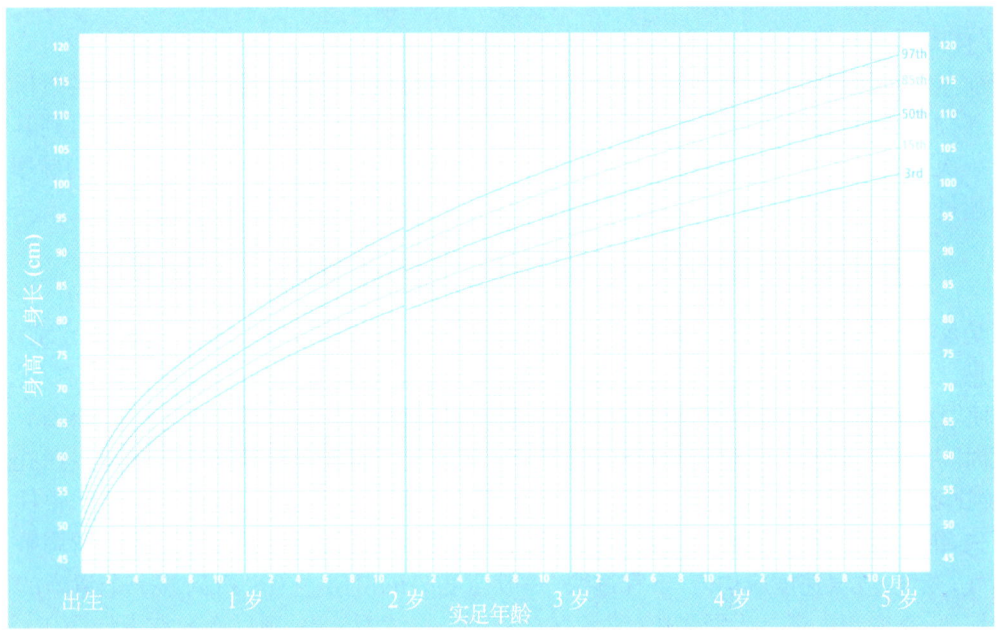

图 1-19　WHO 0~5 岁男孩身高生长曲线图(百分位数法)

表 1-2　**WHO 2~5 岁男孩身高标准(百分位数法)**

	P_1	P_3	P_{15}	P_{25}	P_{50}	P_{75}	P_{85}	P_{97}	P_{99}
2 岁	80.0	81.4	83.9	85.1	87.1	89.2	90.3	92.9	94.2
2.5 岁	83.4	84.9	87.7	88.9	91.2	93.4	94.7	97.5	99.0
3 岁	87.5	89.1	92.2	93.6	96.1	98.6	99.9	103.1	104.7
3.5 岁	90.1	91.9	95.2	96.6	99.2	101.9	103.3	106.6	108.4
4 岁	93.6	95.4	99.0	100.5	103.3	106.2	107.7	111.2	113.1
4.5 岁	95.9	97.9	101.6	103.2	106.1	109.1	110.7	114.3	116.3
5 岁	99.2	101.2	105.2	106.8	110.0	113.1	114.8	118.7	120.7

数据来源:http://www.who.int/childgrowth/en/

2. 评价过程　以下以男孩身高为例,简述采用生长曲线图的评价过程。生长曲线图不仅能评价儿童的生长发育水平,也能用于评价儿童生长发育的动态变化趋势。

首先选择一种年龄别身高生长曲线图,比如图 1-19 WHO 的 0~5 岁男孩身高生长百分位数曲线图。整个曲线图由若干条连续曲线组成,中间一条为 50th,代表中位数或平均值;与中位数曲线相近的是 85th 和 15th,分别代表同年龄组男孩身高在第 85 百分位数和第 15 百分位数的身高值,这两条曲线之间的部分涵盖了身高发育水平中等的 70% 儿童;85th 与 97th、15th 与 3rd 之间分别涵盖了身高较高和较低的 12% 儿童;高于 97th 曲线或低于 3rd 曲线的儿童分别占 3%,可能存在生长过速或生长迟缓,需要进一步评估。

个体评价时,在横坐标上找年龄,纵坐标上找身高值,将个体身高测量值标记于所在年龄组中;观察个体测量值在曲线中所处的位置,并判断发育等级。

若有定期、连续的身高测量值,则分别将身高值标记于测量日该儿童所在年龄组中,连接各标记点即成为该儿童的身高生长曲线图;由此可观察该儿童在不同年龄时身高的等级变动趋势,并可做出发育趋势平稳、加速或停滞、下降等评价。

3. 对评价结果的解释 表1-3列举了某幼儿园3名男孩从小班到大班的身高测量值,利用图1-19可对该3名男孩身高发育水平和发育趋势做出评价。

表1-3 某幼儿园3名男孩3~5岁身高测量值(cm)

	3岁	4岁	5岁
甲	95.0	102.0	108.5
乙	92.5	103.5	115.0
丙	99.0	103.0	107.0

评价结果如下:

(1)发育水平评估。做发育水平评估时,重点关注测量当时个体身高在同龄儿童中的相对位置,做出身高发育属于中等、中上、中下的等级判断,对身高高于97th或低于3rd的需定期检查,连续纵向观察一段时间。

如3岁时,甲、乙两名男孩身高位于P_{15}~P_{50}之间,丙身高位于P_{50}~P_{85}之间;3名男孩身高发育均属于中等水平。

(2)发育趋势评估。做动态发育趋势观察时,重点观察曲线的走向和形态。儿童生长曲线通常有三种情况:①正常,即儿童生长曲线与标准曲线走向相平行,匀速顺时增长,说明身高增长正常,发育趋势平稳(如图1-20中儿童甲);②曲线上扬,即身高值明显增加,儿童生长曲线较标准曲线走向上扬,说明身高增长较快,发育趋势加速(如图1-20中儿童乙);③曲线向下偏离,即身高增长量低于平均值,儿童生长曲线较标准曲线走向平坦或向下倾斜,说明身高增长较慢,发育趋势停滞或下降,可能存在干扰因素(如营养不足、疾病等)(如图1-20中儿童丙)。

在保健上,对生长曲线向下偏离的儿童应引起注意,进一步调查引起发育减慢的影响因素,并及时纠治。同时,对那些生长曲线持续在两端的儿童,应结合家族调查、喂养、作息、疾病等因素调查以及其他发育指标进行综合判断,必要时作骨龄检查,以便尽早改善影响生长发育的各种环境因素。

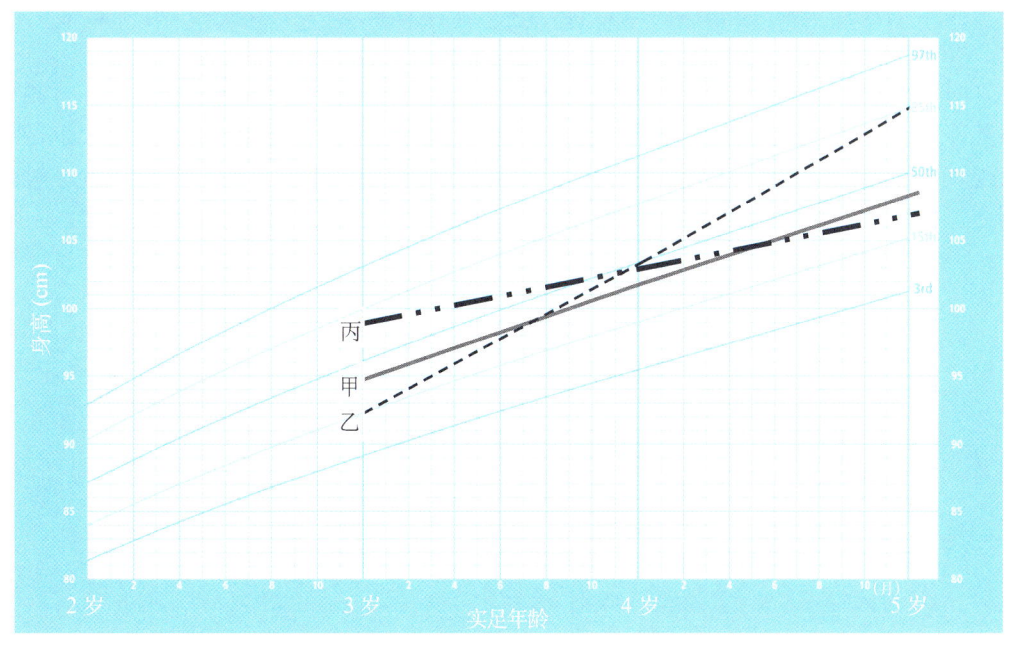

图1-20 某幼儿园3名男童3~5岁身高发育趋势图

(二)生长发育速度评价方法

生长速度指儿童的身高、体重、头围等指标在一定时期内增长的量,以年(月)增长值、年(月)增长率表示。

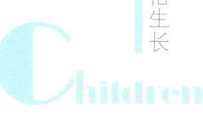

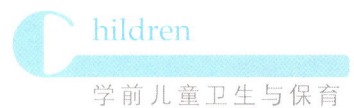

生长速度评价是通过对个体进行定期、连续的生长发育测量，以计算身高的年（月）增长值，并将该值与参照人群生长速度值相比较，做出生长速度属于正常、不增、下降和增长不足等评价结果。

生长速度评价采用纵向动态的观察方法，最能反映儿童的生长轨迹和趋势，体现生长的个体差异。它与前述生长发育趋势评价的区别在于该方法是以生长速度标准为参照。

制定生长速度标准的数据主要来自于对参照人群生长发育指标的追踪调查；若无追踪调查资料，也可用半追踪调查或横断面调查资料制定。但后两种资料制定的速度标准一般仅用于群体评价，而不适用于个体评价。我国尚无生长速度标准，WHO建立的0～24个月儿童身长、体重、头围生长速度标准可用于2岁以下儿童生长速度的评价。

（三）指数评价法

指数评价法是根据人体各部分的比例关系，利用数学公式将两项或多项指标联合起来判断营养状况、体型、体能的变化，是一种综合评估体格生长的方法。

指数大致可分为3类，彼此又可交叉应用。第一类为体型指数，如身高胸围指数，身高坐高指数；第二类为营养指数，如身高体重指数、体质指数（BMI）等；第三类为功能指数，如肺活量指数等。

学前儿童体格评价中最常用的是 BMI，$BMI = \dfrac{体重（kg）}{身高的平方（m^2）}$。该指数不仅能较敏感地反映身体的充实度和体型胖瘦，且受身高的影响较小，与皮脂厚度、上臂围等反映体脂累积程度指标的相关性较高，是评估儿童营养状况的较好指标。我国目前已制订0～7岁儿童年龄别 BMI 参考值，WHO 也制定了0～5岁儿童年龄别 BMI 变化曲线图。

（四）发育年龄评价法

发育年龄又称生物年龄，是相对于时间年龄提出的。生长发育存在较大的个体差异，如同为4岁的儿童，有的已开始换牙，有的则没有，前者较后者的发育成熟程度相对高；在这种情况下用时间年龄（4岁）就无法区别两者的发育差异，而发育年龄评价法则为评估发育成熟程度提供了一个较可靠的方法。常用的发育年龄有骨龄、齿龄、身高年龄、第二性征发育年龄等，儿童保健中最常用的是骨龄评价。

骨龄，即骨骼的年龄，是以骨骼钙化程度来反映儿童发育水平和发育成熟程度的指标。测评骨龄主要利用手腕部 X 线摄片，通过观察儿童手腕部各骨化中心（即钙化点）的出现、骨块的大小、外形变化、关节面出现及干骺愈合程度等，与作为参照值的"骨龄标准"比较而做出判断。骨龄评价一般由专业技术人员测评。

本章小结

本章阐述的基本问题有：
1. 人体的基本形态、结构和功能。
2. 儿童生长发育的年龄分期及生长发育的一般规律。
3. 儿童体格生长发育的遗传和环境影响因素。
4. 儿童体格生长发育常用的评价指标及其测量技术。
5. 儿童生长发育的评价方法。

基本要点: 人体从外部形态上分为头、颈、躯干和四肢 4 个部分。细胞是人体的基本结构和功能单位。人体在化学组成上,可宏观地分为体脂和瘦体重两部分。整个生长发育期可人为地划分为胎儿期、新生儿期、婴儿期、幼儿期、学龄前期、学龄期和青春期等 7 个分期。体格生长的一般规律包括:体格生长是一个连续的过程,各年龄阶段生长速度有快有慢;儿童体格发育遵循"头尾发展律",身体各部分发育比例随年龄而变化;各器官、系统的发育不平衡,在时间进程上各有先后;生长发育具有个体差异,每个儿童有自己的生长轨迹。儿童个体的体格发育可呈现"赶上生长"的现象,儿童群体的生长发育水平可呈现长期趋势现象。遗传、营养、体育锻炼等是影响生长发育的主要因素。

生长发育评价是以生长发育标准为参照,对儿童个体或群体的生长发育水平、生长发育速度、发育匀称度和成熟度进行的比较和评判。通常采用形态指标评价儿童的体格生长,如身高(长)、体重、头围、胸围等。

思考与探索

1. 查阅儿童历年的身高和体重测量数据,搜集三种类型生长发育变化趋势(快速、良好、停止或下降)的案例,并讨论各种类型的特点。

2. 了解实习所在班级幼儿的生长发育状况,对班级中身体发育水平"偏离"的儿童进行个案研究,探寻发育偏离的原因。

第二章　学前儿童身体各系统发育特点和保育要求

本章将帮助你

- ◆ 了解人体各系统的结构和基本功能。
- ◆ 熟悉学前儿童各系统的发育特点。
- ◆ 掌握学前儿童各系统的保健要点。

问题情境

　　李老师有一次带班级小朋友回教室,看到菲菲小朋友绊了一下倒在地上,匆忙中伸手用力拉了一下她的左胳膊,没想到菲菲突然大哭起来,并且不让老师再碰她的左臂;后经医院诊断,菲菲左手臂桡骨头半脱位,即俗称的"牵拉手"。

　　刘老师班级的乐乐小朋友的妈妈反映,孩子最近每天哭着不愿到幼儿园,而且在家不停小便,仔细询问后才了解到,原来乐乐在幼儿园经常憋尿,开始还感觉有点尿急,但憋着憋着就不想上了;后经医院检查,乐乐已经出现了尿路感染。

　　在今天的教师例会上,幼儿园王园长要求大家通过上述事例,有针对性地分析保教工作中应该注意的要点。

　　上述两个事例实际上反映出了学前儿童运动系统和泌尿系统的某些发育特点。儿童不是成人的缩小版,有很多有别于成人的特征,比如,幼儿扁桃体很容易发炎,也很容易患中耳炎,受伤出血后凝血也比成人慢,裸眼视力一般也达不到5.0。这些都是因为儿童身体每个系统都有特殊的解剖生理特点,这些特点是开展学前儿童卫生和保育工作的重要依据。

　　本章将分节讲述学前儿童感觉和运动系统、呼吸和消化系统、造血和血液循环系统、免疫屏障系统、泌尿和生殖系统以及神经内分泌系统的发育特点和相关保健要求,以期指导幼儿教师在教育教学和日常生活中的保育工作。

第一节　感觉和运动系统

　　感觉是人们认识世界的途径,遍布全身的微小感受器通过神经末梢将环境刺激传入大脑,使大脑不断更新信息,了解身边发生的事情。

　　感受器的组成形式多样,有些就是外周感觉神经末梢本身,比如皮肤就是能感受触压觉、温觉、冷觉、痛觉等的感受器;而对于那些与机体生存密切相关的感觉来说,体内存在着一些结构和功能上都高度分化了的感受细胞,这些感受细胞连同它们的非神经性附属结构,构成了各种复杂的感觉器官,比如眼、耳、鼻等。

 一　视觉和眼保健 ● ● ● ● ● ●

　　眼是视觉器官,人眼中的感受器占人体全部感受器的70%,是人体接受外界信息的重要通道。

(一)人眼的结构和功能

　　眼的解剖结构包括眼球和附属结构;眼的功能结构可分为折光系统和感光系统。

　　1. 人眼的解剖结构　眼由眼球和附属结构构成。眼球是眼的主要部分,包括眼球壁和内容物。附属结构包括眼睑、结膜、泪器(泪腺和泪道)、眼外肌,以及眉和睫毛等。

　　眼球壁是三层膜结构,如图2-1所示。外层前1/6是透明的角膜,后5/6是不透明的巩膜。中间层从前向后分别是虹膜、睫状体和脉络膜。有色的虹膜呈圆环形,中间是瞳孔;睫状体通过悬韧带与晶状体相连;脉络膜含有丰富的色素和血管。内层为视网膜,其上分布有大量感光细胞,可感受光刺激并形成物象。

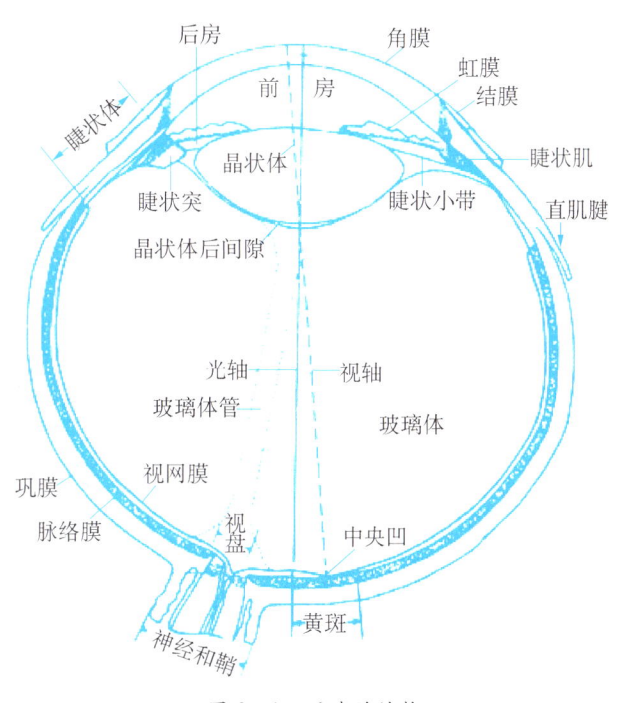

图 2-1　眼球的结构

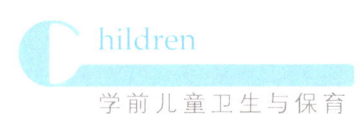

眼内容物包括房水、晶状体和玻璃体。

2. 人眼的功能结构　眼内与视觉产生直接有关的功能结构,是位于眼球正中线上的折光系统和位于眼球后部的感光系统(视网膜)。

(1)折光系统:如图2-1所示,在眼球正中线上,由角膜经房水、晶状体、玻璃体直至视网膜的前表面,均是透明而无血管分布的组织,它们构成了眼内的折光系统,使来自眼外的光线发生折射,最后成像在视网膜上。

如图2-2所示,正常人眼看6 m以外的物体无需调节,即可在视网膜上形成清晰的物像;随着物体移近,人眼就需要进行调节才能在视网膜上清晰成像。人眼的调节亦即折光能力的改变,主要靠晶状体形状的改变来实现。

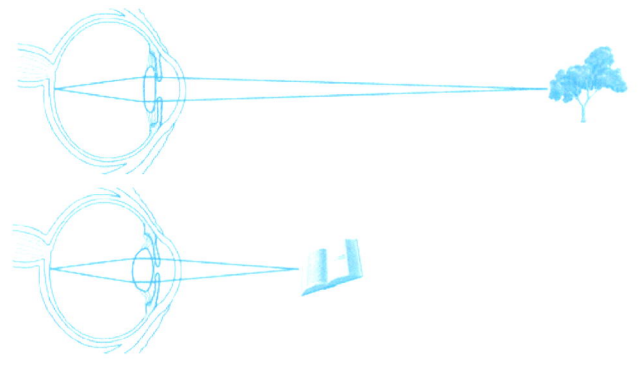

图2-2　人眼的调节

晶状体调节属于神经反射性活动,即当视网膜上成像模糊,模糊物象信息传至视觉中枢,经神经传导使睫状体的环形肌收缩,引起连接于晶状体囊的悬韧带放松,晶状体由于其自身的弹性而向前方和后方凸出,折光能力增强,物像前移落在视网膜上而形成清晰的物像。

晶状体的调节能力有一定限度,最大调节能力可用近点表示,近点是指眼所能看清物体的最近距离。儿童年龄越小,晶状体的弹性越好,近点越近;8岁儿童的近点平均约8.6 cm,20岁约为10.4 cm,而60岁时可增大到83.3 cm。

若眼的折光能力异常,或眼球的形态异常,则表现为近视、远视和散光眼。

(2)感光系统:人眼的感光系统即视网膜,其上含有大量感光细胞。

感光细胞将视网膜上物象的视觉信息转变为电信号,通过视神经纤维传向大脑,在中枢形成主观意识上的"像"。

视网膜上的感光细胞包括视杆细胞和视锥细胞。视杆细胞对光的敏感性高,能在昏暗的环境中感受光刺激而引起视觉,但视物无色觉而只能区别明暗;视锥细胞对光的敏感性差,但视物时可辨别颜色,且可清晰分辨物体表面的细节和轮廓。两者协同作用,使大脑可以分辨出视网膜物像的不同亮度和色泽,因而可以看清视野内发光物体或反光物质的轮廓、形状、颜色、大小、远近和表面细节等。

视觉系统通过折光系统和感光系统,使自然界中形形色色的物体以及文字、图形等形象,在人脑中得到反映。

(二)学前儿童眼球生长和视觉发育特点

眼是胚胎最早发育的器官之一,具有发育早、生长快、变化大的特点。

1. 眼球生长特点　新生儿出生时,眼球的结构已经形成,但尚未发育完善;0~3岁是视觉发育的关键期,主要完成眼的结构发育;4~13岁是视觉发育的敏感期,基本完成眼的功能发育。

儿童眼球发育是由小变大,由扁球形逐步发育为正球形的过程。新生儿出生时眼轴(前后径)短,平均为18.7 mm,眼球呈扁球形;3岁前眼轴快速生长,至3岁时眼轴为22.5~23.2 mm;其后眼轴增长缓慢,在14~15岁基本长至成人水平,眼球也渐呈正球形。

在眼轴发育的同时,其他眼球结构也在发育。出生后第1年晶状体快速生长并逐渐变为扁平;2岁角膜可达成人大小;7岁时睫状体基本发育完全。

学前儿童的眼球具有眼轴相对较短,晶状体弹性较大的特点。在视觉功能上表现为生理性远视和屈光调节能力强的特点,因此正常学前儿童远视力低于5.0,但可以看清近处细小物体。

2. 视觉发育特点 视觉是各种感觉中最丰富多彩的能力,视觉功能不仅包括视力也包括视知觉,如感知物体形状大小、色泽、明暗等特征的颜色知觉、图案知觉、深度知觉、空间知觉等。

婴幼儿视觉相对其他感觉,成熟最晚、发展最慢。新生儿一出生就具有视力,但只能看到光和影;4～7个月颜色视觉发育完成,此时色彩鲜艳的玩具能吸引他们的注意力;6～8个月已具有深度视觉和空间视觉,与婴儿粗大动作的发育相辅相成;1～1.5岁眼的集合功能进一步发展,能跟随目标由远及近;9岁时立体视觉发育完善。

与此同时,儿童视力也逐步提高,正常1岁婴儿视力仅为4.3(0.2),2岁可达4.6～4.7(0.4～0.5),3～5岁逐渐增至4.9(0.8),9～10岁达到成人的5.0水平。

(三)学前儿童眼保健要点

1. 提供各种视觉刺激,促进儿童视觉发育 学前儿童还处于视觉发育的敏感期,运用色彩鲜艳、画面清晰的玩具、教具,为儿童提供各种视觉刺激;同时提供可自由探索的空间环境,以促进幼儿的视觉发展。

2. 培养良好的用眼习惯,保护儿童视力 学前儿童眼睛尚处于发育阶段,而目前的教育生活环境又使儿童有更多的看书、看屏幕、画画等近距离用眼活动,因此应注意从一开始就培养儿童良好的用眼习惯。可从以下几个方面着手。

(1)限制儿童近距离用眼时间。看书、看电视、玩电脑、玩游戏机,每次以20分钟为宜,一般不应超过30分钟。

(2)注意纠正儿童近距离用眼的距离。学前儿童晶状体弹性好,眼屈光调节能力强,即使画书放得很近也能看清;但经常性地近距离用眼,容易导致睫状肌疲劳、痉挛,诱发近视。通常儿童看书、看平板电脑的距离以1尺(33 cm)为宜;看台式电脑、手提电脑以50 cm为宜;看电视以3～4 m为宜,且电视屏幕越大需要的距离越远。

(3)经常让儿童向远处眺望。引导孩子努力看清远处的目标,以使眼部肌肉放松。

(4)经常带儿童到户外活动。白天自然光下的活动,不仅能增强儿童的体质,也有利于儿童视觉器官和视觉功能的正常发育。

3. 保证良好的用眼环境 学前儿童的活动室应光线充足、柔和,避免在强光或暗影下读书、画画;儿童使用的桌椅应按身高配置;为儿童选配图书除应注意颜色鲜艳、图案清晰外,还应关注字体、字号、行间距的大小。

4. 预防眼外伤和感染性眼病 学前儿童活泼好动、喜奔跑,应加强安全教育,预防眼外伤。如果眼内进入灰尘等异物,切忌用手揉,以免造成眼球表面划伤。

教育儿童不用脏手揉眼睛;自己的毛巾、手帕要专用并经常清洗和消毒,以预防感染性眼病。

5. 定期视力筛查,早期发现视觉异常 幼儿期是视觉发育的关键时期,也是预防和治疗视觉异常的最佳阶段。应重视学前儿童的视力监测,尽早发现屈光参差、弱视、斜视、屈光不正(远视、近视、散光)等,及时治疗和矫治。

二 听觉和耳保健

耳是听觉器官。听觉对人类适应环境、认识自然具有重要意义;也是儿童语言发展、社会技能学习的重要途径。此外,耳也是位置觉感受器官,能感受身体的运动状态和头在空间的位置,保持身体平衡。

(一)耳的结构和功能

耳由外耳、中耳和内耳组成。外耳和中耳是声波的传导装置,内耳是位听觉的感受装置(图2-3)。

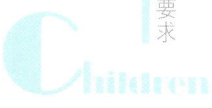

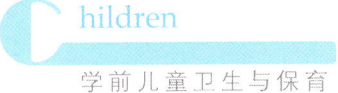

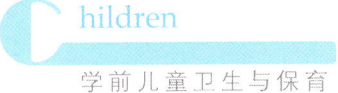

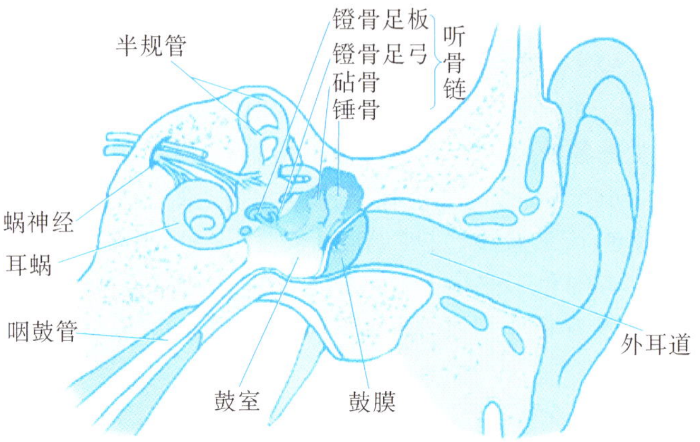

半规管 镫骨足板 镫骨足弓 听骨链 砧骨 锤骨

蜗神经

耳蜗

咽鼓管

鼓室 鼓膜 外耳道

图 2-3　人耳的结构

1. 外耳　包括耳廓和外耳道,具有收集和传导声波的作用。

2. 中耳　包括鼓膜、听骨链和咽鼓管。鼓膜位于外耳道底部,呈顶点朝内的漏斗形。听骨链一端连鼓膜,另一端连内耳前庭窗(卵圆窗)膜。鼓膜、听骨链和内耳前庭窗构成了声音由外耳传向耳蜗的高效通路。咽鼓管连通鼻咽部,其管口一般关闭;当吞咽、打哈欠时,管口张开,空气进入鼓室以平衡鼓膜两侧的压力。

3. 内耳　由半规管、前庭和耳蜗组成。耳蜗是真正的听觉感受器,半规管可感受旋转的刺激,前庭可感受头部位置的变化。

4. 听觉的形成　声音以振动波的形式传播,一定频率和一定强度的振动波才能被耳蜗所感受,引起听觉。

正常情况下,声波经外耳道引起鼓膜的振动,再经听骨链和前庭窗膜进入耳蜗,耳蜗基底膜的听觉感受器(毛细胞)接受振动刺激而产生神经冲动,神经冲动沿着听神经传到大脑皮层的听觉中枢,形成听觉。

不同声音的响度用分贝(dB)来计量,耳语的声音大约有 20 dB,爆竹的声音大约有 100 dB,超过 130 dB 的声音会使人的耳朵感到疼痛。

(二) 学前儿童耳发育特点

1. 外耳道狭窄,外耳道壁尚未完全骨化　儿童 10 岁左右外耳道壁骨化完成,12 岁听觉器官发育完全。学前儿童的外耳道壁尚未完全骨化,外耳道的皮肤娇嫩易受刺激,眼泪、脏水流入外耳道或挖耳朵损伤都易使外耳道感染,一旦感染还易扩散到邻近的组织和器官。

2. 咽鼓管较短,平直,管径较粗　学前儿童的咽鼓管短而宽,且呈水平位。鼻咽部感染时,细菌较容易通过咽鼓管侵入中耳,引起中耳炎。

3. 耳蜗的感受性较强,对噪声敏感　学前儿童耳蜗内的听觉感受器敏感,对噪声耐受差,60 dB 的噪音就会影响儿童的休息和睡眠。

(三) 学前儿童耳保健要点

1. 戒除挖耳习惯,减少外耳道皮肤损伤　学前儿童外耳道皮肤柔嫩,挖耳可引起皮损而诱发感染;若不慎损伤鼓膜,则会影响听力。

外耳道皮肤下的皮脂腺可分泌黄褐色的耵聍(俗称耳屎),具有黏住灰尘和异物、保护外耳道的作用。通常,耵聍会自行脱落,如耵聍过多堵住了外耳道,可以到医院处理。

2. 保持耳道清洁干燥,预防中耳炎　学前儿童咽鼓管短而宽,易患中耳炎。因此,应注意保持儿童鼻咽部清洁,积极预防和治疗鼻炎、鼻窦炎、扁桃体炎。

注意保持外耳道清洁干燥,儿童洗头、洗澡、游泳时应防止污水进入外耳道。一旦耳道进水,可将头偏向有水一侧,单腿连跳,使水流出。

3. 避免噪声,保护听力　学前儿童听觉敏锐,40 dB 以下的声音对儿童无不良影响,80 dB 的声音会使儿童感到吵闹难受;如果噪音经常达到80 dB,儿童会产生头痛、耳鸣、记忆力减退等症状,也会造成暂时性和持久性听力损伤。因此,学前儿童的学习生活环境应尽量避免噪声污染。

日常生活中应注意:看电视、听广播音量不能太大,时间不宜过长;不戴耳机听音乐、听故事;为儿童选择有声玩具时应注意音量。

另外,教会儿童听到较大的声音时要张嘴、捂耳,以防强烈的声音震破鼓膜。

4. 避免使用耳毒性药物　耳毒性药物的不当使用是造成耳聋的一个重要原因。学前儿童应避免使用耳毒性药物,如链霉素、庆大霉素、新霉素、万古霉素、妥布霉素等抗生素,利尿剂如呋塞米,解热镇痛药如阿司匹林等。

 三　运动系统与保健

运动系统由骨、骨连接和骨骼肌组成。骨和骨连接组成人体的支架,称为骨骼;骨骼肌附着在骨面上,在神经系统的支配下,骨骼肌收缩,牵拉所附着的骨产生各种动作和运动。

(一) 运动系统构成

1. 骨骼　成人的骨骼由206块骨借骨连接组成(图2-4)。学前儿童的骨盆、腕骨、足骨尚未骨化完全,骨的总数比成人多,约为300多块。

(1) 骨的结构和造血:骨由骨膜、骨质和骨髓组成(图2-5)。骨膜内含丰富的血管和神经,对骨起营养作用。骨质分骨密质和骨松质。骨密质致密坚硬,抗压性强;骨松质结构疏松,呈蜂窝状。骨的中央是骨髓腔,骨髓充填于骨髓腔和骨松质的网状空隙里,具有造血功能。

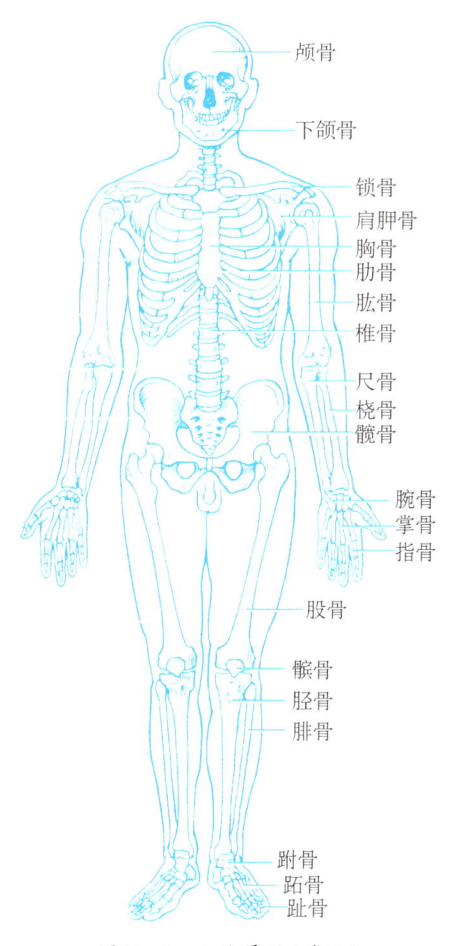

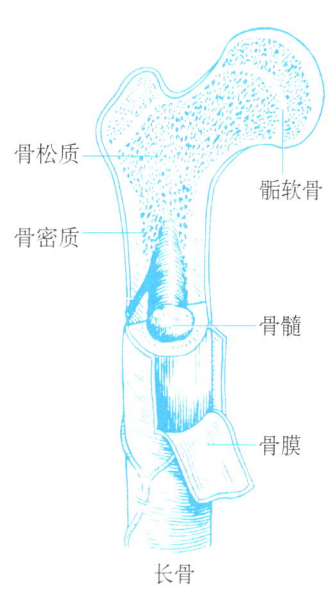

图2-4　人体骨骼(前面)　　　　图2-5　骨的结构

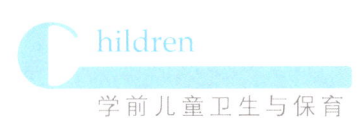

骨的造血是在红骨髓中进行。胎儿和婴幼儿期的骨髓都是红骨髓，5～7岁后长骨骨髓腔中的红骨髓逐渐被脂肪组织代替变为黄骨髓而失去造血功能。但扁骨、不规则骨和长骨两端的骨松质内的红骨髓，终生具有旺盛的造血功能。

（2）骨的连接与关节：骨与骨之间的连结装置称骨连结，可分为直接连结和间接连结（图2-6）。

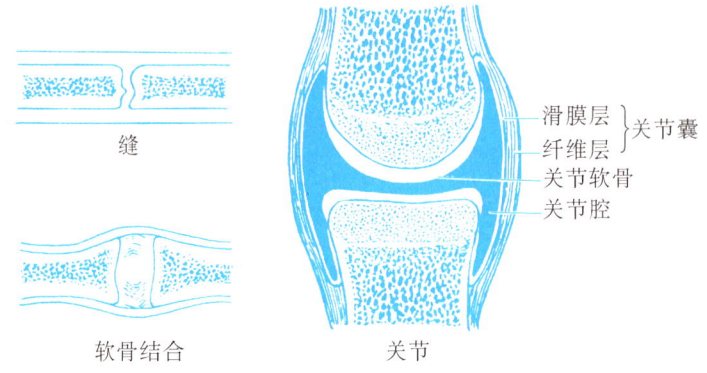

图2-6　骨连接的类型和结构

直接连结如颅骨、脊椎骨，骨之间借致密结缔组织、软骨或骨缝直接相连，其间没有腔隙。

间接连结，简称关节，是骨的主要连接方式。典型的关节由关节面、关节囊和关节腔构成。关节面上具有弹性的关节软骨、松弛的关节囊以及关节腔里的滑液，使关节能够在保障骨和骨之间稳固连接的前提下，做屈伸、旋转、内收、外展等大范围的活动。

（3）骨的生长与身高：骨的生长有两种方式，即膜内成骨和软骨内成骨。膜内成骨是指骨膜内层的成骨细胞不断形成新的骨质，使骨骼变粗；软骨内成骨是指长骨两端骨骺的软骨细胞不断生长、骨化，使骨骼变长。

儿童身高的增长主要是长骨两端骺软骨的逐渐骨化，当骨骺与骨干间的软骨层消失，长骨生长即停止。学前儿童骨骼生长主要受生长激素和甲状腺素的调节，这两种激素均明显加速骨的生长。

2. 骨骼肌　人体有600多块骨骼肌，主要分布在躯干和四肢上，受人的意志支配，收缩快而有力，牵引骨骼，产生各种动作。

（二）学前儿童运动系统发育特点

1. 学前儿童骨骼发育特点　学前儿童的骨骼在形态大小、结构功能、化学成分上都处于不断变化的生长过程中。

（1）长骨稳速生长，骨骼富有弹性：学前儿童的长骨处于稳速的生长阶段，表现为儿童身高每年增加5～7 cm。骨组织中有机物含量高，骨骼弹性大、柔韧性好；但硬度小，受压力时易弯曲变形，一旦发生骨折，常表现为折而不断的"青枝骨折"。

（2）脊柱的生理弯曲尚未定型：脊柱是人体的主要支柱，发育成熟的脊柱有4个生理弯曲，即颈曲、胸曲、腰曲和骶曲，这些弯曲的形成是为了适应直立行走，起到平衡身体和缓冲震荡的作用。

新生儿出生时脊柱平直，随着婴儿3个月会抬头、6个月会坐、1岁能行走等粗大动作的发育，生理弯曲相继出现；直到6～7岁脊柱的这种自然弯曲才会被韧带所固定。

学前儿童脊柱的生理弯曲虽已形成但尚未固定，且椎骨之间的软骨层较厚。因此，当儿童体位不正或长时间一侧紧张，如坐立姿势不正确、单肩负重、睡软床等容易引起脊柱的侧弯。

（3）骨盆尚未骨化完全：骨盆是由骶骨、尾骨、髋骨及韧带共同围成的骨性腔，能有效传递重力，保护盆腔内的脏器。通常骨盆的骨化在18～25岁完成。

学前儿童的骨盆与成人不同，髋骨尚未骨化完全，骨骼之间连接不牢固，受外力作用容易发生移位，从而影响骨盆的形状。因此儿童应避免从高处向较硬的地面上跳。

（4）足弓尚在骨化，周围韧带松弛，肌肉细弱：足骨由7块跗骨、5块跖骨、14块趾骨组成。跗骨和跖骨借韧带连接，形成向上突起的足弓。足弓可增加站立的稳定性，缓冲行走时产生的震荡，减轻足部疲劳。

学前儿童因足骨、肌肉和韧带尚未发育成熟,若长时间站立、行走,或肥胖、负重过多等容易引起足弓塌陷或足弓变小,导致扁平足。

2. 学前儿童关节和韧带发育特点　学前儿童的关节窝较浅,关节囊韧带薄而松弛,关节周围的肌肉细弱。因此,关节的伸展性和活动范围超过成人,但牢固性较差;如果用力过猛,如牵拉手、跌倒等,容易发生关节脱臼。

3. 学前儿童肌肉发育特点　学前儿童上下肢大肌肉群的发育较早,肌肉的力量和协调性都较婴幼儿提高,能较好地完成行走、跑跳、甚至投掷等活动;但小肌肉群发育较晚,尚不能很好地完成精细的动作,如使用筷子、剪刀,握笔画图形等。

此外,学前儿童肌肉中水分较多,蛋白质相对较少,肌纤维细弱,肌肉柔嫩,收缩力差,容易疲劳。但是,儿童新陈代谢旺盛,疲劳后肌肉功能的恢复也较快。

(三)学前儿童运动系统保健要点

1. 合理组织体育活动和户外活动,促进体格生长　适宜的锻炼能促进机体新陈代谢,加快钙在骨骼中的沉积;运动对骨和肌肉组织的牵拉刺激,也有利于体格的生长。

学前儿童粗大动作和精细动作均处于迅速发展的阶段,经常进行跑、跳、投掷等活动可促进大肌肉发展;而剪纸、绘画、串珠和插片等活动可促进手部小肌肉和手眼协调能力的发育。

但运动时要注意掌握好运动量并做好安全保护。如运动前应做好准备活动;不宜做剧烈运动和持续时间过久的运动;不宜在坚硬的水泥地面上跑跳。

2. 端正坐立行走姿势,防止骨骼肌肉损伤　养成站、立、行、阅读、书写等正确姿势,对促进体格生长、减少肌肉疲劳、防止骨骼变形有积极作用。

学前儿童不宜睡软床;负重不宜超过体重的1/8,不宜长时间单肩负重、手提重物;也不宜长时间从事一项活动或保持固定姿势。

应根据儿童身高配置适宜的桌椅,并随着儿童身高的增加及时调整桌椅高度。

3. 合理膳食,保证骨骼和肌肉的生长　合理膳食是保证骨骼和肌肉生长的重要条件,学前儿童要注意补充优质蛋白质、钙、磷、维生素 A、维生素 D 等营养素,以保证骨的钙化和肌肉的发育。

第二节　呼吸和消化系统

一　呼吸系统

人体新陈代谢不断消耗氧气并产生二氧化碳,机体吸入氧气和排除二氧化碳的过程即为呼吸。呼吸系统是执行呼吸功能的器官的总称。

(一)人体呼吸系统构造

呼吸系统由呼吸道和肺组成。肺是机体进行气体交换的场所。呼吸道包括鼻、咽、喉、气管、支气管,是气体进出肺的通道(图 2-7)。

1. 肺　肺是主要的呼吸器官,位于胸腔内,左右各一;左肺分为两叶,右肺分为三叶。左右支气管分别进入左右肺内,并向下依次分为细支气管、肺泡管、肺泡囊和肺泡。

肺泡数目多、壁薄,壁外包围着毛细血管网和弹性纤维,这些结构特点保证了肺泡和毛细血管中的血液能够进行有效的气体交换。

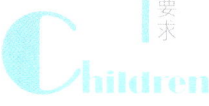

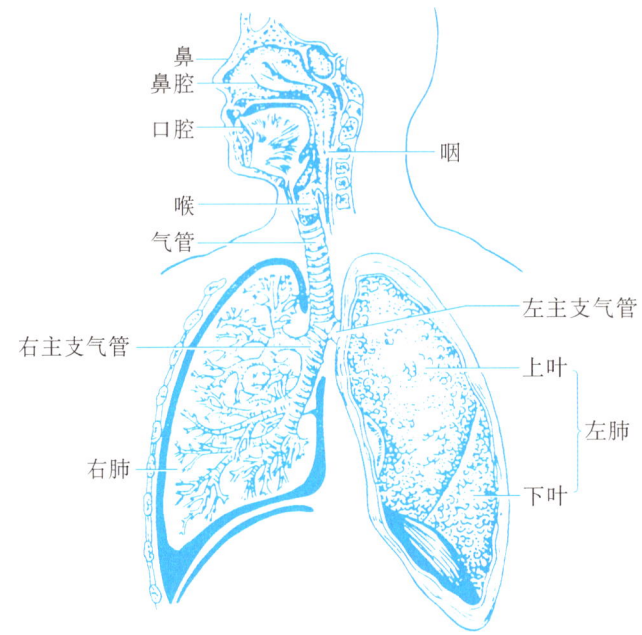

图 2-7 呼吸系统模式图

2. 鼻 鼻是呼吸道的起始部分,也是嗅觉器官,包括外鼻、鼻腔和开口于鼻腔的鼻旁窦。

鼻腔前部长有鼻毛可以阻挡空气中的灰尘;鼻腔内表面衬有一层黏膜可以分泌黏液,能清洁和润湿空气;黏膜中分布着丰富的毛细血管,可以温暖空气。

3. 咽 咽呈前后略扁的漏斗形肌性管道,自上而下分为鼻咽、口咽和喉咽,分别与鼻腔、口腔、喉腔相通。鼻咽紧接鼻腔后部,下前方有软腭,软腭正中有悬雍垂;吞咽食物时软腭上卷盖住鼻腔,防止食物进入;鼻咽部两侧各有一个咽鼓管开口,与中耳相通。口咽部有一对扁桃体。喉咽部有一块会厌软骨,进食时防止食物进入气管。

4. 喉 喉由喉软骨和连接软骨的韧带及肌肉构成;声带位于喉腔两侧壁。

5. 气管和支气管 气管位于颈前正中,食管之前,由环状软骨连接而成,在气管下端分出左、右支气管。气管和支气管内壁覆有一层带纤毛的黏膜,机体通过纤毛不停地摆动,排除尘埃和异物;而黏膜分泌的黏液具有抑制和杀死病原体的作用。

6. 呼吸运动 肺本身不能自主扩张和收缩,必须依靠胸廓的运动,胸廓扩张时吸气,回缩时呼气。呼吸运动即指胸廓有节律地扩张和回缩,呼吸运动的不断进行,保证了肺泡内气体成分的相对恒定,使血液与肺泡内的气体交换得以不断进行。

(二) 学前儿童呼吸系统发育特点

1. 学前儿童呼吸器官的特点 鼻腔短而狭窄,鼻黏膜柔嫩,血管丰富,感染后容易因鼻黏膜充血、水肿,出现鼻塞和呼吸困难。

咽鼓管粗短、平直,口咽部的病原体容易通过咳嗽、擤鼻涕等方式进入中耳,引发中耳炎。同时,咽部淋巴组织发达,扁桃体容易发炎。

喉部血管和淋巴结丰富,喉腔、声门狭小,容易因感染引起喉部充血水肿,造成呼吸困难。

气管和支气管管腔狭窄;黏膜血管丰富,但纤毛运动能力差,黏液分泌量不足。所以,抗病原体能力差,易感染,并引发呼吸困难。

肺弹性差,肺泡数量少,血管丰富。所以,学前儿童的肺含血多而含气少,气体交换能力较弱。

2. 呼吸运动的特点 学前儿童新陈代谢旺盛,需氧量大;但是胸廓容积小,呼吸肌力量弱,呼吸时胸廓活动范围小,且肺含气量少。因此,儿童通过增加呼吸频率来满足机体代谢的需要。儿童年龄越小,呼吸频率越快,如新生儿平均每分钟呼吸 40～50 次,1～3 岁为 25～30 次,4～7 岁为 20～25 次。

此外,学前儿童的胸廓呈桶状,膈肌位置高,呼吸时表现为膈肌上下移动明显,呈腹式呼吸。

(三)学前儿童呼吸系统保健要点

1. 养成用鼻呼吸的习惯 鼻腔黏膜和鼻毛具有清洁、温暖、湿润空气,减少上呼吸道感染的作用。应教育儿童戒除用口呼吸、养成用鼻呼吸的习惯。

2. 戒除挖鼻孔的行为 挖鼻孔可使鼻毛脱落、鼻黏膜受损,血管破裂,且易引起感染。应禁止儿童用手挖鼻孔;一旦出现,及时纠正。

3. 严防呼吸道异物 避免边吃饭,边说话或嬉笑,以免食物误入气管或支气管,导致气道堵塞,甚至窒息死亡。此外,注意防止儿童将豆子、玻璃球、纽扣等小物件放入鼻孔,以免引起呼吸道堵塞。

4. 保持室内空气清新,合理进行体育锻炼 儿童新陈代谢旺盛,但呼吸功能尚未健全,因此容易缺氧。应保证儿童活动场所空气清新;同时应根据儿童年龄和健康状况合理组织户外活动和锻炼,促进呼吸器官发育,增加肺活量。

二 消化系统

消化系统的基本功能是食物的消化和吸收,同时将不能利用的食物残渣排出体外。

(一)人体消化系统构造

消化系统由消化道和消化腺组成(图2-8)。

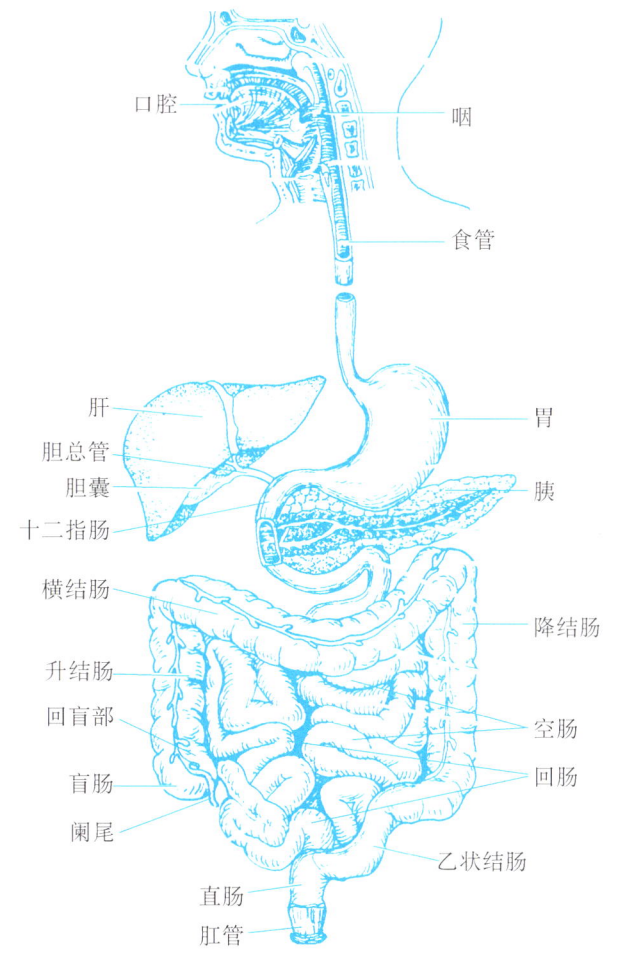

口腔　　　　　　　咽

食管

肝

胆总管　　　　　　胃

胆囊　　　　　　　胰

十二指肠

横结肠　　　　　　降结肠

升结肠

回盲部　　　　　　空肠

盲肠　　　　　　　回肠

阑尾

乙状结肠

直肠

肛管

图2-8　消化系统模式图

消化道包括口腔、咽、食管、胃、小肠、大肠和肛门。

消化腺可分为两类,一类是位于消化道外的大消化腺,如唾液腺、胰腺和肝,通过导管开口于消化

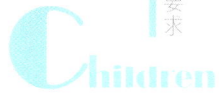

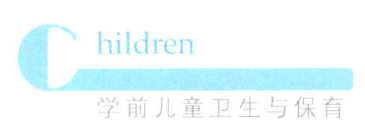

道；另一类是分布在消化道壁内的小腺体，如胃腺、肠腺等，直接开口于消化道。

1. 口腔　口腔是消化道的起始部分，内含牙齿、舌，三对大唾液腺的导管开口也在口腔。食物在口腔内以机械性消化为主。

牙齿是人体最坚硬的器官，分为切牙、尖牙、磨牙3种类型。牙齿从外形上可分为牙冠、牙根和牙颈；从结构上可分为牙釉质、牙骨质和牙髓腔，牙髓腔中含有丰富的血管和神经。

人体大唾液腺有腮腺、下颌腺和舌下腺3对，其分泌的唾液中含有淀粉酶，能初步分解食物中的糖类；唾液中的溶菌酶可清洁和保护口腔。

2. 食管　口腔向下是咽，咽向下与食管相连。食物通过食管的蠕动被推送入胃。

3. 胃　胃呈囊状，是消化道最膨大的部分，主要功能是暂时贮存食物和完成食物的初步消化。

胃壁肌肉层发达，收缩时引起胃蠕动而使食物与胃液充分混合；胃壁黏膜腺体可分泌胃液，胃液呈酸性，其中的胃蛋白酶能对蛋白质进行初步分解。

食物在胃内充分混合形成食糜并借助胃的运动逐次被推入十二指肠。胃的排空时间与食物的物理性状和化学成分有关，稀的流体食物比稠的或固体的食物排空快；糖类食物排空约需2小时，蛋白质需2～3小时，脂肪则需5～6小时，混合性食物一般需4～5小时，而水只需10分钟左右。

4. 小肠　包括十二指肠、空肠和回肠，是消化道中最长的一段，5～6 m。

小肠内含有大量消化酶，如胆汁、胰液、肠液，是消化食物和吸收营养的主要场所。食物中的蛋白质、脂肪和糖类先经消化酶分解为小分子物质，完成消化过程；再经肠道黏膜上皮细胞进入毛细血管和毛细淋巴管，完成吸收过程。

小肠内壁有很多环状皱褶和小肠绒毛，可大大增加消化和吸收的面积；食糜在小肠里停留的时间一般为3～4小时，以保证小肠的充分吸收。

5. 大肠　大肠紧连小肠，包括盲肠、阑尾、结肠和直肠，主要功能是进一步吸收水分、无机盐和少量维生素，并将食物残渣形成粪便；大肠末端开口于肛门，粪便由此排出体外。

排便是一种神经反射活动。如果经常对便意加以抑制，直肠壁将对粪便的压力刺激逐渐失去敏感性；粪便若长时间在大肠停留，水分被吸收而变干，易引起便秘。

6. 胰腺　胰腺具有分泌胰液和胰岛素的功能。胰腺分泌的胰液通过导管流入十二指肠，胰液含有多种消化酶，参与蛋白质、脂肪、淀粉等营养物质的分解。

7. 肝　肝是人体最大的消化腺，肝脏分泌胆汁并参与代谢。

肝分泌的胆汁，贮存在胆囊；进食后胆囊收缩，胆汁经胆管流入十二指肠，参与脂肪的消化，并促进脂溶性维生素吸收。

肝脏也是机体最重要的物质代谢器官，并具有解毒和储存糖原的功能。

（二）学前儿童消化系统特点

1. 乳牙和恒牙正在更替　人一生有两副牙齿，即乳牙和恒牙。乳牙通常在出生后6～8个月开始萌出，2～3岁出齐，共20颗。6岁后乳牙开始脱落并长出恒牙，恒牙共32颗，其中20颗与乳牙更替，还有12颗磨牙从乳牙后方生出。第一恒磨牙在6岁左右萌出，又叫六龄齿；12～14岁第二恒磨牙萌出，17岁后第三恒磨牙（智齿）萌出，有部分人智齿终生不萌出或萌出不全。

新生儿出生时乳牙已骨化，牙胚隐藏在颌骨中被牙龈所覆盖；恒牙的牙胚在乳牙之下，恒牙的骨化从新生儿期开始，故婴幼儿阶段的营养对恒牙的坚固有很大影响。

学前儿童乳牙已全部萌出，但其牙釉质较薄，牙骨质密度低，牙髓腔较大，容易被酸腐蚀而患龋齿。六龄齿是恒牙龋病的高发牙，应重点保护。

2. 消化道的消化能力弱，而吸收能力相对较强　学前儿童食道短而窄、管壁弹性差；胃壁肌层较薄、收缩力差。因此，对食物的机械性消化能力弱。同时各消化腺发育不完善，肝脏分泌胆汁量少且胆盐浓度低，对脂肪的消化能力弱；胰腺实体细胞少且分化不全，分泌的胰液量少，故消化脂肪、蛋白质的能力较弱；胃液中消化酶含量也较成人低。因此对食物的化学性消化能力亦弱。

但是，学前儿童小肠相对较长，小肠管径宽，肠壁绒毛数几乎与成人相等，因此小肠的吸收面积大。

此外小肠壁通透性好,黏膜上血管、淋巴管丰富,因此小肠的吸收能力也强。

3. 肠在腹腔内的固定性差　学前儿童肠系膜发育不完善,肠在腹腔内固定性差。如果坐便或蹲的时间过长易出现脱肛;如果腹部受凉、饮食不当、腹泻,可使肠蠕动加强并失去正常节律,易诱发肠套叠。

(三) 学前儿童消化系统保健要点

1. 保持口腔卫生,爱护牙齿　乳牙是咀嚼的工具,乳牙的咀嚼有助于幼儿颌面部发育和恒牙生长。因此,应鼓励幼儿进食含膳食纤维的食物,如蔬菜、粗粮等;养成每天饭后漱口,早晚刷牙的好习惯,学会正确的刷牙方法。

此外,每年要定期口腔检查,发现龋齿及时修补,防止乳牙过早缺失;对六龄齿也应及时进行窝沟封闭。

2. 养成定时排便的习惯　尽早开始定时排便训练,养成每天在固定时间排便的习惯;防止因沉溺于玩耍而使便意被抑制,出现大便干燥、便秘等情况。经常参加户外活动,多吃蔬菜、水果,可预防便秘。

3. 合理安排膳食,养成细嚼慢咽的进食习惯　学前儿童消化能力弱,细嚼慢咽有助于食物的消化和吸收,减轻胃部负担,并可促进面部肌肉发育。因此,应培养幼儿细嚼慢咽的进食习惯。

学前儿童胃容量小、消化能力弱,应注意少吃多餐,以避免一次进食量过多而出现消化不良。此外,儿童的零食要适当控制,特别是少吃高糖、高脂和高盐的零食;且在餐前一小时内不吃零食。

第三节　血液循环系统

血液循环系统是一个由心脏和血管构成的封闭网状管道系统,血液在该管道中不停地往复流动,运送各类物质出入组织,保证机体的新陈代谢。

一　血液循环系统的构成

血液循环系统也叫心血管系统,由血液、心脏和血管组成。

1. 血液　血液由血浆和血细胞组成,正常成人血液总量占体重的 7%～8%。

血浆是血液的液体成分,其中 90%～92% 是水分。血细胞是血液的有形成分,包括红细胞、白细胞和血小板等。

红细胞,红色无核,是血液中数量最多的血细胞。红细胞中含有血红蛋白,负责携带氧和二氧化碳。

白细胞,白色有核,包括中性粒细胞、嗜酸性粒细胞、嗜碱性粒细胞、淋巴细胞和单核细胞 5 种类型。中性粒细胞和单核细胞具有吞噬外来微生物和机体自身坏死组织及衰老细胞的功能;淋巴细胞具有免疫功能。一旦细菌感染,机体白细胞总数和中性粒细胞数将增高,这是人体防御反应的一种表现。

血小板,不具有完整的细胞结构,具有加速凝血、促进止血的功能。

血细胞是在红骨髓中生成,红细胞平均寿命 120 天,白细胞一般生存几天到十几天,血小板平均生存 3～5 天。

2. 心脏　心脏是血液循环系统的动力器官,它通过有节律地收缩和舒张,使血液在全身循环流动。

心脏每次收缩射出的血量叫每搏输出量,是衡量心脏工作能力大小的指标。

3. 血管　血管遍布全身,根据血流方向和管壁结构不同,血管分为动脉、静脉和毛细血管 3 种。

动脉是把血液从心脏运送到全身的血管。动脉血管管壁厚、弹性大,管内血流速度快;多数分布在身体较深的部位,体表如腕部、颈部也能摸到动脉的搏动。

静脉是把血液从身体各部位运回心脏的血管。静脉血管管壁薄、弹性小,管内血流速度慢;分布有

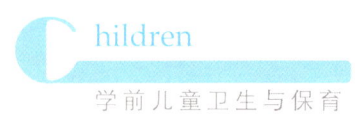

深有浅,分布于体表的叫皮下静脉。

毛细血管遍布在身体各器官组织里,是连接动脉和静脉的网状结构管道。毛细血管管径细小,仅能允许单个红细胞通过;管壁极薄,仅由一层上皮细胞组成;其内血流速度极慢。这些结构特点使得毛细血管成为血液与组织液之间物质和气体交换的高效场所。

 二 **学前儿童造血功能和心血管系统的发育特点** • • • • • • • • • • • • • • •

(一)学前儿童造血及血液特点

1. 造血特点 胚胎期和出生后的造血器官不同。胚胎期造血始于卵黄囊,逐渐转移至肝、脾、胸腺、淋巴结等造血器官,最后转移至骨髓造血。出生后主要是骨髓造血。骨髓分为红骨髓和黄骨髓,一般情况下红骨髓具有造血功能。

刚出生的新生儿全身骨髓均为红骨髓,均可造血;5 岁后长骨中出现黄骨髓,造血能力逐渐由四肢远侧呈向心性退缩;正常成人红骨髓主要见于全身扁骨、肱骨和股骨近端骨髓中。

正常情况下,学前儿童是由骨髓造血;但当遇到疾病或骨髓代偿功能不足时(如感染、溶血、贫血),肝、脾、淋巴结可恢复胚胎时期的造血功能(髓外造血),表现为肝、脾、淋巴结肿大。当病因消除后,又可恢复至单纯骨髓造血。

2. 血液特点 学前儿童的血液量和成分均有别于成人。年龄越小,血液量相对越多,但血液中水分也相对较多。儿童血液中含凝血物质较少,表现为出血时血液凝固较慢;中性粒细胞比例较小,机体抗病能力相对较差。

(二)学前儿童心血管系统发育特点

1. 心脏发育特点 学前儿童心脏尚处于发育中,心室壁薄,心脏收缩力差,每搏输出量少,因此不宜做时间较长或剧烈的活动。

由于儿童新陈代谢旺盛和交感神经兴奋性较高,故心率较快;随年龄增长,支配心脏的迷走神经逐渐发育,拮抗交感神经的作用加强,心率逐渐减慢。1 岁以内婴儿心率平均每分钟 110～130 次;2～3 岁100～120 次;4～7 岁 80～100 次。

2. 血管发育特点 学前儿童血管的内径相对较粗,毛细血管丰富,故机体各组织、器官供血充足,保证了氧和营养物质的供给。

儿童因心脏每搏输出量少,动脉血管壁弹性好,血管内径相对较粗,因此血液流动受到的阻力小,血压偏低;年龄越小,血压越低。

三 **学前儿童循环系统的保育要点** • • • • • • • • • • • • •

1. 科学组织户外活动和体育锻炼,增强心血管功能 运动对循环系统有积极的作用。经常运动可使心肌收缩力增强,心脏每搏输出量增加,心率减慢。但儿童心肌纤维细弱,过量运动则不利于身体机能的恢复。

组织学前儿童户外活动和体育锻炼应注意以下几点:

(1)根据儿童年龄、体质状况合理安排活动时间和活动强度;不宜做长时间或剧烈运动,也应避免需要憋气的活动,如拔河比赛等。

(2)运动前做好准备活动,运动后做好整理活动,尤其是比较剧烈的活动不宜突然停止,以免影响肌肉中的血液回流至心脏,而使心输出量减少、血压下降,引起暂时性脑缺血。

(3)剧烈运动后不宜马上大量喝水,以免加重心脏负荷;如果运动中大量出汗,可以喝少量淡盐水,以补充流失的水和无机盐。

(4)多在阳光下活动。在日光照射下,周围血管扩张,循环加快;日光照射也增加了儿童皮肤维生素 D 的合成。

2. 合理营养,防治贫血　学前儿童因生长发育快、铁的吸收率低,容易发生缺铁性贫血。因此日常饮食中应注意多吃含铁丰富、易吸收的食品,如动物血、肝、瘦肉、蛋黄等;同时注意纠正儿童偏食、挑食的饮食行为。

第四节　免疫屏障系统

免疫屏障系统是人体重要的保卫系统。皮肤黏膜是人体的外部屏障,保护体内组织免受外界侵害;免疫系统是机体的内部屏障,它通过识别自己、排除异己来维持机体内环境的平衡和稳定。

 一　皮肤

(一)皮肤的结构

皮肤由表皮、真皮和皮下组织3层组成;其中又含有一些附属结构,如毛发、汗腺、皮脂腺、指(趾)甲等。如图2-9所示。

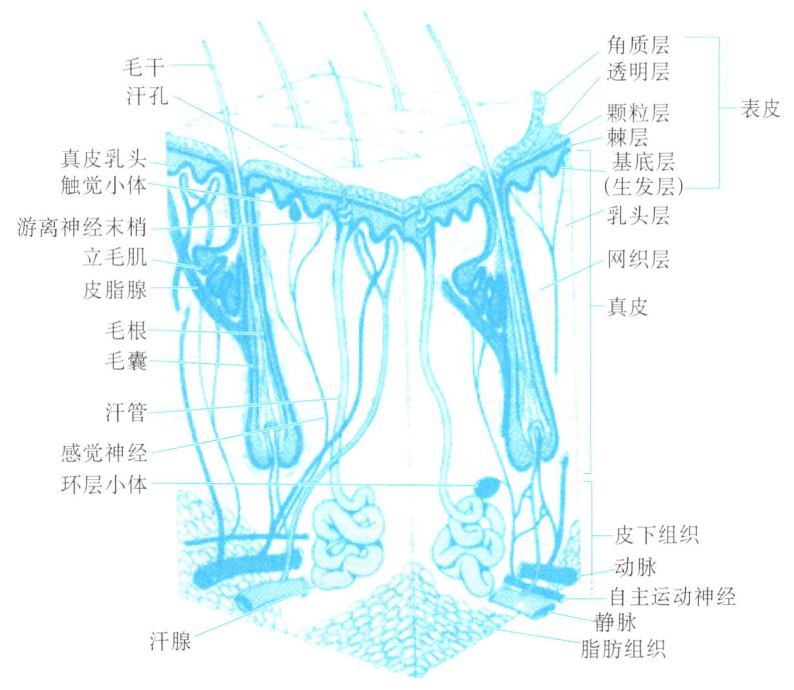

图2-9　皮肤结构模式图

表皮又可分为5层,最表层的角质细胞已死亡,摩擦脱落后为皮屑;最内层的基底细胞是生发层,具有很强的增值能力。

真皮位于表皮下方,比表皮厚,内有丰富的血管、淋巴和神经,具有一定的弹性和韧性,能经受一定的摩擦和挤压。

皮下组织紧贴于真皮下,是连接皮肤和肌肉的组织,因含有大量的脂肪细胞,也称皮下脂肪组织。

皮肤覆盖于体表,保护机体免受外界环境的直接刺激,并具有感觉、吸收、体温调节、分泌排泄等功能。

(二)学前儿童皮肤的特点

1. 保护功能差　学前儿童皮肤细嫩,表皮角质层薄、皮下脂肪少、皮脂分泌不足。因此,儿童皮肤

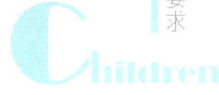

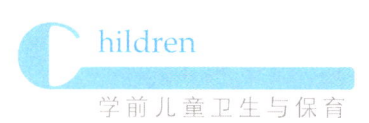

保护功能差，对外界的摩擦、冲击、紫外线辐射、细菌侵蚀等的抵抗力较成人弱。

2. 调节体温能力差　学前儿童皮肤中的毛细血管丰富，流经皮肤的血流量相对较多，散热快；皮肤表面积相对比成人大，因而散热多；皮下脂肪少，保温作用差；神经系统对血管遇热、遇冷的舒缩调节也不够稳定。因此，学前儿童往往不能很好地适应外界环境温度的突然变化，易着凉或受热。

3. 吸收力和渗透力强　学前儿童皮肤的角质层薄，血管丰富，通透性强，有些物质如有机农药、苯、酒精等可经皮肤被吸收，引起中毒；化妆品或某些外用药物，若使用不当，也可使皮肤受到伤害。

（三）学前儿童皮肤的保健要求

1. 保持皮肤清洁　皮肤是人体的第一道防线，脱落的皮屑、汗液、皮脂是细菌繁殖的温床，集聚过多也会堵塞毛孔，影响皮肤正常代谢。因此应养成儿童常洗澡、勤换内衣、勤剪指甲的个人清洁卫生习惯。

2. 提高皮肤的适应力　充分利用自然界的日光、空气和水，增强儿童耐寒、耐热和抗病能力。

阳光中的紫外线能将皮肤中的 7-脱氢胆固醇转变为维生素 D，促进机体对钙的吸收，应经常组织学前儿童到户外活动，接受阳光的沐浴。

冷空气刺激可使皮肤的血管收缩；反之，当环境温度升高，皮肤血管随之舒张。经常接受冷热刺激，能改善儿童皮肤的血液循环，提高皮肤对冷热刺激反应的敏感度及对体温的调节作用。因此不宜让学前儿童穿得过多、捂得过严。

3. 避免皮肤损伤　学前儿童不宜佩戴任何首饰，以免尖锐或坚硬的物品损伤皮肤；在儿童可触及之处，禁止放置炉子、开水、热汤等物，以免烫伤；皮肤用药应注意药物的浓度和剂量，需与儿童年龄或体重相匹配；避免使用成人洗涤剂和护肤品。

此外，儿童活泼好动，易出现皮肤擦伤、划伤等，若不及时处理易引起感染化脓。因此，一旦出现皮肤损伤应尽快做消毒处理；并应使用儿童专用的外用药。

 二　免疫系统 ●●●●●●●●●●

（一）人体免疫系统构成

免疫系统由免疫器官、免疫细胞和免疫分子组成。

1. 免疫器官　分为中枢免疫器官和外周免疫器官。中枢免疫器官包括骨髓和胸腺，是各类免疫细胞发生、分化和成熟的场所。外周免疫器官包括淋巴结、脾、扁桃体和黏膜相关淋巴组织等，是免疫细胞定居、增殖和产生免疫应答的场所。

2. 免疫细胞　免疫细胞主要包括淋巴细胞和巨噬细胞。淋巴细胞主要包括 T 淋巴细胞和 B 淋巴细胞。T 淋巴细胞通过"细胞免疫"产生作用，即不产生抗体，而是直接杀伤入侵的病原微生物或体内的异常细胞。B 淋巴细胞则通过产生抗体介导"体液免疫"。

3. 免疫分子　免疫分子是具有免疫效应的物质，包括抗体、补体等。抗体即免疫球蛋白，是由 B 淋巴细胞受抗原刺激后产生，分为 IgG、IgA、IgM、IgD、IgE 等 5 类；抗体能与相应抗原发生特异性结合，产生免疫效应。补体是由 T 淋巴细胞受抗原刺激后产生，是血清中一组具有酶活性的球蛋白成分；能溶解细菌和被感染的细胞，其免疫作用没有特异性。

（二）免疫作用形式

免疫系统具有免疫防御（清除外界病原体）、自我稳定（清除衰老、死亡和损伤的自身细胞）以及免疫监视（发现和清除体内出现的变异细胞）的作用。其作用方式分为非特异性免疫和特异性免疫两种。

1. 非特异性免疫　又称先天性免疫，是人生来就具有的防御能力，其作用出现快，没有针对性，可以对多种入侵的病原体均产生防御作用。

皮肤和黏膜的屏障作用，白细胞和巨噬细胞的吞噬作用，体液中溶菌酶、补体等免疫物质的杀菌作用均属于非特异性免疫。

2. 特异性免疫　又称获得性免疫，是机体受入侵病原体等抗原刺激后，产生抗体并与该抗原起特异性反应的免疫方式。

特异性免疫可通过后天感染或免疫接种获得，其特点是应答缓慢，特异性强，并具有免疫记忆的特点。免疫记忆指机体在获得某种特异性免疫后，如再次接触同一抗原，可引起比初次更强的免疫效应。

（三）学前儿童免疫系统发育特点

1. 学前儿童非特异性免疫功能不够完善　儿童皮肤和黏膜易感染，屏障功能差；血液中巨噬细胞和具有吞噬功能的中性粒细胞游走能力及吞噬功能较弱；体液中补体、溶菌酶等非特异性免疫物质均处于较低水平。因此，儿童抗病能力较成人差。

2. 学前儿童特异性免疫功能较欠缺　儿童生活经历有限，经自然感染而获得的免疫能力尚欠缺，预防接种是通过人工的方法使儿童获得特异性免疫能力的有效途径。

3. 外周免疫器官快速发育　学前期是淋巴结、扁桃体、脾等外周免疫器官发育最快的时期。如扁桃体 2 岁后快速增大，4～10 岁发育达高峰，14～15 岁逐渐退化；淋巴结出生时尚未发育，至 12～13 岁发育完善。因此，正常学前儿童的颈部、颌下、腋下、腹股沟可触及黄豆大小的单个无压痛淋巴结；学前期常见的扁桃体肥大往往也是生理现象。

因为学前儿童淋巴结等外周免疫器官尚未发育成熟，故屏障功能较差，感染易于扩散；局部轻微感染就可使淋巴结发炎、肿大，甚至化脓。如学前儿童经常罹患的扁桃体炎、口腔炎、龋齿、中耳炎、头皮疖肿等均可引起颈部淋巴结肿大。

（四）学前儿童免疫系统保健要点

1. 增强体质，提高免疫力　通过户外活动、体育锻炼、合理营养等积极有效的方式，增强体质，提高机体的抵抗力。

2. 定期参加计划免疫　计划免疫是使机体获得特异性免疫能力的有效方法。

3. 慎重摘除扁桃体　扁桃体是具有免疫功能的淋巴组织，能抵御来自鼻腔、口腔的病原微生物，在机体防御疾病过程中起着"门卫"的作用。

由于解剖位置和结构方面的特点，扁桃体极易受到感染，有的还会引发某些严重的全身性疾病。目前医学界对扁桃体摘除尚有争论，单纯性扁桃体炎一般情况下不必摘除，如反复化脓性感染、过度肥大或引发风湿、肾炎等疾病时，可考虑摘除。

第五节　泌尿和生殖系统

　泌尿系统

人体在新陈代谢过程中，不断产生二氧化碳、尿素、尿酸等代谢产物，这些物质大多由泌尿系统及时排出体外，以维持机体内环境的稳定。

（一）人体泌尿系统构成

泌尿系统由肾、输尿管、膀胱和尿道组成，如图 2－10 所示。肾生成尿液，经输尿管导入膀胱暂时储存；尿液累积到一定量后引起排尿反射，经尿道排出。

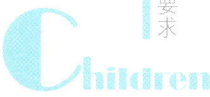

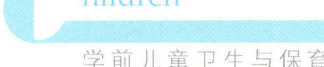

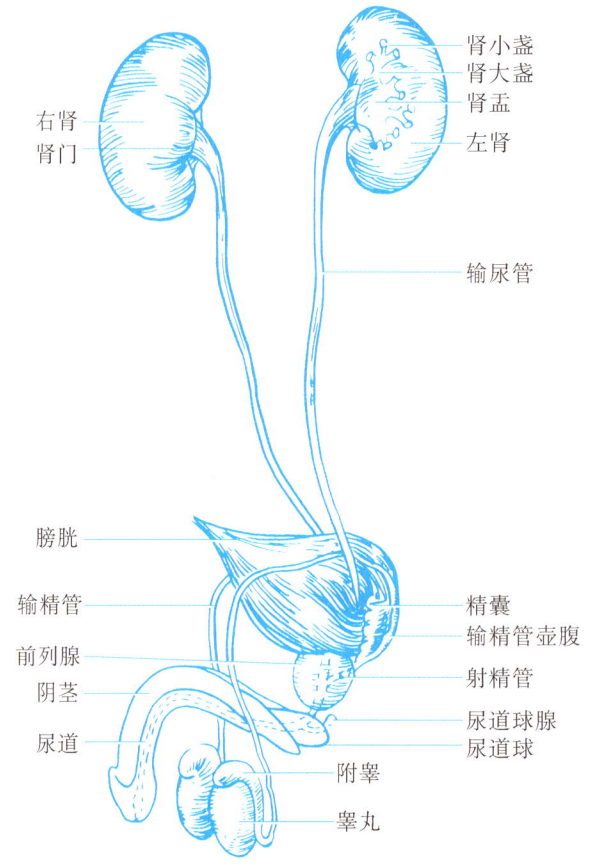

图 2-10　男性泌尿生殖器模式图

1. 肾　位于腹腔后上部,脊柱两旁,左右各一。肾由皮质、髓质、肾盂构成。肾皮质由 100 多万个肾单位(肾小球和肾小管)组成。

肾小球为球状毛细血管网,具有过滤血液、形成原尿的作用;肾小管能对原尿中的有用物质进行重吸收。

2. 输尿管　是输送尿液的一对细长管道,管壁由平滑肌组成,将尿液从肾盂向下送入膀胱。

3. 膀胱　位于盆腔内,其大小、形状、位置及壁的厚薄具有年龄差异。

膀胱通向尿道的开口处有尿道括约肌,受大脑皮质排尿中枢控制,舒张时尿道口开放而排尿。人体排尿控制能力随着神经系统的发育逐渐形成,通常在 2 岁左右白天能控制排尿,3 岁左右夜间能控制排尿。

4. 尿道　是膀胱通向体外的排尿管道。

(二)学前儿童泌尿系统发育特点

1. 肾脏　学前儿童肾脏尚未发育成熟,肾小球滤过率低,尿液浓缩能力差;肾小管短,重吸收和排泄功能差。年龄越小,上述发育特点越明显,表现为尿量越多。

2. 输尿管　学前儿童输尿管长而弯曲,管壁肌肉弹性差,容易扩张及扭曲产生尿梗阻,造成尿液潴留而诱发感染。

3. 膀胱　儿童新陈代谢旺盛,肾脏尿液浓缩和重吸收能力差,尿总量较多;而膀胱容量小,膀胱壁弹性组织不发达,储尿能力差。因此,儿童年龄越小,每天排尿次数越多。如 1 岁婴儿每天排尿 15～16 次,2～3 岁每天 10 次左右,4～7 岁每天 6～7 次。

排尿是一个神经反射过程,儿童神经系统发育尚未成熟,自主控制排尿能力差,时常会出现遗尿。

4. 尿道　学前儿童尿道较短,尿道黏膜柔嫩易损伤;尤其是女孩,尿道更短,且尿道外口接近肛门。若不注意保持外阴部清洁易发生尿道感染;感染后,细菌可经尿道上行引起膀胱炎、肾盂肾炎等。

(三)学前儿童泌尿系统保健要点

1. 保证适量饮水,养成及时排尿的习惯　适量饮水和及时排尿,不但可满足机体代谢需要,也可通过排尿起到清洁尿道、减少尿路感染的作用。

尽早培养婴儿定时排尿的习惯,一般 1 岁婴幼儿会表示要大小便;2~3 岁后夜间不小便,4~5 岁后不尿床。

同时注意培养儿童及时排尿习惯,即产生尿意时要及时小便;但也不宜频繁提醒幼儿排尿,以免影响膀胱正常储尿功能的发育;通常可在活动前或睡觉前提醒幼儿排尿并养成习惯。

2. 保持会阴部清洁,预防泌尿道感染　养成每晚睡前清洗外阴的习惯;注意使用专用的毛巾、盆,不用洗脚水洗外阴,毛巾经常消毒。

1 岁后儿童活动自如,不宜再穿开裆裤;同时教育儿童不要坐在地上玩。

教会幼儿大小便后用干净卫生纸从前向后擦拭,以免粪便中细菌污染尿道。

幼儿园的厕所、便盆每天应消毒。

3. 观察尿液颜色　正常的尿液呈淡黄色,当身体器官出现问题时,尿液会发生变化;若观察到尿液颜色、气味出现异常应及时就医。

某些药物、食物也可引起尿液颜色、气味的变化,此时可持续观察一段时间,若异常改变持续存在就应及时就医。

4. 预防肾炎,保护肾脏　避免诱发肾炎的因素,如上呼吸道感染、扁桃体炎、皮肤化脓性感染等;一旦发生泌尿系统感染应积极彻底地治疗。

 二 生殖系统 ●●●●●●●●

儿童的生殖系统发育十分缓慢;至青春期发动,生殖系统才开始迅速发育成熟。

(一) 生殖系统概述

生殖系统的主要功能是产生生殖细胞、繁殖后代和分泌性激素、维持性特征。生殖系统包括内生殖器官和外生殖器官。

男性的外生殖器官包括阴囊、阴茎,内生殖器官包括睾丸、附睾、输精管、精囊、射精管和前列腺等。如图 2-10 所示。

女性的外生殖器官主要有大阴唇、小阴唇、阴蒂和前庭大腺等,内生殖器官包括卵巢、输卵管、子宫和阴道。如图 2-11 所示。

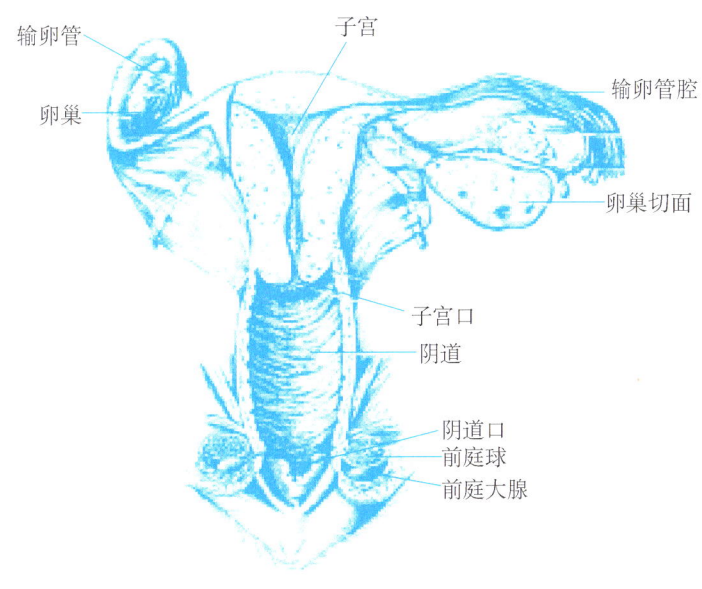

图 2-11　女性生殖系统

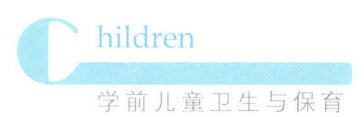

睾丸和卵巢是产生生殖细胞和分泌性激素的器官,又称性腺。

(二)学前儿童生殖系统特点

学前儿童生殖系统发育十分缓慢,呈现幼稚状态。自青春期发动,内外生殖器官才迅速发育成熟。睾丸产生的雄激素、卵巢产生的雌激素促使了生殖系统的发育和成熟。

男孩性发育的第一信号是睾丸增大,睾丸增大伴随着阴囊的增大,及阴囊皮肤变红、变薄、起皱纹。

女孩性发育最早可见的是乳房发育,乳房发育的最初表现是乳头出现硬结,乳头及乳晕稍增大。

女孩8岁前出现乳房发育,男孩9岁前出现睾丸增大,称为性早熟。

(三)学前儿童生殖系统保健

1. 保持外生殖器清洁　养成每天洗澡或清洗外阴部的习惯,女孩注意从前向后清洗、最后清洗肛门。

学龄前男孩一般包皮包住龟头,包皮口狭窄,尿中沉积物易在包皮内形成包皮垢,刺激龟头或引发感染。应注意小便后或洗澡后及时擦干。

2. 着装宽松适度　学前儿童宜选择纯棉的内衣裤,且宽松适度;男孩尤应避免穿紧身裤,特别是高温季节,以免局部高温影响睾丸发育。内衣裤应勤换洗,且用专盆清洗。

3. 避免生殖器外伤　男童最常见的外生殖器损伤是包皮被拉链夹伤,一旦发生,应注意不能盲目地拉拉链,而必须马上将裤子剪破,留下拉链附着在包皮上就医。为预防此类包皮损伤,应注意不给小年龄男孩穿拉链裤子。

此外,也应避免骑跨类活动,以免造成阴囊、阴茎的顿挫伤。

4. 注意观察学前儿童性发育的早期征兆　学前儿童青春发育尚未启动,若出现性发育的体征,即应警惕性早熟倾向,尽早就医。

大多数女孩性发育的最早表现是乳房发育,也有10％～16％首先表现为阴毛发育。在体表特征上,可先后出现乳头下有硬节、肿痛;乳晕增大、着色,乳房圆丘形隆起;大阴唇、腋窝着色和出现浅色较细的长毛。同时阴道分泌物增多、内裤上可见少许分泌物,出现阴部疼痒等。

男孩性发育的最早表现为睾丸增大,并伴随着阴囊的变化;随后可依次出现阴茎增大,阴部出现浅色较细的长毛,变声,腋窝出现长毛,上唇出现胡须以及喉结等。

应注意观察学前儿童性发育的早期征兆,及时发现,尽早就医。

第六节　神经和内分泌系统

神经系统和内分泌系统是人体生命活动的调控系统,负责机体各组织、器官、系统的正常、协调运转。

 一　神经系统

(一)人体神经系统的构成与功能

神经系统由中枢神经和周围神经组成,其基本活动方式是反射。

中枢神经是人体的指挥中心,周围神经遍布全身,把中枢神经和全身各器官联系起来。机体在神经系统的统一调控下完成各项活动。

1. 中枢神经 中枢神经包括脑和脊髓,分别位于颅腔和脊柱的椎管内。脊髓是中枢神经系统的较低级部分,具有传导和反射功能。脑由大脑、小脑、间脑和脑干组成。

(1)大脑:中枢神经最高级部分,分左右半球。大脑皮质功能复杂,分为许多功能区,又称大脑皮质功能定位(图 2 - 12),每个皮质功能区承担不同的管理任务。

(2)小脑:主要功能是维持身体平衡,协调肌肉活动。

(3)间脑:分丘脑和下丘脑。丘脑是皮质下感觉中枢;下丘脑是自主神经的较高级中枢,也控制脑垂体的内分泌活动。

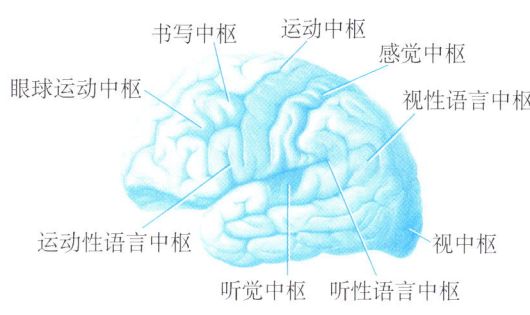

图 2 - 12　大脑皮质的功能定位

(4)脑干:分中脑、脑桥和延髓。延髓分布有呼吸、心跳、血管等生命活动中枢;脑桥分布有吞咽和呕吐中枢;中脑参与维持觉醒和睡眠、保持肌肉的紧张度、维持身体平衡和姿势等。

2. 周围神经 周围神经包括 12 对脑神经、31 对脊神经和自主神经。

脑神经支配头部各器官的运动,并接受外界信息,产生感觉和表情。

脊神经支配躯干和四肢的运动,并感受刺激。

自主神经分交感神经和副交感神经,分布于内脏,体内各脏器均受这两种神经的双重支配,其作用相反。

(二)学前儿童神经系统发育特点

学前儿童脑发育迅速,表现在以下 3 个方面。

1. 脑重量增加 0～3 岁儿童脑发育主要表现为脑细胞迅速分裂增殖,脑重量增加。新生儿出生时平均脑重 370 g,占出生体重的 10%～12%;3 岁增至 1 100 g,约为成人的 80%;6 岁增至 1 250 g,接近成人脑重的 90%。

2. 神经纤维的髓鞘化 3 岁后儿童脑发育主要表现为脑细胞体积增大、神经纤维突触连接增多以及神经纤维髓鞘化。

髓鞘化指神经元、神经纤维被一层蜡质的磷脂所包裹,可使神经传导速度快而准确,是脑细胞成熟的重要指标。

儿童到 6 岁左右,大脑半球神经传导通路完成髓鞘化,对刺激的反应日益迅速准确,条件反射的形成日益稳定。

3. 大脑皮质的兴奋和抑制过程发展不均衡 学前儿童脑细胞尚处于快速发育阶段,神经纤维的髓鞘化尚未完成,神经活动以兴奋过程占优势,但兴奋持续时间短、易泛化;表现为儿童易激动、自控力差、注意力不集中且难持久,易被新异刺激转移注意力。

(三)学前儿童神经系统保育要点

1. 提供充足的营养和新鲜的空气,保证大脑发育 儿童脑组织代谢活跃,耗氧量相对大,对缺氧的耐受性差;因此,对各种营养素(尤其是蛋白质、磷脂)、能量和氧的需求量较成人相对多。应为儿童提供热量充足、优质蛋白丰富的膳食以及空气清新的环境,为儿童大脑发育奠定物质基础,并提高大脑工作能力。

此外,儿童的肝糖原储备少,血糖水平对食物的依赖性强,一旦饥饿易造成低血糖,可使脑功能发生紊乱,表现出注意力不集中、烦躁、头晕等症状。因此,学前儿童每餐应摄入一定量的碳水化合物。

2. 劳逸结合,科学安排保教活动 学前儿童大脑皮质的抑制过程不够完善,兴奋占优势且易于扩散,表现为对事物的有意注意时间较短。在保教活动中,应注意为儿童选择生动有趣的教学内容和方法,做到动静交替、每项活动持续时间不宜过长。

此外,学前儿童神经细胞能量储备少,易因过度兴奋出现疲劳;但其新陈代谢旺盛,疲劳也易消除。

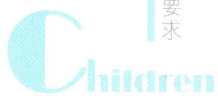

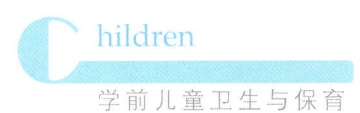
在保教活动中应注意及时组织休息,防止过度疲劳。

3. 保证充足、高质量的睡眠 睡眠可使大脑皮质和皮质下中枢进入保护性抑制状态,夜间睡眠还可保证生长激素的正常分泌。合理安排作息制度,保证充足的睡眠,是儿童生长发育的必要条件;儿童年龄越小,需要的睡眠时间越长。

 内分泌系统 ●●●●●●●●●●●

(一)人体内分泌系统概览

内分泌系统由内分泌腺和分布于某些器官的内分泌细胞组成。

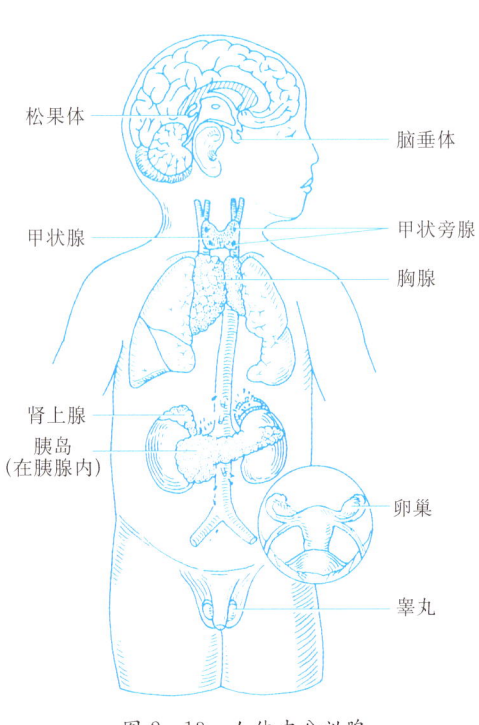

图 2-13 人体内分泌腺

内分泌腺是人体内一些无输出导管的腺体,可分泌激素。激素通过血液循环作用于特定器官或细胞,对整个机体的生长、发育、代谢和生殖起着调节作用。人体主要的内分泌腺有:脑垂体、甲状腺、甲状旁腺、肾上腺、松果体、胰岛、胸腺和性腺等。如图 2-13 所示。

除内分泌腺外,机体许多器官还存在大量散在的内分泌细胞,可分泌多种激素样物质,参与机体生理活动。

1. 脑垂体 脑垂体是人体最重要的内分泌器官,出生时已发育良好,4 岁前和青春期脑垂体的功能最为活跃。

脑垂体受下丘脑控制,可分泌多种激素。其中生长激素是从出生到青春期影响生长最重要的内分泌激素;促甲状腺素、促肾上腺素、促性激素等,可支配甲状腺、肾上腺、性腺的活动,同时维持这些腺体的正常发育。

2. 甲状腺 甲状腺是人体最大的内分泌腺。甲状腺分泌甲状腺素,主要生理作用是调节新陈代谢,兴奋神经系统,促进骨骼生长发育,并对软骨骨化、牙齿生长、面部外形等产生广泛的影响。

3. 胰岛 胰岛是散在胰腺腺泡之间的细胞团,仅占胰腺总体积的 1%～2%。胰岛素是胰岛分泌的主要激素,具有调节糖、脂肪及蛋白质的代谢作用,对机体生长过程十分重要。

4. 肾上腺 肾上腺位于肾脏上方,左右各一,分皮质和髓质两部分。

肾上腺皮质受脑垂体调控,主要分泌盐皮质激素、糖皮质激素和少量雄激素,具有调节水盐代谢,调节糖与蛋白质代谢的作用;肾上腺分泌的雄激素可促进第二性征的发育。

肾上腺髓质受交感神经支配,分泌肾上腺素和去甲肾上腺素,作用广泛。

5. 胸腺 位于胸骨后,分左右两叶;胸腺在胎儿期和新生儿期快速生长,并持续生长至青春期,青春期后迅速萎缩。

胸腺与机体免疫功能密切相关,幼年时,胸腺发育不全会影响机体免疫功能的建立,易出现反复呼吸道、消化道感染。

(二)内分泌激素与学前儿童生长发育

1. 生长激素与儿童的体格生长 脑垂体分泌的生长激素具有促蛋白质合成、促软骨和骨生长、降低糖利用速度、加强脂肪利用等重要功能,可直接影响儿童的生长发育速度。

目前对于生长激素在人的一生中各个发育时期的分泌量尚不清楚,一般认为青春期的分泌量较儿童和成人高。另外,一天中的分泌量也不均匀,夜间分泌多于白天,且与睡眠深度有关。因此,儿童有规律的充足睡眠是保证生长激素正常分泌、促使生长潜力充分发挥的重要条件。

儿童时期若生长激素分泌不足,则生长迟缓、身材矮小(但身体各部分比例匀称),甚至患侏儒症;反之,儿童时期如脑垂体功能亢进,生长激素分泌过多,则生长速度过快,身材过高,甚至患巨人症。

2. 甲状腺素与儿童体格和智力发育 甲状腺合成的甲状腺素不仅能调节新陈代谢,促进骨骼生长发育,而且对神经系统也有着非常重要的作用。

碘是甲状腺合成甲状腺素所必需的原料。缺碘对胎儿、儿童和青少年的体格和智力发育都有影响。

孕期母体缺碘会造成胎儿甲状腺激素合成不足,进而严重影响胎儿神经系统的发育,可导致宫内发育停滞、流产、畸形;出生后则表现为智力障碍、耳聋、体格发育迟缓、神经运动功能障碍等,临床上称为呆小症。

处于生长发育期的儿童如甲状腺素分泌不足,生长发育会受到严重的影响,表现为身材矮小、骨龄落后、智力低下、青春发育延迟等。

碘化食盐是预防碘缺乏性甲状腺疾病的有效措施;另外,也可通过食用海带、紫菜等含碘丰富的食物来增加碘摄入。

本章小结

本章阐述的基本问题:

学前儿童各系统的解剖生理特征、发育特点和保健要点。包括感觉与运动系统、呼吸和消化系统、血液循环系统、免疫屏障系统、泌尿与生殖系统和神经内分泌系统。

基本要点

- 视觉、听觉是人体接受外界信息的最主要通道。0~3岁是眼结构发育的关键时期,4~13岁是眼功能发育的敏感时期;保健中应注意提供良好的用眼环境和各种视觉刺激,尽早培养良好的用眼习惯,定期视力筛查,预防眼外伤和感染性眼病等。儿童的耳尚在发育中,保健中应注意保持耳道清洁干燥,减少外耳道皮肤损伤,避免噪声和耳毒性药物损伤听力。
- 运动系统由骨、骨连结和骨骼肌组成。儿童的骨骼正处于快速生长发育阶段,保健中应注意合理组织体育活动和户外活动,端正坐、立、行走姿势。
- 呼吸系统由呼吸道和肺组成。儿童肺的气体交换能力弱,呼吸道易感染并易引发呼吸困难。保健中应注意保护儿童呼吸道,合理进行体育锻炼。
- 消化系统由消化道和消化腺组成。学前儿童消化系统的机械性和化学性消化能力均较弱,但吸收能力相对较强;应注意合理安排膳食,培养细嚼慢咽的进食习惯。
- 血液循环系统由血液、心脏和血管组成。学前儿童血液相对较多,心率较快,血压偏低;保健中应注意合理营养,防治贫血,科学组织户外活动和体育锻炼。
- 免疫屏障系统具有维持机体内环境平衡和稳定的重要功能;皮肤黏膜是人体的外部屏障,免疫系统是机体的内部屏障。充分利用自然界的日光、空气和水,可提高皮肤的适应力;按时计划免疫是提高机体免疫力的重要途径。
- 泌尿系统由肾、输尿管、膀胱和尿道组成。儿童尿量多,储尿能力差,尿道黏膜柔嫩,易发生尿道感染;应注意养成及时排尿的习惯,预防和积极治疗泌尿道感染。
- 神经系统和内分泌系统是人体生命活动的调控系统。学前儿童大脑尚处于快速发育阶段,应注意提供足够的营养和氧气、保证充足的睡眠,注重劳逸结合。

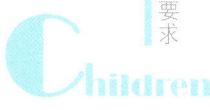

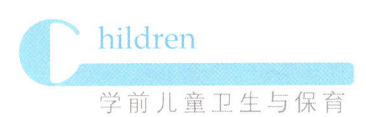

思考与探索

1. 根据学前儿童各系统的生理特点,请结合实际谈谈如何在幼儿园教育教学活动中开展相应的保健活动。

2. 组织学前儿童坚持适当的户外活动和体育锻炼对身体健康有哪些好处?

3. 搜集学前儿童牙齿疾病的案例,分组讨论并整理出促进学前儿童牙齿健康发育的合理化建议。

4. 查文献学习儿童性早熟的流行现状及其可能的影响因素。

第三章 学前儿童常见生理疾病的预防和控制

本章将帮助你

◆ 了解疾病的概念、分类,以及疾病的三级预防策略。
◆ 熟悉学前儿童常见感染性疾病、传染性疾病以及慢性健康问题的病因、主要症状表现、预防和护理方法。
◆ 掌握托幼机构集体性活动场所的传染病防控策略、措施、应急处置方法。
◆ 掌握学前儿童疾病护理的基本技术。

问题情境

周一晨检的时候,保健老师发现妞妞小朋友的手背上有不少小疱疹,送妞妞上学的外婆说上个周末妞妞发烧了,妈妈给她吃了点退烧药就好了,所以也就没放在心上。看到出疱疹了,外婆也着急了,妞妞究竟是得了手足口病还是出水痘了呀?

保健老师建议外婆还是赶紧带妞妞上医院诊治一下,并且将妞妞的病情及时报告了幼儿园。

上述情景其实在托幼机构的每日晨检中经常会发生。学前儿童的身体正处于生长发育阶段,而机体免疫力尚未发育完全,健康状况处于多事之秋。这样,不仅要求托幼机构的卫生保健教师在晨检中必须仔细观察和询问,而且要求广大幼儿教师在平时的保教活动中认真细致地观察孩子,及时发现幼儿的不适症状和体征,及时采取救治和保护措施。本章将系统介绍学前儿童各种常见生理疾病的发生原因、症状表现、预防控制方法和患儿护理技巧。

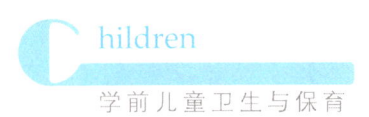

第一节 疾 病 概 述

一 疾病的概念

疾病是人体在一定的条件下,受致病因素损害作用后,导致正常的生理和心理活动受损而发生的异常生命活动过程。

疾病通常表现为"人体正常形态与功能状态的偏离"。现代医学对人体的各种形态、功能和心理活动水平(包括智商)都进行了测量,人群中这些数值大体上服从统计学的正态分布,从中计算出的95％健康个体所在的范围就是"正常参考值",超出这个范围(过高或过低)便可认为"不正常"或"异常"。例如,肥胖儿童的体重往往超过同样身高的正常儿童;贫血儿童血液中的血红蛋白量较低;身体感染某种细菌或病毒之后可以表现为一定时间内的体温增高。

但是,人的个体差异和生物变异很大,仅根据个别指标偏离正常一般难以做出疾病的诊断。例如,正常人的每分钟脉搏数有一定范围,很多疾病可以导致心跳和脉搏减慢,但对于运动员来说,每分钟40次左右的脉搏数并非病态,而是个体之间的差异。又如,智商大大超过同龄人的很多时候并不是病人,而是天才。因此,学习和工作等社会活动功能是否受损,与环境的协调和适应能力是否遭到破坏,也都是判断疾病的重要依据,以免把一些正常人的个体差异和生物变异误划为疾病。

一般来说,疾病具有以下基本特征:

第一,疾病的发生必然有一定的原因。目前虽然有些疾病的原因还不清楚,但随着医学科学的发展,迟早总会被阐明的。疾病的发生通常是致病因子、条件、机体反应性3个方面共同作用的结果。

第二,疾病的发生发展有一个过程。掌握了疾病发展变化的规律,可以及早采取有效的预防和治疗措施。

第三,疾病发生时,人体的一系列形态结构、功能和代谢的变化,以及由此而产生各种症状和体征是我们认识疾病的基础。发热、咳嗽、皮疹、呕吐、腹泻、腹痛、便秘、便血、呼吸困难、头痛、惊厥抽搐、昏迷等是幼儿常见生理疾病的症状。

第四,不同疾病可以发生在身体的某一部位(器官或系统),但也可以影响到全身,引起全身功能变化。所以,认识疾病和治疗疾病应从整体出发,辩证地处理好疾病过程中局部和全身的关系。

第五,疾病发生时人体内各器官系统之间的平衡关系、机体与外界环境之间的平衡关系受到破坏,机体对外界环境适应能力降低,学习和活动兴趣减弱。

二 疾病的分类

疾病种类很多,按世界卫生组织1978年颁布的《国际疾病分类法》第九版(ICD－9)记载的疾病名称就有上万个,新的疾病还在发现中。例如,获得性免疫缺陷综合征就是1981年被发现后补进去的。

一般来说,可以将人类疾病分为以下两大类。

(一) 生物病原体引起的疾病

生物病原体(包括各种病毒和细菌等)的入侵是该类疾病的重要原因。有的病原体进入人体后立刻发生炎症反应;而有的不立刻致病,而是伺人体免疫力降低后才引起人体局部或全身的感染。

有的病原体具有较强的繁殖能力,甚至可以在人群中从一个宿主通过一定途径传播到另一个宿主,使之产生同样的疾病，故又称之为传染性疾病，简称传染病。

呼吸道感染和肺炎、腹泻等是学前儿童中常见的感染性疾病；流感、麻疹、水痘、手足口病等更是容易在学前儿童人群中传播。

（二）非传染性慢性疾病

随着传染病的逐渐控制，非传染性慢性疾病的危害相对增大，现已成为我国城市及发达国家儿童的重要死因。

1. 遗传病　遗传病特指受精卵形成前或形成过程中遗传物质改变造成的疾病。

2. 物理和化学损伤　冻伤、烧伤、电击伤、放射性损伤、高原病、潜水病，以及噪声和电磁辐射对人体的伤害都属于物理因素造成的损伤。化学有毒物质接触造成的损伤统称为化学损伤。

损伤可以是急性的，如化学物质的中毒、烧伤等，其损害可以立即显示出来，病因十分清楚；也可以是慢性的，需经过多年，甚至下一代才表现出来，这时病因需经调查研究才能揭示。

人类的慢性中毒可出现于天然状态下，如饮用水中含氟量过高，可造成牙釉斑，甚至影响骨质生长，形成氟骨症。但更多的中毒损伤是人为造成的，包括许多职业病和环境污染物排放引起的健康损害，如矽肺、有机汞中毒引起的水俣病、铅中毒等。

3. 免疫源性疾病　特指机体免疫反应紊乱所致的疾病，包括两类：①对外部或环境中某种抗原物质反应过强，例如哮喘；②免疫系统对自身的组织或细胞产生不应有的免疫反应，称为"自身免疫性疾病"，如系统性红斑狼疮、类风湿性关节炎等。

4. 细胞的异常增殖　人体内正常细胞的增殖有一定限度，到了一定程度就停止增殖。若细胞增殖的调节机制削弱，就出现细胞的异常增生，甚至导致肿瘤发生，是目前造成死亡最多的疾病之一。

5. 代谢病和内分泌病　包括先天性和后天性的。其中，营养性疾病（包括营养不良和营养过量性疾病）是由于体内各种营养素过多或过少、或不平衡而引起的机体营养过剩或营养缺乏，以及营养代谢异常而引起的一类疾病。肥胖、糖耐量异常、糖尿病等均属此类。

以上介绍的是关于人类生理性疾病的一般分类。对于学前儿童而言，疾病具有鲜明的年龄特征，并和集体生活和学习条件密切相关。与低龄婴幼儿相比，学前儿童的一般感冒和呼吸道传染病仍然较多，消化道疾病有所下降。而意外伤害、超重肥胖、龋齿和视力低下的发生率不断增加。

 ## 三　疾病三级预防措施

究竟应该如何有效地预防和控制疾病？目前公共卫生和医学界的普遍观点是：根据疾病发展的不同阶段，采取相应的措施，来阻止疾病的发生、发展或恶化，即疾病的三级预防措施。

1. 一级预防　又称病因预防，其主要任务是：针对引起疾病的各种生物、物理、化学、心理、社会因素提出综合性预防措施，消除或减少致病因素，防止各种致病因素对人体的危害。

也就是说，对没有疾病的健康人，找出其生活中各种可能的致病因素，进行健康教育和预防保健，养成良好的生活习惯，及时预防接种，提高身体免疫力，消除生活环境中的健康不利因素，避免疾病的发生。这也是预防医学的最终奋斗目标。

2. 二级预防　又称临床前期预防，其主要任务是：在疾病尚处于临床前期时，做好早期发现、早期诊断和早期治疗，阻止和避免疾病向严重方向发展。

定期健康体检就是经常使用的措施之一。另外，很多儿童在患病之初会出现身体或情绪上的不正常表现，日常留意观察的话，也能及时发现儿童生病的迹象，例如：情绪变化，忽然变得对游戏没有兴趣、爱哭闹，打不起精神；食欲下降，食量减少或拒绝进食；面色发白或发紫，畏寒怕冷；入睡困难或者嗜睡；呼吸节奏改变，呼吸深浅不规则；大小便的次数、数量、颜色或形状改变等。

3. 三级预防　又称临床预防，是对已经患病的患者及时有效地采取治疗措施，防止病情恶化，预防并发症和后遗症；对已丧失活动能力或残疾者，通过康复医疗，尽量恢复或保留功能。简而言之，就是治病防残，延长生命，提高生活质量。

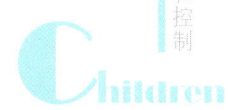

第二节　幼儿期常见感染性疾病

 一　急性上呼吸道感染 ● ● ● ● ● ● ● ● ● ●

急性上呼吸道感染俗称"感冒",是幼儿最常见的疾病。因幼儿的鼻腔比成人短,无鼻毛,鼻咽部黏膜柔嫩,血管丰富,防御力差,易于感染该疾病,它通过侵犯幼儿的鼻、鼻咽和咽部,导致患儿出现急性鼻咽炎、急性咽炎、急性扁桃体炎等,常统称上呼吸道感染,简称"上感"。

1. 病因　各种病毒和细菌均可引起急性上呼吸道感染,但大多数患儿由病毒感染引起,约占90%以上。病毒感染后,造成患儿免疫力低下,可继发细菌感染,近年来肺炎支原体合并感染的比重逐渐增加。

2. 主要症状表现　本病症状轻重不一,主要与患儿的年龄、病原和机体抵抗力不同有关,婴幼儿较重,随年龄增长症状逐渐减轻。

如果是一般类型的上感,患儿年龄越小,局部症状越不明显,主要表现为全身症状。多数骤然起病,包括高热(腋表>39℃)、咳嗽、食欲差,同时可伴有呕吐、腹泻、烦躁,甚至高热引起的抽搐。年龄较大的儿童症状较轻,常于受凉后1～3天出现鼻塞、打喷嚏、流鼻涕、咳嗽、咽喉发痒、发热等症状;有些幼儿可在发病早期出现阵发性的脐周疼痛,这时的腹痛可能与发热所引起的阵发性肠痉挛或肠系淋巴结炎有关,应提醒家长及时就诊。一些简单的体检,如口腔检查,可见咽部充血、扁桃体肿大;触诊时,有时可触及颌下淋巴结肿大并伴有触痛等。

如果是由流感病毒、副流感病毒所致的流行性感冒,则有明显的流行病学接触史,如家人中有人感冒,或者玩伴中有人感冒。一般全身症状比较重,如发热、头痛、咽痛、肌肉酸痛等。

3. 预防控制策略与措施

(1) 加强体育锻炼,增加户外活动,增强幼儿对环境温度改变的机体反应力。衣服不宜过厚过紧,应随气温变化而增减。

(2) 提倡合理化饮食,增加食物多样性,预防因维生素以及微量元素缺乏造成的免疫力低下。

(3) 养成幼儿良好的饮食卫生习惯,饭前便后洗手;提供足够、干净的饮用水。

(4) 避免幼儿经常去人多拥挤的公共场所,如超市、商店、游乐场、电影院等,减少接触呼吸道感染病人的概率;提醒家长去公共场所尤其是医院时,做好呼吸道隔离措施,出门带好口罩。

(5) 提醒家长平时注意开窗通风,雾霾等恶劣天气减少幼儿外出或不外出,家长回家时也要清洗双手,加强个人卫生习惯。

(6) 如果在园幼儿得了感冒,最好在家休息,等症状完全消退再入园。若家中有人得感冒,患者尽量少与幼儿接触,戴厚口罩,勤洗手,以免传染给幼儿。

(7) 最好接种流感疫苗。

4. 护理基本知识　一旦学前儿童患上感冒,应多饮水,多休息,饮食宜清淡,如果症状严重应及早就医,按医嘱规定用药。

 二　肺炎 ● ● ● ● ● ● ● ● ● ●

肺炎是指不同病原体或其他因素(如羊水吸入或过敏反应)等所引起的肺部炎症,以发热、咳嗽、气急、呼吸困难和肺部固定性中、细湿啰音为主要临床表现。重症患者可出现心力衰竭、中毒性脑病及中毒性肠麻痹等。

1. 病因　引起肺炎常见的原因有病毒、细菌、支原体、衣原体、原虫、真菌等感染,也有非感染病因引起的肺炎,如吸入性肺炎、过敏性肺炎等。

2. 主要症状表现

(1) 轻型肺炎

1) 发热:大多数较高(腋表＞39℃)。重度营养不良患儿体温可不升或低于正常。

2) 咳嗽:开始为频繁的刺激性干咳,随之咽喉部出现痰鸣音,咳嗽时可伴有呕吐、呛奶。

3) 呼吸表浅增快,鼻翼扇动,部分患儿口周、指甲轻度发绀。

4) 除呼吸道症状外,患儿可伴有精神萎靡、烦躁不安、食欲不振、哆嗦、腹泻等全身症状。

(2) 重型肺炎:除轻症肺炎之表现加重外,持续高热,呼吸表浅、急促,每分钟可达 80 次以上,两肺可闻及密集的细湿啰音,且伴有神经系统和消化系统等多脏器功能损害的表现。

3. 预防控制策略与措施　主要是要让幼儿坚持锻炼身体,增强抗病能力,同时注意气候的变化,随时给幼儿增减衣服,防止伤风感冒。合理喂养,防止营养不良。教育幼儿养成良好的卫生习惯,不随地吐痰,让婴幼儿多晒太阳。不断地增强婴幼儿的抗病能力是预防本病的关键。

有条件的地区应接种肺炎疫苗。

4. 护理基本知识　对患肺炎的幼儿,家长和老师要耐心、仔细,注意幼儿的体温和呼吸的情况,要保持室内安静、空气新鲜,让幼儿休息好。在饮食上要吃易消化、高热量和富有维生素的食物,以软的食物最好,有利于消化道的吸收。咳嗽时要拍幼儿的背部,有利于痰液的排出,拍背时从下往上拍,房间内不要太干燥,幼儿要适当饮水,以稀释痰液,有利于痰的排出。

肺炎痊愈后,也不要掉以轻心,特别要注意预防上呼吸道感染,否则易反复感染。注意加强锻炼,可根据年龄选择适当的锻炼方法。如果幼儿整天居住在门窗紧闭的居室内,对外界空气适应能力就差。到户外活动时,注意适当增加衣服。社会上感冒流行时,不要带幼儿到公共场所去。家里有人患感冒时,不要与幼儿接触。

幼儿一旦患了肺炎最好在家休息,等治愈后再回幼儿园生活和学习。

 三　腹泻 ●●●●●●●●●●

腹泻是一组由多病原、多因素引起的以大便次数增多和大便性状改变为特点的消化道综合征,是我国婴幼儿最常见的疾病之一。

(一) 病因

引起儿童腹泻的病因分为感染性和非感染性两类。

1. 感染因素　肠道内感染可由病毒、细菌、真菌、寄生虫引起,以前两者多见。

2. 非感染因素　主要是饮食的量和质不恰当,使儿童消化道功能发生障碍,食物不能充分消化和吸收,积滞于肠道上部,同时酸度下降,肠道下部细菌上移繁殖,消化功能紊乱,肠道内产生大量的乳酸、乙酸等有机酸,使肠腔渗透压增强,引起腹泻。

(二) 主要症状表现

大便次数增多,每天 3 次以上,甚至一天 10～20 次;大便性质改变,呈稀便、糊状便、水样便,或是黏液脓血便。腹泻判断时,粪便的性状比次数更重要,如果便次增多而大便成形,就不是腹泻。恶心、呕吐是常见的伴发症状,严重者呕吐咖啡样物。其他可有腹痛、腹胀、食欲不振等症状。

由于腹泻与呕吐丢失大量的水和电解质,患儿容易出现脱水、代谢性酸中毒症状,有时还有低钾血症、低钙血症。大多数急性腹泻患儿表现为体重减轻,口渴不安,皮肤苍白或苍灰,弹性差,眼眶凹陷,黏膜干燥,眼泪减少,尿量减少。病情严重者全身症状明显,大多数有发热,体温 38～40℃,少数高达 40℃以上,可出现面色苍白、烦躁不安、精神萎靡、嗜睡、惊厥,甚至昏迷等表现,随着全身症状加重,可引起神经系统、心、肝肾功能失调。

(三) 预防控制策略与措施

为防止幼儿发生腹泻,食品及食具的卫生相当重要。应注意饮食卫生及饮用水卫生,保证食品制作

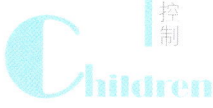

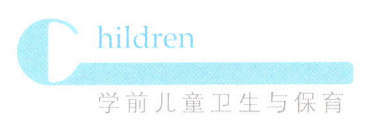

过程的清洁卫生,所用的食具必须每天煮沸消毒一次,每次喂食前还应用开水烫洗,清除食具上附着的病原微生物,就会减少幼儿腹泻。

进行卫生宣传教育,培养幼儿良好的饮食卫生习惯,饭前便后一定要洗手;生吃瓜果要洗烫,防止"病从口入"。

如果家中或幼儿园中有感染性腹泻(如大肠杆菌、伤寒、副伤寒或轮状病毒感染)的患儿,要特别注意家庭和幼儿园中的消毒、隔离,以免传给他人。消毒时可采用消毒剂擦拭桌面、地面或洗涤患儿接触的用具、玩具等。

有条件的地区应进行轮状病毒疫苗的接种。

(四)护理基本知识

1. 注意幼儿的腹部保暖　幼儿腹部容易受寒,而患有腹泻的儿童,肠道蠕动本就已经增快,如腹部再受凉则肠蠕动更快,从而加重病情。

2. 要注意保护好幼儿的臀部　由于排便次数增多,肛门周围的皮肤及黏膜必定有不同程度的损伤,在护理中要特别注意肛门部位。便后应用细软的卫生纸轻擦,或用细软的纱布蘸水轻洗,洗后可涂些油脂类的药膏,以防红臀。对于病孩用过的便具、尿布以及被污染过的衣物、床单,都要及时洗涤并进行消毒处理,以免反复感染或传染给其他人。

3. 预防脱肛　部分腹泻严重的幼儿,或者那些营养不良幼儿发生腹泻时,易发生脱肛现象,表现为部分直肠黏膜突出于肛门外。如果遇到这种情况,可在给幼儿清洗臀部时,用柔软的毛巾将脱垂的部分轻轻地向上顶,数次无效或反复发生脱肛时,则应去医院就诊。

4. 保证足够的液体摄入　应适当给患儿多于正常摄入量的液体,包括饮水、流质食物如粥和汤等。亦可予以口服补液。饮食应清淡,注意不能给患儿高糖食物,因为它可以加重腹泻,也不要给高纤维素和不易消化的食物。

四　化脓性中耳炎 ●●●●●●●●●

化脓性中耳炎是中耳黏膜的化脓性炎症,儿童期发病率高,易复发,并发症和后遗症多,亦是导致幼儿听力损失的常见病因。

(一)病因

正常人鼻咽部和耳朵是相通的,从鼻咽部到中耳之间的这条通道叫咽鼓管,幼儿的咽鼓管比较短而宽,而且呈水平位置,一旦发生上呼吸道感染,病原体很容易经过咽鼓管进入中耳引起急性炎症。

婴儿喂奶不当引起呛咳后,奶汁等也容易通过咽鼓管流入中耳,引起中耳炎。

经常给幼儿挖耳垢,如不小心便可戳破鼓膜,造成中耳炎。洗澡或游泳时,水从外耳道进入耳朵,也易引起中耳炎。

少数中耳炎是由于败血症引起的,常见的病菌是金黄色葡萄球菌、乙型溶血性链球菌和肺炎双球菌等。

(二)主要症状表现

1. 耳痛　耳部疼痛剧烈,甚至影响睡眠和进食,尤其在鼓膜穿孔前。年龄稍大一点的儿童会诉说耳朵痛;而年幼儿童只会哭闹,烦躁不安,而且不让家长触碰耳廓。

2. 听力减退及耳鸣　年长儿会说耳闷、低调耳鸣和听力减退,甚至头晕。有的会有注意力不集中的表现。如果一只耳朵患病,而另一只耳朵听力正常,这种情况可能长期不被觉察,体检时才被发现。年幼儿则表现为语言发育落后或口齿不清。

3. 流脓　鼓膜穿孔后耳内有液体流出,初为血水脓样,以后变为脓性分泌物。

4. 全身症状　轻重不一,可有畏寒、发热、倦怠、食欲差。年幼儿全身症状较重,常伴呕吐、腹泻等类似消化道症状。一旦中耳炎症导致鼓膜穿孔,体温即逐渐下降,全身症状明显减轻。

（三）预防控制策略与措施

给幼儿洗澡、洗头时，注意不要让污水流入耳朵内。游泳时选择干净的游泳池，不要在肮脏的水域游泳。若不慎水流进耳朵里，应及时吹干耳朵，方法是：将外耳道向上、向外牵拉，使外耳道伸直，让吹风机出风口距离耳朵5～10 cm的距离，用暖风或冷风向耳内方向吹30秒，这样可以保持外耳道干燥，不利于细菌及霉菌的生长。

给幼儿挖耳朵时，动作要轻柔，避免损伤耳内的皮肤黏膜而引起感染。

预防感冒是预防中耳炎的基础，一旦感冒应及时治疗。感冒期间鼻腔内的分泌物会增多，此时不可用手捏紧鼻孔擤鼻涕，因为这样可增加鼻和咽部的压力，使鼻涕和细菌通过耳咽管进入中耳，导致中耳炎。

（四）护理基本知识

患急性化脓性中耳炎的幼儿，应遵照医嘱使用抗生素进行治疗，最好连续使用1周，有高热者可同时酌情用退热药。幼儿一旦患了中耳炎，应注意休息，多饮水，饮食应给予软食。

五 急性扁桃体炎

扁桃体位于口咽部两侧，呈扁卵圆形，可产生淋巴细胞，具有防御细菌和病毒的功能。当幼儿过度疲劳、受凉时，全身抵抗力下降，外界的细菌、病毒就会大量繁殖并入侵扁桃体而发生炎症，称扁桃体炎。急性扁桃体炎多见于儿童和青壮年，如治疗不彻底，可逐渐转变成慢性扁桃体炎，成为导致全身其他器官疾病的慢性病灶。

（一）病因

1. 感染 常见的有溶血性链球菌、葡萄球菌及肺炎链球菌或腺病毒等直接侵入感染，引起扁桃体发生急性炎症。扁桃体周围组织器官发生炎症（比如腺样体炎、鼻窦炎、齿龈炎等），也可以扩散而引起急性扁桃体炎。

2. 创伤 物理性创伤（鱼刺伤、食物烫伤等）、化学性有害气体（二氧化硫等）刺激也可引起急性扁桃体炎。

3. 自身抵抗力下降 正常人咽部及扁桃体隐窝内存在着一些病原体。当机体防御功能正常时，不会导致发病；当机体防御功能下降时，病原体大量繁殖，产生毒素，可引起扁桃体炎症急性发作。

（二）主要症状表现

一般发病较急，全身可表现为畏寒、高热，体温可达39～40℃，还可出现头痛、食欲不振、便秘等。患儿可因高热而出现抽搐、呕吐或昏睡。

局部方面，幼儿出现明显的咽痛，吞咽困难，拒绝进食，甚至有流涎。疼痛常牵涉到耳部。下颌淋巴结肿大，可感到转头不便。年幼儿还会因不能吞咽而哭闹不安，有的因扁桃体肥大，阻塞了呼吸道，不能正常呼吸，而夜间常惊醒不安。

（三）预防控制策略与措施

注意保持幼儿冷热适宜，最好不要穿太多的衣服，活动后出汗应及时换干燥的衣服，预防感冒。

均衡饮食，不挑食、偏食，加强营养。

培养良好的生活习惯，加强锻炼，特别是冬季，多参与户外活动，使身体对寒冷的适应能力增强，减少扁桃体发炎的机会。平时保持口腔清洁，吃东西后要漱口。

（四）护理基本知识

急性期应卧床休息，以减少并发症。要多饮水，以补充因高烧而丢失的水分。给予清淡、营养丰富、

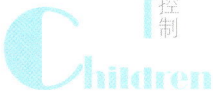

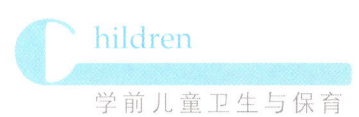

容易消化的流食或半流食,如牛奶、豆浆、稀饭、面条、鸡蛋羹等,不要吃有刺激性的食物。

 六 泌尿道感染 ●●●●●●●●

泌尿道感染俗称尿路感染,是指病原体直接侵入尿路,在尿液中生长繁殖,并侵犯尿路黏膜或组织而引起炎症。按病原体侵袭的部位不同,分为肾炎、膀胱炎、尿道炎,肾炎又称为上尿路感染,膀胱炎和尿道炎合称为下尿路感染。由于儿童时期局限在尿路某一部位感染者较少,且临床上又难以准确定位,故统称为泌尿道感染。

(一)病因

任何致病菌都可以引起泌尿道感染。

(二)主要症状表现

1. 急性泌尿道感染 急性泌尿道感染的症状表现在不同年龄患儿中有所差异。

(1)低龄幼儿:临床症状不典型,常以发热最突出。拒食、呕吐、腹泻等全身症状也较明显。部分患儿排尿时出现哭闹、排尿中断或夜间遗尿,尿布有臭味和顽固性尿布疹。

(2)年长儿:下尿路感染时多仅表现为尿频、尿急、尿痛等膀胱刺激症状,少数可伴有终末血尿及遗尿。上尿道感染时,全身症状较为突出,表现为发热、寒战、腰痛、肾区叩击痛、呕吐,全身症状明显。

2. 慢性泌尿道感染 病情迁延或反复急性发作达6个月以上,症状轻重不一,患儿常有间歇性发热、腰酸、进行性贫血、消瘦、生长迟缓、可有脓尿及细菌尿、高血压或肾功能不全。

(三)预防控制策略与措施

注意个人卫生,不穿紧身裤,幼儿不穿开裆裤,婴儿勤换尿布,便后要清洗外阴,保持清洁。女孩清洗外阴时应从前向后擦洗,男孩要将包皮翻上去洗。

及时发现和处理男孩包茎、蛲虫感染等。及时矫治尿路畸形,防止尿路梗阻和肾瘢痕形成。

(四)护理基本知识

鼓励患儿多喝水或其他喜欢喝的果汁饮料,使尿量增多,有利于冲洗尿道。

急性期需卧床休息,鼓励患儿进食,供给足够的热能、丰富的蛋白质和维生素,以增强机体的抵抗力。

严格按医嘱应用抗菌药物,杜绝因患儿没什么症状了家长就擅自停药的现象,以免反复发作而导致慢性泌尿道感染。

第三节 幼儿期常见传染性疾病

 一 传染性疾病的概念和分类 ●●●●●●●●

(一)传染病的概念和基本防疫措施

传染性疾病(简称传染病)是指由各种病原体如病毒、细菌、真菌、或寄生虫等感染人体后产生的有传染性、在一定条件下可造成流行的疾病。每种传染病都有其特异的病原体引起。

传染性是传染病与其他类别疾病的主要区别,也就意味着病原体能够通过各种途径从一个人传递给另一个人。

传染病病人有传染性的时期特称为传染期。病原体从宿主排出体外,通过一定方式,到达新的易感染者体内,呈现出一定的传染性,其传染强度与病原体种类、数量、毒力、易感者的免疫状态等有关。

所谓防疫措施,意指传染病疫情出现后所采取的防止扩散、尽快平息的措施。关键在于早发现、早诊断、早报告、早隔离。按时接种疫苗也是预防传染病流行的一个重要措施。

(二)传染病的分类

根据《中华人民共和国传染病防治法》,将传染病分为甲、乙、丙 3 类,实行分类管理。

1. 甲类传染病　甲类传染病也称为强制管理传染病,包括鼠疫、霍乱。

2. 乙类传染病　乙类传染病也称为严格管理传染病,包括传染性非典型肺炎、甲型 H1N1 流感、艾滋病、病毒性肝炎、脊髓灰质炎、人感染高致病性禽流感、麻疹、流行性出血热、狂犬病、流行性乙型脑炎、登革热、炭疽、细菌性和阿米巴性痢疾、肺结核、伤寒和副伤寒、流行性脑脊髓膜炎、百日咳、白喉、新生儿破伤风、猩红热、布氏杆菌病、淋病、梅毒、钩端螺旋体病、血吸虫病、疟疾、人感染猪链球菌。

对此类传染病要严格按照有关规定和防治方案进行预防和控制。其中,传染性非典型肺炎、炭疽中的肺炭疽、人感染高致病性禽流感和甲型 H1N1 流感这 4 种传染病虽被纳入乙类,但可直接采取甲类传染病的预防、控制措施。

3. 丙类传染病　丙类传染病也称为监测管理传染病,包括流行性感冒、流行性腮腺炎、风疹、急性出血性结膜炎、麻风病、流行性和地方性斑疹伤寒、黑热病、包虫病、丝虫病,除霍乱、细菌性和阿米巴性痢疾、伤寒和副伤寒以外的感染性腹泻病。2008 年 5 月 2 日,我国卫生部将手足口病也列入丙类传染病。

对此类传染病要按各级卫生行政部门规定的监测管理方法进行管理。

二　传染病的发生原因 ●●●●●●●●●●

传染病的发病原因主要是接触传染源而导致的。传染源是指体内带有病原体,并不断向体外排出病原体的人和动物。传染源有以下 3 种。

(一)病人

在大多数传染中,病人是重要传染源,然而在不同病期的病人其传染性的强弱有所不同,尤其在发病期其传染性最强。

(二)病原携带者

病原携带者包括病后病原携带和无症状病原携带。病后病原携带者又称为恢复期病原携带者,3个月内排菌的为暂时病原携带,超过 3 个月的为慢性病原携带。无症状病原携带者不易发现,但具有重要流行病学意义。

(三)受感染的动物

能传播疾病的动物称动物传染源;动物作为传染源传播的疾病,称为动物性传染病,如狂犬病、布鲁氏菌病等;野生动物为传染源的传染病,称为自然疫源性传染病,如鼠疫、钩端螺旋体病、流行性出血热等病。

三　幼儿常见的病毒性传染病 ●●●●●●●●●●

(一)流感

流行性感冒简称"流感",是由流感病毒引起的一种急性呼吸道传染病,传染性强,发病率高,容易引

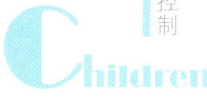

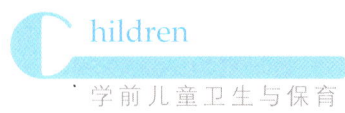

起暴发流行或大流行。

1. 病因 流感病毒可分为甲、乙、丙3型,其特点是容易发生变异。其中,甲型流感病毒最容易发生变异,可感染人和多种动物,为人类流感的主要病原,常引起大流行和中小流行。乙型流感病毒变异较少,可感染人类,引起暴发或小流行。丙型较稳定,可感染人类,多为散发病例。

2. 传染源 流感患者和隐性感染者是流感的主要传染源。从潜伏期末到发病的急性期都有传染性,其中病初2~3天传染性最强。成人和年龄较大的儿童患季节性流感(无并发症)期间,病毒通过呼吸道分泌物一般可持续排毒3~6天。

3. 传播途径 主要通过含有病毒的飞沫进行传播,人与人之间的接触或与被污染物品的接触也可以传播。秋冬季节高发。本病具有自限性,但在婴幼儿和存在心肺基础疾病的患者容易并发肺炎等严重并发症而导致死亡。

4. 主要症状 轻型流感主要症状为发热、咳嗽、流涕、鼻塞及咽痛、头痛,少部分出现肌痛、呕吐、腹泻。流感病毒引起的喉炎、气管炎、支气管炎、毛细支气管炎、肺炎及胃肠道症状在幼儿较成人常见。婴幼儿流感的临床症状往往不典型,可出现高热惊厥。

5. 护理知识

(1) 保持室内空气流通,流行高峰期避免去人群聚集场所。

(2) 咳嗽、打喷嚏时应使用纸巾等,避免飞沫传播。

(3) 经常彻底洗手,避免脏手接触口、眼、鼻。

(4) 流行期间如出现流感样症状应及时就医,并减少接触他人,尽量居家休息。

(5) 流感患者应隔离1周或至主要症状消失。患者用具及分泌物要彻底消毒。

6. 预防

(1) 注意室内空气流通,幼儿活动的教室、休息室和餐厅都应定时通风。

(2) 加强户外体育锻炼,提高身体抗病能力。

(3) 秋冬气候多变,注意加减衣服。

(4) 有条件的地区和儿童最好接种流感疫苗。

(二) 麻疹

麻疹是由麻疹病毒引起的急性呼吸道传染病,以口腔黏膜有红晕的灰白小点及全身皮肤斑丘疹为特征。单纯麻疹预后良好,重症患者病死率较高。

1. 病因 麻疹病毒感染。发病季节以冬春季为多,但全年均可有病例发生。我国以6个月至5岁小儿发病率最高。近年来因长期疫苗免疫的结果,麻疹流行强度减弱,平均发病年龄后移。

2. 传染源 麻疹患儿是唯一的传染源,患儿自接触麻疹后7天至出疹后5天内,眼结膜分泌物、鼻、口咽、气管的分泌物中都含有病毒,具有传染性。前驱期传染性最强,疹消退时已无传染性,恢复期不带病毒。

3. 传播途径 主要通过飞沫直接传播,偶尔有衣物、玩具等间接传播,但比较少见。

4. 主要症状 麻疹的潜伏期(从接触患者到开始发热的时间)约为10天,接种过麻疹疫苗或注射过丙种(或胎盘)球蛋白者,可延长至3~4周。

疾病初时的症状与一般感冒差不多,有流涕、喷嚏、发热、咳嗽、眼泪汪汪等。其后3~4天在口腔颊黏膜两侧白齿旁可见到大小不同的白色斑点,斑点周围有一圈红晕,称之为"麻疹黏膜斑",这是麻疹所特有的体征,对早期的诊断有特殊的意义。

随着体温升高,在头颈、面部、躯干、四肢、甚至手、足心可见到皮疹。疹子在2~3天内出齐,呈暗红色、稍高出皮面、大小不一,疹子间皮肤颜色正常,有时疹子可也融合成片。疹子出齐后,体温逐渐下降,按出疹部位先后顺序而消退,过3~4天后,皮肤脱屑,留有色素沉着,2周后完全消失。无并发症的麻疹,整个病程10~14天。

5. 护理知识 应该让患儿卧床休息,室内空气流通、室温适宜,避免冷风直吹患儿以防受凉及强光直接刺激眼睛。

应采用少食多餐的方法,在发热出疹期,应多供给容易消化又富有营养的饮食,可吃些少渣、少油的流质饮食,疹子出齐、热度渐降,可改为少油、少渣的半流质,到恢复期逐步过渡为正常饮食。麻疹期间若"忌嘴",不但会影响疾病的转归,还会导致营养不良和维生素 A 缺乏症等。

保持床单清洁,患儿衣被穿盖适宜,忌捂汗,出汗后及时擦干并更换衣服。每天用温水擦浴,更衣 1 次,忌用肥皂擦洗皮肤,衣服宜宽松,勤换内衣,保持皮肤清洁。腹泻患儿注意臀部皮肤清洁,排便后及时清洗肛门及会阴部。勤剪指甲以防抓伤皮肤而引起继发感染。

另外,应保持眼、耳、鼻、口腔的清洁,每日擦洗,清除分泌物。高热者可适当用些退热剂。

6. 预防　按时预防接种,麻疹疫苗已经被纳入国家一类疫苗,一般出生后 8 月龄接种,7 岁时复种。年幼、体弱患病的易感儿接触麻疹后,可注射丙种球蛋白预防本病。

7. 隔离　隔离患儿至出疹后 5 天,伴呼吸道并发症者延长至出疹后 10 天,接触麻疹的易感儿童应检疫 3 周。

(三) 水痘

水痘是由水痘病毒引起的急性呼吸道传染病,病后有持久免疫力,一般很少患第二次。

1. 病因　水痘病毒感染。全年均可发病,但以冬、春季节多见,以 1～4 岁小儿发病率最高。

2. 传染源　患者是唯一的传染源,自发病前 1～2 天直至皮疹干燥结痂期均有传染性。

3. 传播途径　主要通过空气飞沫经呼吸道和直接接触疱浆而传染,传染性很强。亦可通过接触被污染的用具传播。在集体托幼机构中易感者接触后 80%～90% 发病。

4. 主要症状　患儿刚起病时往往有发热,1～2 天后会觉得皮肤发痒,然后出现皮疹,初起时为不高出皮肤表面的斑疹,很快变成高出皮肤的丘疹与疱疹,疱疹大如绿豆,里面含有清澈或略微混浊的浆液,2～3 天后疱疹干枯结痂,痂皮在数天或 2～3 周内脱落,多数不留瘢痕。但如果疱疹被抓破,就可能继发细菌感染而变成脓疱。皮疹的分布特点为躯干多而四肢较少,一批皮疹发生后,接着出现第二批、第三批,所以在皮肤上可同时出现斑疹、丘疹、疱疹和结痂,可以被形象地称为"四代同堂"。

5. 护理知识　患儿应卧床休息,多喝水,吃些容易消化的食物,如有高热可服些退热药。

要注意皮肤清洁,剪短指甲,并经常洗手,以减少抓破疱疹而发生感染的机会。如患儿皮肤痒得厉害,可在局部涂抹些止痒药水,同时口服抗过敏药物,维生素 B_{12} 也可减少水痘的分批发出,缩短病程。患儿衣被舒适,衣服宜柔软宽松,勤换内衣。

6. 预防　可以接种水痘疫苗以预防水痘的发生。

7. 隔离　水痘患者是主要的传染源,从发病起到皮疹全部干燥结痂前均具有传染性,而且传染性很强。患儿的唾液内有水痘病毒,可通过飞沫经呼吸道直接传染;疱疹破溃,其疱浆污染食具、玩具、衣服或用具,可引起间接传染。所以患有水痘的小儿应严格隔离 2～3 周,待疱疹完全干燥结痂后方可解除隔离。接触本病的易感儿应检疫 3 周。

(四) 手足口病

手足口病是一种儿童传染病,又名发疹性水疱性口腔炎。多发生于 5 岁以下儿童,可引起手、足、口腔等部位的疱疹,少数患儿可引起心肌炎、肺水肿、无菌性脑膜脑炎等并发症。个别重症患儿如果病情发展快,导致死亡。

1. 病因　肠道病毒感染,引发手足口病的肠道病毒有 20 多种,其中以柯萨奇病毒 A16 型和肠道病毒 71 型最为常见,夏季是手足口病的主要流行季节。

2. 传染源　患病幼儿和无症状的病毒携带者是主要传染源。

3. 传播途径　主要是通过人群间的密切接触进行传播的。患者咽喉分泌物及唾液中的病毒可通过空气飞沫传播。唾液、疱疹液、粪便污染的手、毛巾、手绢、牙杯、玩具、食具、奶具以及床上用品、内衣等通过日常接触传播,亦可经口传播。

4. 主要症状　患者早期有咳嗽流涕和流口水等类似上呼吸道感染的症状,有的孩子可能有恶心、呕吐等反应。发热 1～2 天后开始出现皮疹,通常在手足、臀部出现,或出现口腔黏膜疱疹。有的患儿不

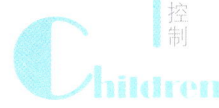

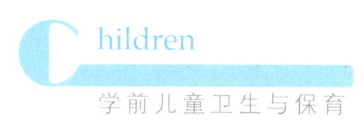

发热,只表现为手、足、臀部皮疹或疱疹性咽峡炎,病情较轻。大多数患儿在一周以内体温下降、皮疹消退,病情恢复。

重症患者病情进展迅速,在发病 1～5 天出现精神差、面色苍灰、呼吸急促、呼吸困难,有的嗜睡、易惊、头痛、呕吐、甚至昏迷;极少数病例病情危重,可死亡,存活病例可留有后遗症。

5. 护理知识　做好口腔卫生,食物以流质及半流质等为宜。患儿衣被舒适,衣服宜柔软宽松,勤换内衣。

6. 预防　讲究环境、食品卫生和个人卫生。不喝生水、不吃生冷食物,饭前便后洗手,保持室内空气流通。尽量不带幼儿去人群密集场所。目前,手足口病没有疫苗接种。

7. 隔离　患儿应在家隔离治疗,一般痊愈后才可返回幼儿园;密切接触的幼儿无须隔离,但应注意观察有无发热、皮疹等相关症状的出现。

(五) 流行性乙型脑炎

流行性乙型脑炎(简称乙脑)是由乙型脑炎病毒引起、由蚊虫传播的以脑实质病变为主的中枢神经系统急性传染病。乙脑的病死率和致残率高,是威胁人群特别是儿童健康的主要传染病之一。

1. 病因　乙脑病毒感染。夏秋季为发病高峰季节,流行地区分布与媒介蚊虫分布密切相关。

2. 传染源　乙脑是人畜共患的疾病,人与许多动物都可以成为本病的传染源。人被乙脑病毒感染后,可出现短暂的病毒血症,但病毒数量少,持续时间短,所以人不是本病的主要传染源。动物中尤其是猪的感染率高,仔猪经过一个流行季以后几乎 100％感染,感染后血中病毒数量多,持续时间长,加上猪的饲养面广,因此猪是本病的主要传染源。

3. 传播途径　乙脑主要通过蚊虫叮咬而传播,其中三带喙库蚊是主要传播媒介。由于蚊虫可携带病毒越冬,并可经卵传代,所以蚊虫不仅为传播媒介,也是长期储存宿主。

4. 主要症状　感染乙脑病毒后,症状相差悬殊,大多无症状或症状较轻,仅少数患者出现比较严重的中枢神经系统症状,如高热、意识变化、惊厥、呼吸循环衰竭甚至死亡等。症状轻的患者大多预后良好,而重症患者可能留有后遗症,如意识障碍、痴呆、失语、肢体瘫痪、癫痫发作等。

5. 护理知识

(1) 保持患儿居室内凉爽、通风、安静,避免声音、强光的刺激。

(2) 室内彻底灭蚊,须有防蚊设备。

(3) 高热期给予清淡的流质饮食,多饮水;恢复期应逐渐增加营养丰富、高热量饮食。

6. 预防　乙脑的预防主要是按时接种乙脑疫苗,同时做好灭蚊、防蚊工作。

7. 隔离　隔离患儿至体温恢复正常为止,重症患儿以及有后遗症的幼儿需要康复训练。

四　幼儿常见的细菌性传染病 ●●●●●●●●●

(一) 细菌性痢疾

细菌性痢疾(简称菌痢)是由痢疾杆菌引起的肠道传染病,临床主要表现为发热、腹痛、腹泻、里急后重和黏液脓血便,严重者可发生感染性休克和(或)中毒性脑病。急性痢疾一般几天就可痊愈,少数病人病情迁延不愈,发展成为慢性菌痢,可以反复发作。

1. 病因　痢疾杆菌感染所致,终年散发,夏秋季更多见。

2. 传染源　急、慢性菌痢病人及带菌者。

3. 传播途径　本病主要经粪-口途径传播。病原菌随病人粪便排出,直接或通过苍蝇污染食物、生活用品或手,经口使人感染;地震、战争、洪水等因素可致水源污染,引起暴发流行。

4. 主要症状　典型的症状是畏寒、发热,腹痛(以左下腹明显,便前加重、便后缓解),腹泻(稀水便或黏液脓血便,每天 10～20 次)。如果是中毒型菌痢,则全身症状重,以休克、毒血症、中毒性脑病为主,而肠道症状反而轻。

如果急性菌痢未及时诊断或治疗不彻底,或患儿原有营养不良、免疫功能低下,或原有慢性疾病则病程容易迁延，若超过 2 个月，则发展为慢性菌痢。

5. 护理知识　病儿应以卧床休息为主，减少体力消耗。呕吐严重者，暂时禁食，由静脉补充水分和热量。症状减轻后应鼓励多饮水，饮食以清淡少渣、易消化的流质为主，少量多餐，忌进食刺激性和易引起胀气的食物。恢复期逐渐由流质、半流质改为少渣饮食，以后逐渐恢复一般饮食。

高热时可给予物理降温或按医嘱使用退热剂。有里急后重者，不能用力排便，以免脱肛，保持肛门周围皮肤清洁，便后清洁肛周皮肤后，涂凡士林等以防糜烂。

6. 预防　细菌性痢疾常年散发，但以夏秋季为主。预防措施主要以切断传播途径为主，注意个人卫生，勤洗手，夏秋季节尽量不吃生冷食物。及时合理的诊断和治疗可以避免该病向慢性演变。

7. 隔离　患儿应给予胃肠道隔离，即接触患儿前应洗手，护理时最好穿上塑料围裙，做完护理后应清洗围裙，并用肥皂水洗手，患儿的粪便和尿布最好消毒处理。隔离的时间应以症状消失，大便培养连续两次阴性为止。

（二）流行性脑脊髓膜炎

流行性脑脊髓膜炎（简称"流脑"）是由脑膜炎球菌引起的一种急性化脓性脑膜炎。常见的病征包括高热、剧烈头痛、呕吐频繁、皮肤黏膜淤点和颈强直等脑膜刺激征，严重者可有败血症休克及脑实质改变，脑脊液呈化脓性改变，一般以普通型多见，占全部病例的 90%，预后好，并发症和后遗症少见。暴发型流脑预后差，病死率高。

1. 病因　由脑膜炎双球菌引起的急性传染病。

2. 传染源　带菌者和流脑病人是主要传染源。本病隐性感染率高，流行期间人群带菌者高达 50%。

3. 传播途径　主要经由咳嗽、喷嚏或接吻传播。

4. 主要症状　流脑初期表现为发热、咳嗽、流涕等上呼吸道感染症状，这时的表现与一般的上呼吸道感染不易区别。有的幼儿在上呼吸道感染时期就被控制了。

如不能控制，细菌就进入血液循环，形成菌血症。这时表现为高热、恶心、呕吐，皮肤出现淤点、淤斑为本病特征，主要分布于肩、肘、臀等易于受压的部位。病原菌最终可侵及脑膜，发展成脑膜炎，出现脑膜刺激征和颅内压增高，症状如烦躁不安或嗜睡、抽搐、头痛加剧、呕吐频繁、高热不退。如及早发现、及早治疗，本病治愈率较高。

但是，暴发型流脑可出现严重休克、面色苍白、四肢冰冷、脉搏摸不到、血压下降或测不出、心率快、心音低钝、神志不清，短期内死于严重休克或脑疝。

5. 护理知识　患儿应绝对卧床休息，室内保持安静、空气新鲜流通，避免强光刺激，以免诱发惊厥，调节室温在 20℃ 左右。予以易消化且营养丰富、清淡可口的流质或半流质饮食。餐间可予以水果或果汁，保证足够的水分摄入。

保持床铺清洁，当皮肤大片淤斑尚未破溃前，各种卧位时均应避免使其受压和摩擦，必要时可垫以空心圈。剪短患儿的指甲。避免抓破皮肤。

6. 预防　推广接种流脑疫苗是预防的关键。流行期间要注意个人卫生，保持室内空气新鲜，勤晒衣服。少去人多拥挤的公共场所。

7. 隔离　患儿应隔离至体温正常后 3 天或发病后 7 天。

五　幼儿常见寄生虫病 ●●●●●●●

（一）蛔虫病

蛔虫病是由蛔虫寄生于人体小肠或其他器官所引起的慢性传染病。患者以儿童居多。

1. 病因　由寄生虫蛔虫引起。

2. 传染源　人是蛔虫的唯一终宿主，蛔虫感染者和病人是传染源。

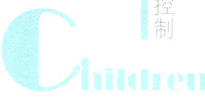

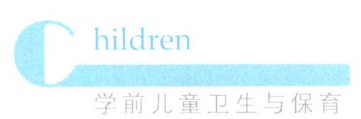

3. 传播途径　感染期虫卵经口进入人体，污染的土壤、蔬菜、瓜果等是主要媒介。

4. 主要症状　蛔虫成虫引起的症状多不典型，甚至无任何症状。患者以腹痛最常见，位于脐周，呈不定时反复发作，不伴有腹肌紧张与压痛。常有食欲减退与恶心、消化不良、烦躁不安、荨麻疹等，时而腹泻或便秘。个别患儿有神经症状，如惊厥、夜惊、磨牙、异食癖等。

5. 护理知识　肠道蛔虫病腹痛发作时应多休息，在服用驱虫药期间不宜进食过多的油腻食物。避免进食甜、冷、生和有刺激性的食物，以免刺激蛔虫引起并发症。

6. 预防　培养良好的个人卫生习惯，饭前便后洗手，不随地大小便，不饮生水，防止食入蛔虫卵，减少感染机会。管理粪便，使粪便无害化等。

7. 隔离　无需隔离。

（二）蛲虫病

蛲虫病是由蛲虫寄生于人体引起的一种肠道寄生虫病。多见于2～9岁儿童，以肛门和会阴部瘙痒、睡眠不安为特征。在集体儿童机构容易引起流行。

1. 病因　蛲虫寄生虫的感染。

2. 传染源　人是蛲虫唯一的终宿主，因此蛲虫病患者是该病的唯一传染源。

3. 传播途径　蛲虫主要经消化道传播。

（1）直接感染：虫卵多经手从肛门至口进入消化道而感染，为自身感染的一种类型。

（2）间接感染：虫卵容易黏附在衣裤、玩具、被褥、家具等物品上，在室内湿度较高的情况下虫卵可存活3周。这种方式是引起集体机构或家庭成员之间相互感染的主要方式。

（3）通过呼吸道感染：当进行打扫床铺、整理内衣等活动时，虫卵可随尘埃飞扬，悬浮于空气中，经口、鼻吸入至咽部，吞咽至消化道而引起感染。一般感染较轻。

（4）逆行感染：虫卵在肛门周围皮肤上可自动孵化出幼虫，幼虫可经肛门移行至肠内，发育为成虫并产卵。

4. 主要症状　由于感染程度不同，可出现不同的症状和体征。

最常见的表现是肛周瘙痒，尤以夜间为重。有时抓挠导致局部炎症、破溃和疼痛。幼儿常有睡眠不安、夜惊、磨牙等表现。有时有食欲下降、腹痛、恶心等消化道症状。

蛲虫侵入尿道可出现尿频、尿急、尿痛与遗尿。侵入生殖道可引起阴道分泌物增多或下腹部不适。偶尔蛲虫可经子宫与输卵管侵入盆腔，形成肉芽肿，易误诊为肿瘤。

5. 护理知识　要矫正幼儿吸吮手指的习惯，睡觉时不要穿开裆裤，以防虫卵通过污染的手指再经手-口途径感染。

6. 预防　控制传染源，一旦发现幼儿园内有感染者，应进行蛲虫感染普查，对阳性者应彻底治疗。同时加强个人防护，对污染的物品要进行彻底的消毒处理。

7. 隔离　无需隔离。

（三）疟疾

疟疾是由疟原虫感染引起的寄生虫病，临床上以周期性寒战、高热、出汗、脾脏肿大和贫血为特征。

1. 病因　疟疾的病原体是疟原虫。

2. 传染源　疟疾患者和带疟原虫者。

3. 传播途径　绝大多数通过被有传染性的按蚊叮咬后而感染。少数病例是经胎盘的先天性感染、输血、麻醉药成瘾的人注射时针头或注射器消毒不良传染。

4. 主要症状　疟疾的典型症状为突发性寒战、高热和大量出汗。寒战常持续20～60分钟；随后体温迅速上升，通常可达40℃以上，伴头痛、全身酸痛、乏力，但神志清楚，发热常常持续2～6小时；随后开始大量出汗，体温骤降，持续时间为30分钟至1小时，此时患者自觉明显好转，但常感乏力、口干。早期疟疾发作可不规则，但经数次发作后即逐渐变得规则。不同类型的疟疾间歇期36～72小时不等。反复发作的疟疾会造成大量红细胞破坏，可使患者出现不同程度的贫血和脾大。

5. 护理知识　急性发作期应卧床休息以减轻患者体力消耗。发作期应给予流质、半流质、高铁质、高维生素和高蛋白饮食。

寒战期间应注意保温(如加盖棉被、放热水袋等)。发热期给予温水擦浴。大汗期后及时更换衣服及床单,并应多饮水防虚脱。缓解间歇期应保证患者安静休息以恢复体力。

6. 预防　宣传防蚊、灭蚊的重要性,彻底清除蚊虫滋生场所。加强个人防护,可使用蚊帐或驱蚊剂。

7. 隔离　无需隔离。

六　托幼机构集体性活动场所的传染病防控和应急处置方法

托幼机构应积极配合疾病预防控制部门,及时发现传染病人或疑似病人,针对传染病流行的 3 个环节(传染源、传播途径、易感人群)采取必要的措施,重点抓好传染病预防和报告工作,预防和控制传染病疫情的暴发。

(一)疫情发现和报告

及早发现和及时报告传染病疫情,这是每一个托幼机构的重要职责。为此,各托幼机构应做到:①切实落实晨检制度;②校医每天进行巡视;③定期对幼儿进行健康体检;④专人负责学校疫情报告;⑤建立专门的传染病登记本。一旦发现师生患有传染病或发现有传染病暴发的迹象时应立即报告疾病预防控制中心。

(二)疫情应急处置办法

一旦发现疫情,托幼机构应积极配合疾病预防控制机构开展以下调查处理工作。

(1)协助开展个案和暴发疫情的流行病学调查和采样工作。根据病人的流行病学史、症状、体征和实验室检查结果,找出共同特征。分析病儿的分布特征,查找可能引起疾病流行的因素。采集病儿的呕吐物、排泄物、血液和水、食物等标本。

(2)做好消毒隔离工作。配合医疗卫生部门做好对传染病患儿进行隔离治疗,在疾控部门的指导下,对病儿的呕吐物、排泄物及被污染的环境进行严格消毒处理;开展对传染病接触者的医学观察。

(3)根据控制疫情需要对密切接触者进行预防性服药或疫苗应急接种。

(4)发生疫情重大流行时,根据政府要求做出停课等临时性决定。

(三)日常性的预防措施

(1)健全托幼机构卫生工作各项制度,成立传染病防控、突发公共卫生事件应急处置工作领导小组。实行园长负总责、保健教师及校医等有关责任人员具体负责业务落实的工作体系,分工明确,责任到人,促进传染病防控管理的进一步规范。

(2)建立健全托幼机构疾病预防控制各项工作制度,包括疫情报告制度、晨检制度、请假制度、缺课/休退学监测报告制度、公共卫生突发事件报告制度、体检制度等。

(3)各托幼机构应针对本地传染病流行趋势建立、健全包括重大传染病在内的突发公共卫生事件的应急工作预案。建立并严格执行《传染病疫情报告制度》,制订和完善学校突发公共卫生事件应急预案。

(4)开展对幼儿常见病、传染病的防病知识教育,开设健康教育课,使家长掌握有关预防传染病的知识,培养幼儿良好的卫生习惯。

(5)开展爱国卫生运动,搞好室内外环境卫生,改善卫生设施,切实做好托幼机构食品卫生和饮水卫生,防止病从口入。

(四)幼儿常见病防治

对幼儿常见病进行预防、矫治,有序地进行防治工作,使幼儿常见病得到有效控制。

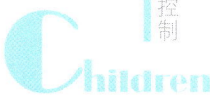

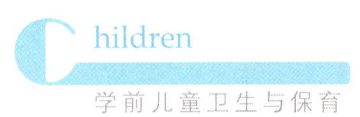

（1）建立和健全托幼机构卫生档案、幼儿健康档案、定期健康体检，掌握幼儿的生长发育和健康状况，并进行健康分析，发现问题及时采取卫生保健措施。

（2）定期做好幼儿健康监测工作，重点要做好幼儿的视力不良、龋齿、沙眼、贫血、营养不良、肠道寄生虫等常见病的监测和预防工作。

（3）做好托幼机构常见病防治资料的整理分析工作，统计监测覆盖率、患病率、防治人数、防治效果评价等指标。

（4）督促师生加强体育锻炼，增强体质，提高防病能力。

（五）全面做好麻疹、流感、手足口病等重点传染病防控工作

各托幼机构要根据传染病季节性发生特点和本地区流行规律，确定学校传染病防控重点，有重点地采取相关措施，全面做好托幼机构传染病的防控工作。12月至次年4月是呼吸道传播疾病的高发季节，要重点做好麻疹、流感、人禽流感等传染病的防控工作。5月至11月是肠道传染病、蚊媒传播疾病和其他接触性传播疾病的高发季节，要重点做好手足口病、霍乱、甲肝等传染病和食物中毒的预防控制工作。

手足口病传染性强，流行强度大，且尚无疫苗预防，也无特异性治疗方法，一旦发生和流行，可对儿童身体健康造成很大危害。各托幼机构要继续把手足口病防治作为当前学校传染病防控工作的重点之一，进一步加大工作力度，提前部署，尽快行动，加强管理，切实落实各项防控措施，确保不发生大的流行。

（六）托幼机构报表工作

为了解幼儿健康状况和幼儿常见病防治进展情况，做好幼儿公共卫生突发事件防范工作，按照上级要求，完成各项报表的填报工作。由专人负责填报工作，并保证报表的真实性和及时性，坚决杜绝瞒报、迟报、漏报和虚报现象发生。

（七）加强督导检查，确保各项措施的落实

各级卫生、教育行政部门要加强对托幼机构卫生工作的督导检查。各单位要经常性地对食堂、教学生活环境和基础卫生设施进行自查，发现问题及时提出整改措施，督导落实各项防控措施。对落实传染病防控措施不力，导致托幼机构发生传染病流行，对幼儿身体健康和生命安全造成严重危害，以及在发生传染病流行后不及时报告或隐瞒不报的，要依法查处直接责任人，并追究有关领导的领导责任。

第四节　幼儿期常见慢性健康问题或疾病

 一　龋齿 ● ● ● ● ● ● ● ●

（一）病因

口腔细菌与唾液中的黏蛋白、食物残屑混合在一起，牢固地黏附在牙齿表面和窝沟中，形成菌斑，食物中的碳水化合物在菌斑中产酸，既为细菌生存提供能量，又使牙齿表面受到侵蚀、脱钙，从而产生了龋洞，这就是龋齿（俗称"蛀牙"）产生的原理。

牙齿的形态、矿化程度和组织结构与龋齿的发生有直接关系。钙化良好的牙齿抗龋性高；唾液对牙

齿起着洗涤、抗菌或抑菌等作用,量少而稠的唾液可助长菌斑形成并黏附在牙齿表面,从而引发龋齿。

(二)主要症状表现

不论是乳牙或恒牙都可以发生龋齿。

龋齿的发生有一个较长的过程,从初期龋到形成龋洞一般需要 1.5～2 年。先是牙釉质发生龋蚀,色泽变成灰暗,牙面上不光滑,易有牙垢堆积。龋齿初期患儿不感疼痛,当龋洞发展到牙本质时,遇到冷、热、酸、咸、甜的食物时才发生疼痛。如果龋洞较深,与牙髓接近或蛀穿到牙髓,则可引起难以忍受的酸痛。龋洞内经常有食物嵌入,发出腐败难闻的臭气。随着龋洞不断地扩大,牙冠就会一块块地崩溃,最后只留下残余牙根。

患儿由于龋齿疼痛以及龋齿早失,导致咀嚼功能降低,胃肠消化吸收减弱,可造成机体营养不良,使生长发育受到影响。另外,患儿可能养成长期偏侧咀嚼的习惯,会造成面部发育不对称。当龋齿引起牙根尖周围感染时,往往会形成感染病灶,造成全身性感染。

学龄前期是语言学习的关键时期,若乳牙龋坏或缺失会造成发音不清,有些患儿也会因乳前牙区严重龋坏而羞于开口,从而对其心理造成不良影响。

(三)预防控制策略与措施

预防龋齿应从孕期开始,母孕期应及时补充蛋白质、钙质、维生素等,以保证胎儿牙胚发育正常。

教育幼儿从小养成良好的卫生习惯,饭后要漱口,每天早晚刷牙两次,刷牙时应选择软毛幼儿牙刷,较年长的幼儿可使用含氟的牙膏以预防龋齿。

临睡前不要吃糖果和零食,平时尽量少用吸管喝饮料,两岁后幼儿不应再使用安抚奶嘴。

幼儿食物要多样化,注意膳食平衡。需要补充钙、磷等其他矿物质和各种维生素,以提供牙齿发育所需要的丰富营养物质,还要注意多咀嚼韧性较大的食物。

许多幼儿药物中含有糖分,这也会增加龋齿的发生率。抗生素及某些哮喘药物会导致酵母过量生长,引起真菌感染,因此服完此类药物后要及时漱口。

幼儿一定要定期检查口腔,以便早期发现龋齿,并进行早期治疗。2～5 岁幼儿每 2～3 个月检查一次,6～12 岁儿童每隔半年检查 1 次,12 岁以上儿童每年检查 1 次。一些幼儿由于牙列不齐容易导致食物嵌塞或滞留,因此预防牙列不齐有利于减少龋齿的发生,在换牙期应及时拔除滞留的乳牙及多生牙,并矫正错位牙、修复缺失牙等。

(四)护理基本知识

一旦发现幼儿出现龋齿,应及时去医院诊治,以免病情加重。很多人误以为"反正乳牙会换掉,没有必要去修",其实不然,如果乳牙过早脱落,会影响恒牙的萌出及恒牙列的形成。

龋齿治疗后,一定要做好口腔卫生工作,养成正确刷牙的良好习惯。只有口腔环境清洁了,才不会再次引起菌斑残留,龋齿也就不会再复发了。

为龋齿患儿准备的食物不能过硬或者黏性过大,以防止牙齿修复部位的损坏。平时还要注意按时去医院复诊,以进行口腔常规检查。

 二 视力不良

在一定距离内眼睛辨别物体形象的能力称为视力。凡利用远视力表按照一定规范进行检查,若视力在 1.0(或对数视力表 5.0)以下称为视力不良。引起视力不良的原因很多,包括屈光不正(近视、远视、散光)、弱视、斜视和其他多种眼病。因此,近视只是引起视力不良的其中一种原因,两者不能混为一谈。

0～6 岁是眼睛发育的关键时期,新生儿的视力不到 0.1,3 岁时的视力大约为 0.6,6 岁后的视力开始接近正常成人,为 0.8～1.0,这是大多数儿童视力正视化过程中的正常现象。由于年幼儿不能准确

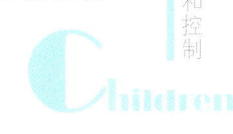

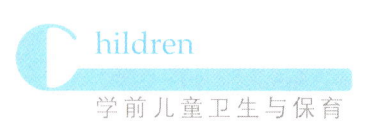
地表达自己的感觉,因此许多眼病需要靠老师和家长的细心观察,同时还应定期去医院进行眼科检查。

(一) 近视

1. 成因 近视患者一般由于眼球前后径相对较长,在看远处时,平行光线通过眼球屈光系统的折射后,聚焦在视网膜前,不能在视网膜上形成清晰的成像,因此也就无法看清物体;而在看近处时,成像会后移到视网膜上,因此可以看清。

虽然近视与遗传有一定的关系,但多数近视的发生还是与不良用眼习惯有关。幼儿早期近距离用眼过多,如看书、看电脑等都会导致近视发生率增加。

2. 主要症状表现 看近处物体清楚,看远处物体模糊。有些患儿在看远处物体时会眯起眼睛以便能看得清晰些,老师平时若发现有此类现象,可督促家长带幼儿前去医院进行眼部检查。目前我国儿童的近视率越来越高,低龄化发病趋势非常明显。

3. 预防控制策略与措施 平时老师和家长要多注意观察幼儿的用眼行为,督促幼儿从小养成良好的用眼习惯。

(1) 注意读写姿势。坐的姿势要端正,头要放正,背部要挺直。读书时,双手捧着书本,书本上端稍抬高与桌面成45°角,头稍向前倾;写字时,头可比看书时再稍向前倾斜,培养正确的握笔姿势。对于年幼儿童,由于手部肌肉发育不完善,协调性及灵活性较差,握笔较早的话易导致执笔姿势不正确,因而不建议过早练习写字。

(2) 不要长时间阅读或书写。一般读、写一段时间后要休息 5～10 分钟,两眼向远处眺望(最好是远处绿色的树木),以使眼肌能得到充分的休息。

(3) 注意看书、写字时的光线。读写时的光线不能太强也不能太弱,更不能在阳光下阅读。写字时注意光线从左侧来,以免手部的阴影妨碍了视觉。

(4) 注意幼儿阅读的书籍字体不能太小,要与年龄相仿,幼儿比较适合看以图片为主的连环画等。

(5) 不要在摇晃的车厢里看书;看电视时不能离电视机太近;看电视、玩电子游戏的时间应当有所限制;不能让幼儿躺在床上看书,不能躺着看电视,更不能打着手电筒躲在被窝里看书。

(6) 较年长儿可定时做眼保健操,以缓解眼部的疲劳。

4. 护理基本知识 一旦幼儿出现不良的用眼习惯或视物不清时,要及时去医院做眼部检查,由专业的医生来确定是否需要矫正视力,并选取合适的眼镜。一般不建议幼儿使用隐形眼镜,更不可做激光手术治疗。

(二) 远视

1. 病因 由于眼球的前后径较短,平行光线经过眼睛的屈光系统后,焦点落在视网膜后方形成虚焦点,视网膜上的成像也模糊,便形成了远视。

每个孩子出生后都是远视,随着年龄的增长会逐渐减轻症状,3 岁时远视度数下降到100～200 度。如果远视度数大于 300 度则可能会造成弱视,而幼儿内斜视中约 75％ 是由远视引起,因此需要及时治疗。

2. 主要症状表现 与近视相比,幼儿远视往往不容易引起老师和家长的注意,有些幼儿在阅读、画画、写字等近距离工作时,会出现头痛,还有些幼儿则可有眼胀、眼酸、流泪、注意力不集中、容易疲劳等症状,因此千万不能大意。

3. 预防控制策略与措施 学龄前期是儿童视力发育的敏感期,因此也是治疗远视和弱视的最佳时机,若错过了这个时期,则疗效欠佳。有些单眼远视、弱视的幼儿因单眼视力好而不容易被老师和家长发现,等确诊时往往已经过了治疗的敏感期。因此,幼儿 3 岁以后一定要定期检查视力,做到早发现,早治疗。

4. 护理基本知识 应该去正规医院接受专业技术人员的散瞳验光检查,一旦确定远视程度,就可选择合适的镜片度数配镜,并且要坚持佩戴眼镜。如果有弱视的患儿,还要接受专业的弱视训练。

（三）弱视

1. 病因　引起幼儿弱视的病因比较多,归纳起来有这样一些原因:①斜视性弱视;②屈光参差性弱视(两眼的屈光度差值在 250 度以上);③屈光不正性弱视(较高度数的远视、近视和散光);④形觉剥夺性弱视(先天性白内障、重度眼睑下垂以及先天性视中枢及视神经发育不良)等。

2. 主要症状表现　在幼儿园的视力筛查中,若发现幼儿一眼视力多次检查均低于 0.8,则须马上带他们到医院作进一步检查。患儿除了有视力低下外,还有其他的表现,如斜视、歪头视物、眯眼或看东西贴得很近等。因为约有 1/2 的斜视合并弱视,因此一旦发现幼儿有斜视的现象,应尽早到医院眼科诊治。

3. 预防控制策略与措施　一般 3 岁左右的幼儿可在幼儿园里进行视力筛查,若发现有异常,应立即去医院进行散瞳检查。3 岁左右治疗弱视的成功率非常高,很多患儿可能伴有远视、斜视,一般用戴眼镜、遮盖治疗和训练都能治愈。若到 7 岁开始治疗的话,成功率下降一半,到 12 岁以后几乎没有治愈的可能了。

4. 护理基本知识　弱视的治疗需要坚持,只有在视力恢复正常,并且稳定 3 年后才能停止治疗,否则很容易反弹。有些幼儿在遮眼治疗时感到明显不适,不愿配合治疗,老师和家长一定要做好其思想工作,使治疗能顺利进行。另外,治疗过程中有些患儿视力比较低,而另一只好的眼睛又被遮住,老师和家长千万要注意做好保护措施,以免发生危险。

（四）斜视

1. 病因　引起幼儿斜视的原因很多,常见的有屈光不正、知觉障碍和遗传因素等。

2. 主要症状表现　幼儿期的斜视大多没有明显的症状,少数幼儿会有视疲劳的表现。大部分外斜视最初是间歇性的,经常在疲劳、愣神或发热时出现,细心的老师应该能及时发现。

有些年幼儿由于鼻梁宽扁和内眦赘皮的原因,看起来像是内斜视,但如果捏起鼻梁的皮肤,露出内眦部的白眼珠,内斜的现象就会消失。

有些幼儿经常歪头视物,或在户外、阳光下闭上一只眼睛,这些都可能是斜视的表现。

3. 预防控制策略与措施　如果孩子出现斜视现象,如偏着头看书、写字、看电视等,要及时去医院检查。斜视最好在 3 岁以前进行矫治,否则到了 5～6 岁,孩子还可能出现其他眼疾。

4. 护理基本知识　斜视的治疗有保守治疗和手术治疗。手术治疗后要注意用眼卫生,不要用眼过度,不要用手揉眼睛,要保证充足的睡眠。另外,手术后一定要正确使用眼药水,严格遵照医嘱控制剂量。

有些幼儿会因斜视而遭到同学的嘲笑和歧视,心理上也会受到很大的伤害。因此老师和家长一定要及时发现问题,积极进行心理疏导,并防止类似事情继续发生。

三　营养障碍性疾病 ●●●●●●●●

处于快速生长阶段的学前儿童,对于营养素摄入的合理性要求特别高。比如,能量和蛋白质摄入过少可导致营养不良、摄入过多可导致肥胖,缺铁可导致贫血,缺乏维生素 D 又会导致佝偻病,以上都是学龄前期常见的营养障碍性疾病。

（一）蛋白质-能量营养不良

1. 病因

(1) 营养摄入不足:幼儿处于快速生长发育阶段,对营养素尤其是蛋白质的需要量相对较多,婴儿期的营养不良常是由于喂养不当(如母乳不足、辅食添加不当等)造成,而幼儿期则多是由于不良的饮食习惯如偏食、挑食等引起的。

(2) 消化吸收不良:当幼儿有消化系统解剖或功能上的异常(如唇裂、腭裂、幽门梗阻、长期腹泻等)

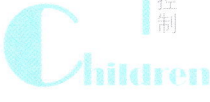

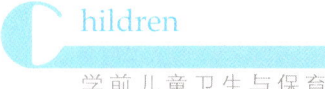

时,食物的消化和吸收就会受到影响。

（3）营养需要量增加：在快速生长发育期、急性或慢性传染病的恢复期,因为需要量的明显增加而造成营养素相对缺乏。

2. 主要症状表现　体重不增是营养不良的早期表现,以后逐渐出现体重下降,主要表现为消瘦,皮下脂肪逐渐减少以至消失、皮肤干燥、苍白、失去弹性,额部出现皱纹如老人状,肌张力逐渐降低,肌肉松弛、萎缩呈"皮包骨"时,四肢可有挛缩。

皮下脂肪层厚度是判断营养不良程度的重要指标之一。皮下脂肪层消耗的顺序首先为腹部,其次为躯干部、臀部、四肢,最后为脸颊。

重度营养不良可有精神萎靡、反应差、体温偏低、脉搏细而无力、无食欲、腹泻与便秘交替等。

5 岁以下幼儿营养不良又可分为以下 3 种类型：

（1）体重低下。体重低于同年龄、同性别参照人群值的均值减 2 个标准差以下。该项指标主要反映慢性或急性营养不良。

（2）生长迟缓。身高低于同年龄、同性别参照人群值的均值减 2 个标准差以下。该项指标主要反映慢性长期营养不良。

（3）消瘦。体重低于同性别、同身高参照人群值的均值减 2 个标准差以下。该项指标主要反映近期、急性营养不良。

3. 预防控制策略与措施

（1）合理喂养。婴儿期大力提倡母乳喂养,及时添加辅食;幼儿一定要纠正偏食、挑食、吃零食等不良的饮食习惯。幼儿早餐一定要吃饱,午餐应保证供给足够的能量和蛋白质。

（2）合理安排生活作息制度。要坚持户外活动,保证有充足的睡眠,及时纠正不良的卫生习惯。

（3）预防传染病和先天畸形。老师应督促家长按时带幼儿前去预防接种;对有唇裂、腭裂及幽门狭窄等先天畸形的患儿应及时进行手术治疗。

（4）推广应用生长发育监测图。定期测量身高、体重,并将测量值标在监测图上,如果发现幼儿有身高、体重增长缓慢或不增的情况,应尽快查明原因,并及时予以纠正。

4. 护理基本知识

（1）祛除病因。在查明病因的基础上,积极治疗原发病,并改进喂养方式。

（2）调整饮食。营养不良患儿的消化道因长期摄入过少,已经适应了低营养的摄入状态,因此饮食调整的量和内容应根据实际的消化能力和病情逐步完成,千万不能操之过急。如果摄食量增加太快,很容易出现消化不良、腹泻等。

（3）适当的户外活动、充足的睡眠、纠正不良的饮食习惯和良好的护理也是治疗营养不良的重要内容。

（二）肥胖

1. 病因　肥胖分单纯性肥胖和继发性肥胖,其中前者占了 95%～97%,后者往往伴有明显的内分泌和代谢性疾病。单纯性肥胖有一定遗传效应,但是目前看来日常生活环境因素的作用更大。当幼儿能量摄入过多、活动量过少时,多余的能量便会转换为脂肪储存在体内,导致肥胖。

2. 主要症状表现　肥胖幼儿食欲旺盛,喜欢吃甜食和高脂肪食物。明显肥胖者常有疲劳感,用力时有气短或腿痛等症状。严重肥胖者运动后可出现呼吸浅快、气急、心脏扩大或出现充血性心力衰竭甚至死亡。

体格检查可见肥胖幼儿皮下脂肪丰满,严重者可因皮下脂肪过多,使胸腹、臀部及大腿皮肤出现花纹;还可因体重过重,走路时双下肢负荷过重导致膝外翻或扁平足。肥胖儿童心理上常有自卑、胆怯、孤独等情绪;性发育也有提前的倾向。

3. 预防控制策略与措施　养成幼儿良好的进食习惯,并鼓励幼儿多参加各种身体活动,还可以养成爱劳动的好习惯。例如,可以走路的场合尽量不要坐车,上下楼时要自己走楼梯而尽量不要乘坐电梯,每天进行至少 30 分钟的中等强度的体育运动或身体活动。平时控制幼儿看电视和玩电子游戏的时间,并尽量减少静坐时间。建议老师和家长不要把食物作为奖励或惩罚幼儿行为的手段。

4. 护理基本知识

（1）饮食调整：对肥胖儿每日摄入的热量要严格进行计算和控制,并避免进食某些高能量食物。对于年龄较小、刚刚发生轻或中度肥胖的幼儿可要求其多吃富含纤维素的粗粮,少吃或不吃含热量高而体积小的食品;食物不要切得过大、应以小块状为主,少吃甜食等。重度肥胖者禁食高热量食物或加工过于精细的碳水化合物（如精白面粉、土豆）、脂肪、油炸食品、糖、巧克力、奶油制品等）,应限制饮用甜饮料。

（2）运动疗法：应尽量选择一些安全、有趣、便宜并能长期坚持训练的运动形式进行训练,如走路、跑步、跳舞、滑冰（雪）、游泳等。每次训练必须先做好准备活动,在每个训练活动之间要有短时休息,运动结束后也必须要有恢复运动。如果患儿出现身体不适或受伤时应立即停止训练。

（3）进食行为矫正：让肥胖儿养成良好的进食习惯,不偏食、不挑食,适当运用奖励和惩罚作为正/负性强化的手段。可鼓励肥胖儿自己记录进食行为日记,以便能自查、自律。

（三）缺铁性贫血

1. 病因　缺铁性贫血是由于体内缺乏造血所必需的铁而导致的贫血。世界各地都有发病,以 6 个月至 3 岁最为多见,发展中国家婴幼儿的发病率为 25%～66%。引起此类贫血的原因如下。

（1）铁摄入不足或吸收障碍：这是导致缺铁性贫血的主要原因。经常有偏食、挑食、甚至于拒食的幼儿,如果长期不吃或少吃含铁量丰富的食物（如猪牛羊肉、猪肝、动物血等）,会因其饮食中铁摄入不足而造成贫血。另外食物搭配的不合理也会影响人体对铁的吸收。

（2）先天贮铁不足、生长速度过快：早产儿、双胎儿、低体重儿体内铁含量相对较低,婴幼儿生长迅速,如果未及时添加含铁量丰富的辅食,就很容易造成贫血。

（3）铁丢失或铁消耗增多：如果幼儿长期有少量失血、慢性腹泻、呕吐等会造成铁的排泄增多,而反复感染则会引起铁消耗增多。

2. 主要症状表现

（1）一般表现：皮肤黏膜逐渐苍白,以唇、口腔黏膜及甲床最为明显。患儿容易疲乏无力,不爱运动,年长儿可诉头晕、眼前发黑、耳鸣等。

（2）髓外造血表现：肝脏、脾脏可轻度肿大,年龄愈小、病程愈久、贫血愈重,肝、脾大愈严重。

（3）消化系统症状：食欲减退、少数患儿有异食癖,如喜欢吃泥土、墙灰、煤渣等。患儿常有呕吐、腹泻,部分可出现口腔炎、舌炎或舌乳头萎缩。

（4）神经系统症状：常有烦躁不安、萎靡不振,年长儿可有注意力不集中、记忆力减退、智力下降等。

（5）心血管系统症状：明显贫血时心率增快、心脏扩大、严重者可发生心力衰竭。

（6）其他：因免疫功能低下患儿常合并感染,也可因上皮组织异常而出现反甲。

3. 预防控制策略与措施　应合理安排饮食,保证有足够的动物性蛋白和豆类蛋白。猪肝、动物血、红色瘦肉（如猪、牛、羊肉）等不仅含铁丰富,而且铁的吸收率也很高。在植物性食物中,大豆的铁含量也很高,吸收率也较高。

膳食安排上要注意荤素搭配,以增加食物中铁的吸收率。每天摄入维生素 C 含量丰富的新鲜蔬菜和水果,因为维生素 C 可促进铁的吸收。另外,可使用铁制的炊具烹饪食物,以增加铁的吸收。

4. 护理基本知识　对于缺铁性贫血的幼儿,治疗的关键在于去除病因,补充铁剂。治疗缺铁性贫血的药物有口服含铁制剂和注射用针剂,口服铁剂时要注意应与维生素 C 同时服用,以促进铁的吸收;铁剂应避免与牛奶、茶、咖啡同时服用,否则会影响铁的吸收。

（四）维生素 D 缺乏性佝偻病

维生素 D 缺乏性佝偻病多见于婴幼儿,由于体内维生素 D 不足而使钙、磷代谢失常,钙盐不能正常沉积于骨骼的生长部分,以致发生以骨骼病变为特征的一种慢性营养缺乏性疾病。

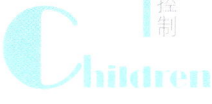

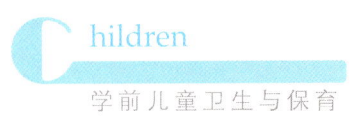

1. 病因

(1)日照不足：人体皮肤中的7-脱氢胆固醇，经日光中紫外线照射后，可以变成内源性的维生素D，参与人体的钙磷代谢。冬春季节阳光直照时间少，紫外线被玻璃窗、空气中的烟雾和尘埃所吸收、幼儿户内时间过多等，会造成人体中维生素D产生不足，从而造成幼儿佝偻病发病率偏高。

(2)维生素D摄入不足：天然食物中维生素D含量较少，婴幼儿若户外活动少，又不额外补充维生素D，就会引起佝偻病。

(3)生长速度过快：有些幼儿生长速度明显快于同龄儿，其对维生素D的需要量较大，若此时未及时补充足量的维生素D，也很容易造成缺乏。

(4)疾病和药物的影响：胃肠道或肝胆疾病可影响维生素D的吸收，长期服用抗惊厥药物可使体内维生素D不足，糖皮质激素也有对抗维生素D的钙转运作用。

2. 主要症状表现

(1)初期：在婴儿期多见，可有多汗、夜惊、易激惹、烦躁不安等非特异性症状。

(2)激期：上述初期症状更为明显，还伴有表情淡漠、全身肌肉张力偏低，动作发育与同龄者相比有所延迟。骨骼体征随年龄而异，如颅骨软化明显、方颅、前囟门闭合延迟、出牙延迟、肋串珠、哈氏(Harrison)沟、肋骨外翻、鸡胸、漏斗胸；四肢骨骼改变如"手镯"、"脚镯"，下肢呈"O"型或"X"型腿；脊柱弯曲、骨盆畸形等。

(3)恢复期：前述症状好转、逐步消失。

(4)后遗症期：活动期症状消失，仅留有不同程度的后遗症如鸡胸、漏斗胸、肋外翻、"X"型或"O"型腿、脊柱弯曲或骨盆畸形。

3. 预防控制策略与措施

(1)平时鼓励幼儿多进行户外运动，以增加阳光直照的机会，冬季也尽量保证每天有1～2小时的户外活动。夏季因紫外线过于强烈，可在树荫下活动。

(2)一般情况下不需要补充钙剂，但如果饮食中乳制品摄入不足或营养欠佳时应同时补充钙剂。

(3)如果老师发现幼儿有佝偻病的症状或体征时，应立即提醒家长带患儿前去医院诊治。

4. 护理基本知识和技能

(1)一般治疗：患儿应多到户外活动，佝偻病激期的患儿不宜久坐、久站，以防止骨骼畸形。

(2)注意维生素D过量：长期大量或短期超量服用维生素D可因过量而出现中毒症状，轻者可表现为低热、烦躁、易激惹、厌食、恶心、呕吐、口渴、乏力等，重者可有高热、多尿、烦躁、脱水、嗜睡、昏迷、抽搐等。一旦确诊后应立即停用维生素D，限制钙盐摄入。

四 支气管哮喘

支气管哮喘，简称哮喘，是由多种炎性细胞参与的气道慢性炎症，使易感者对各种激发因子具有气道高反应性，并可引起气道缩窄，表现为反复发作性喘息、呼吸困难、胸闷或咳嗽等症状，常在夜间和(或)清晨发作、加剧，多数患儿可经治疗或自行缓解。

1. 病因　哮喘的病因复杂，受到遗传和环境因素的双重影响。

(1)遗传因素：本症是一种多基因遗传病，男孩多于女孩，过敏体质与本病关系密切，多数患儿以往有湿疹、过敏性鼻炎、食物或药物过敏史，不少患儿有家族史。

(2)环境因素：空气中的花粉、杂草和污染物都可以引起过敏；吸烟和被动吸烟、装修引起的化学物品污染(如油漆)等也会引起喘息。

(3)室内因素：潮湿的墙角、浴室和冰箱中的霉菌会引起哮喘；螨虫、蟑螂和宠物的皮屑也是引起哮喘的重要过敏原。

(4)呼吸道感染和寒冷刺激：是哮喘发生的一个诱因，有些患儿对暖热空气比较敏感。

(5)其他：情绪剧变可激发幼儿哮喘的发作，尤其对那些难治性哮喘患儿影响更大。有些幼儿哮喘到青春期可完全消失；甲状腺功能亢进时哮喘也可加剧。

2. 主要症状表现 哮喘发作时往往先有刺激性干咳,接着可咯出大量白色黏痰,伴有呼气性呼吸困难和哮吼声,患儿可出现烦躁不安或被迫坐位,咳喘剧烈时还可出现腹痛。但在发作间歇期可无任何症状和体征,有些病例仅在用力时可听到哮鸣音。

哮喘发病以夜间更为严重,一般可自行或用平喘药后缓解。若哮喘急剧严重发作,经药物治疗后仍不能在 24 小时内缓解,称作哮喘持续状态,严重者可死于呼吸衰竭。

病久反复发作者,可出现桶装胸,常伴营养吸收障碍和生长发育落后。

3. 预防控制策略与措施 哮喘防治的重要原则是避免接触过敏源,去除各种诱发因素,积极治疗和清除感染病灶。

(1)为患儿提供一个合适的生活环境,室内保持清洁、通风、干燥,严禁吸烟;床上用品应尽量使用棉织品,不要用丝棉、皮毛或羽绒等制品,并要勤换洗;家中或教室里不要养宠物;挑选玩具时,应尽量选择木、布、金属或纸料制作的产品,不要买皮毛或厚绒制成的玩具。空调要定期清洁保养。

(2)家长和老师不要使用香味浓烈的化妆品,更不要给孩子搽抹化妆品;应避免一切有浓烈异味的化学物质,如油漆、汽油、杀虫剂等。

(3)注意患儿的饮食,一些容易引起过敏的食物如鱼、虾、螃蟹、葱、蒜、韭菜或者刺激性的食物少吃为好。如果发现孩子吃了某种食物有哮喘发作时,必须立即停止进食该食物。

(4)培养良好的生活习惯,饮食、睡眠、大小便要定时,平时避免进食过饱。还应减少患儿的精神压力。

(5)保证患儿每天有一定的户外活动时间,可按年龄和呼吸的平稳程度而灵活掌握活动内容,千万不要因为害怕患儿哮喘发作而过分限制其体育运动。可进行耐寒锻炼,但应该循序渐进,以免诱发哮喘,可先从夏秋季开始锻炼。哮喘患儿一般活动耐力较差,可选择游泳、慢跑等不太剧烈的活动。

4. 护理基本知识 哮喘发作时一定要注意休息。严密监测患儿的哮喘先兆,如连续打喷嚏、不断咳嗽、烦躁、精神不振、呼吸加快等,一旦发作则应立即去医院诊治。

五 湿疹

湿疹是由多种复杂的内、外因素引起的一种具有多形性皮损和易有渗出倾向的皮肤炎症性反应。病因大多难以确定。自觉症状瘙痒剧烈。病情易反复,可迁延多年不愈。

1. 病因 诱发湿疹的原因很多,主要有:①食物过敏,如对牛羊奶、牛羊肉、鱼、虾、蛋等过敏;②呼吸道过敏,如花粉、尘螨等;③化学品刺激,如肥皂、化妆品、油漆、动物皮毛等。④其他,强光照射、肠道寄生虫、过量喂养而致消化不良等也可引起湿疹;⑤湿疹具有遗传倾向。

2. 主要症状表现 湿疹的皮损呈多形性。急性湿疹者多数为粟粒状大红色的丘疹、丘疱疹或水疱,还有明显点状或小片状糜烂、渗液或结痂,当合并感染时可出现脓疱、脓性渗出及痂屑等。

亚急性湿疹常因对急性期湿疹处理不当而造成的,表现为红色丘疹、斑丘疹、鳞屑或结痂为主,兼有少数丘疱疹或水疱及糜烂渗液。

慢性湿疹皮损为暗红或棕红色斑或斑丘疹,常融合增厚呈苔藓样变,表面有鳞屑、抓痕和血痂,周围散在少数丘疹、斑丘疹等。

湿疹可发生在身体的任何部位,但以外露部位及四肢屈侧为多见,往往对称性分布。患儿自觉瘙痒剧烈,病程不规则,常反复发作,迁延难愈。

3. 预防控制策略与措施

(1)食物回避:如果已发现患儿因食用某种食物而出现湿疹,应尽量避免再次进食这些食物。

(2)衣物穿着:贴身的衣服尽量是棉质的,宜宽松、轻软,不要穿得过多。床上用品最好也是棉质的,要经常更换清洗,并保持干爽。

(3)环境:室温不宜过高,否则会使湿疹痒感加重。家里不养宠物,如鸟、猫、狗等。室内要通风,家长不要在室内吸烟,室内不要放置地毯,打扫房间时最好是湿性清洁,避免灰尘在室内飞扬,灰尘较多的地方可使用吸尘器。

(4)日常护理:避免过热和出汗,避免接触羽毛、兽毛、花粉、化纤等过敏物质。

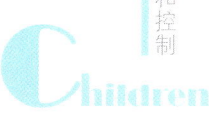

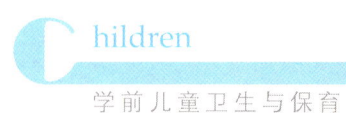

（5）护肤用品：选择低敏或抗敏制剂进行护肤，最好进行皮肤敏感性测定，以了解皮肤对所用护肤用品的反应情况。

4.护理基本知识

（1）应避免患儿因瘙痒抓破皮肤而发生感染，要勤观察，并勤剪指甲。

（2）在湿疹发作时，应暂缓预防接种，以免发生不良反应。

（3）一般患儿搽用含有激素的药膏后湿疹即会消退，但停药后往往会复发。如果湿疹化脓感染时，应及时去医院诊治。

（4）尽量少用肥皂，不要使用含香料或碱性的肥皂，宜用温水和不含碱性的沐浴剂来清洁患儿的身体。

资料链接

癫 痫

癫痫是一种由于脑功能异常所导致的慢性疾病，由于脑神经元异常放电所产生的突发性、一过性的行为改变，包括意识、运动、感觉、情感和认知等方面的短暂异常，其类型很多。

一、病因

1.遗传因素　癫痫具有明显的遗传倾向，原发性癫痫大多为复杂的多基因遗传。

2.继发性因素　包括脑发育异常、脑血管问题、脑损伤、颅内占位性病变、各种炎性病变等。

二、主要症状表现

根据大脑中痫性异常放电部位的不同，可分成局灶性发作（发作期脑电图可见某一脑区的局灶性痫性放电）、全身性发作（发作中脑的两侧半球同步放电），临床表现有所差异。

1.单纯局灶性发作　发作中无意识丧失，也无发作后不适的现象。持续时间平均10～20秒。常表现为：面、颈或四肢某部分的强直或阵挛性抽动，特别是头、眼持续性同向偏斜的旋转性发作。年长儿可能自诉发作初期有头痛、胸部不适等先兆，有些患儿在发作后可出现抽搐后肢体短暂麻痹，持续数分钟至数小时后消失。

2.复杂局灶性发作　可从单纯局灶性发作发展而来，或一开始即有意识部分丧失伴精神行为异常。发作时有意识障碍如突然凝视等，50%～75%的患儿表现为意识混沌情况下的反复刻板动作，如咀嚼、吞咽、解衣扣、自言自语、情感冲动、奔跑等行为，少数患儿有发作性视物过大或过小、听觉异常等。

3.全身性发作　又可分成几类，但均伴有不同程度的意识丧失。常见的有：

（1）"强直-阵挛发作"，又称大发作，是幼儿癫痫中最常见的发作类型之一。刚开始患儿全身骨骼肌强直性收缩伴意识丧失（可突然跌倒或尖叫）、屏气、发绀，有时会发生咬舌或尿失禁、呼吸暂停；紧接着出现全身反复、短促的猛烈抽动、口吐白沫，接着呼吸逐渐恢复，抽动减少、肌肉松弛；随后进入深睡，醒后一般状况良好，但常有头痛、嗜睡、疲乏等发作后现象。

（2）失神发作，发作时表现为突然终止正在进行的活动而凝视，意识丧失但不摔倒，手中的物品不落地，两眼凝视前方，持续数秒钟后意识恢复，对刚才的发作不能回忆，过度换气往往会诱发其发作。多在5～7岁起病，发作频繁，但智力正常。

三、预防控制策略与措施

（1）养成良好的生活习惯。按时休息，保证睡眠充足，避免过度劳累。饮食要有规律，每餐按时进食，避免饥饿和暴饮暴食。

（2）对于曾经强直-痉挛发作的病人一次饮水不要过量，以免再次发作。

（3）饮食要清淡、易消化、富于营养，多吃蔬菜水果，避免辛辣等刺激性强的食物。避免受凉、淋雨及用过冷过热的水淋浴。

（4）不宜参加剧烈运动和重体力劳动，尽量避免某些诱发因素，如高热、惊吓、情绪过分激动、过度兴奋、劳累等。在发作期不要看电视和玩游戏机等，生活环境要保持安静。

（5）发作较频繁者，应限制在室内活动，必要时需卧床休息，并要有护栏加固，以防止跌伤。

（6）禁止患儿单独到高处或水边玩耍，不要到河里游泳，不要手持刀剪等锐器。

四、护理基本知识

一旦有患儿出现癫痫发作先兆时，应尽快找一个安全的地方让其平卧，头偏向一侧，松解衣扣。可用纱布包裹压舌板放在患儿上下牙齿之间，保持呼吸通畅，让痰液流出，并避免其咬伤舌头。不要强行压住患儿抽搐的肢体，以免骨折和脱臼。

在患儿癫痫发作后，应保证其在安静的环境下休息。

如果发生癫痫持续状态（一次癫痫发作持续 30 分钟以上，或反复发作而间歇期意识不恢复超过 30 分钟者），应立即送往医院救治，若不及时处理，可危及生命。

应提醒家长让患儿随身携带治疗药物和治疗卡，以便癫痫发作时能及时得到抢救和治疗。

第五节　常用学前儿童疾病护理技术

一　测量体温

体温升高是儿童疾病时常见的一种表现。正常儿童的肛温在 36.9～37.5℃ 之间，舌下温度较肛温低 0.3～0.5℃，腋下温度为 36～37℃。

在测体温前，首先要看一看体温计的水银线是否在 35℃ 以下，如果超过这个刻度，就应轻轻甩几下，使水银线降至 35℃ 以下。如果选用电子体温计，应该先打开开关，观察起始温度，一般应在 35℃ 左右。

对于发育比较成熟的幼大班幼儿，可以采用口腔测温法。吃喝完毕后，至少等 30 分钟才可测量体温。因为吃东西会改变口温而影响正确的读值。测量时将消毒过的口表斜着放于幼儿舌下，闭嘴用鼻呼吸，留置 3 分钟后读数。

幼小班、幼中班的幼儿可以使用腋下测温法，先将腋窝皮肤的汗擦干，然后将体温计水银头部放置于腋窝中间，紧贴皮肤，使上臂紧贴于胸壁，夹紧体温计，测试时间不能少于 5 分钟。

看体温计数字时，要横持体温表缓缓转动，取与眼等高的水平线位置看水银柱所至的温度刻度。电子体温计要简单得多，只要读出读数即可。

幼小班、幼中班的幼儿也可采用直肠测温，不过直肠用的肛表与口表是完全不同的，肛表身圆头粗，口表身圆头细。使用肛表时，先将体温计的水银头端涂一点甘油或其他油类，也可以用肥皂水使之润滑，然后慢慢插入肛门 3～4 cm，留置 3 分钟后取出。测时要用手扶住体温表，防止破碎而刺伤小儿肛门。

二　测量脉搏和呼吸

（一）测量脉搏

一般情况下，脉搏的次数与强弱和心脏搏动情况一致，因此测量脉搏可代表心率，但在心律失常（如早搏、心房纤颤等）时，心率和脉搏可不一致，应分别计数。

脉搏数在幼儿时期易受外界影响而随时变动，一般年龄越小，心率越快。3～4 岁幼儿每分钟心率

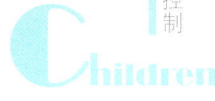

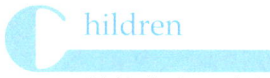

100～110 次;5～6 岁每分钟 90～100 次。当发热、活动、哭闹或精神紧张等情况下,脉搏数可适当增加,睡眠时则减慢。

测量脉搏时,测量者可用自己的食指、中指和无名指按在幼儿的桡动脉处,其压力大小以摸到脉搏跳动为准。测量脉搏以一分钟为计算单位。注意测脉搏前应使小儿安静,体位舒适,最好趁小儿熟睡时检查。在计数每分钟脉搏跳动多少次的同时,应注意观察脉搏跳动是否整齐规律和强弱均匀。

(二) 测量呼吸

幼儿正常的呼吸次数也是根据年龄不同而不同。一般 4～7 岁幼儿每分钟 20～25 次,运动和情绪激动可使呼吸暂时加快,休息或睡眠时呼吸恢复正常。

测量者可观察幼儿的胸部或腹部起伏的次数,一呼一吸为一次,以一分钟为计算单位。除计数呼吸次数外,还应观察其深浅及节律是否规则。若呼吸浅,不易计数时,可用棉絮贴于幼儿鼻孔处,以棉絮的摆动来计数呼吸次数。测量呼吸次数,最好在幼儿安静或熟睡时进行最佳。可在测量脉搏后,将手指留在原处不动,接着测呼吸次数,以免幼儿精神紧张而影响呼吸规律。

一般每呼吸 1 次,心跳和脉搏 3～4 次,这是正常情况。若出现呼吸频率异常增快或减慢,呼吸不规则、时快时慢,或者急促呼吸的过程中间有叹息样表现或连续吸 2 次呼 1 次的现象等,均为异常表现,必须引起重视。

 ## 三 物理降温 ●●●●●●●●●●

物理降温适用于高热而血液循环良好的幼儿。物理降温的方法很多,有头部冷敷、温水擦浴、酒精擦浴、冷盐水灌肠等方法。由于物理降温通常没有什么不良反应,因此,在幼儿发热时,幼儿园老师可以选取一些简单易操作的方法来帮助幼儿降温。

(一) 头部冷敷

头部冷敷适合一般发热,体温并不特别高的幼儿。将毛巾用凉水浸湿后敷在患儿的前额部,每5～10 分钟更换一次。也可将水袋中灌上凉水,枕在脑下。

(二) 温水擦浴

温水擦浴适合于高热患儿的降温。先在面盆里盛 32～34℃ 左右的温水,脱去小儿一侧上衣,露出一上肢,下面垫好大毛巾,将小毛巾沾湿,拧至半干,随后轻轻拍打小儿的颈部侧面、上臂外侧直至手背,再从侧胸经腋窝沿上臂内侧经肘窝至手掌心。擦拭完后,用大毛巾擦干皮肤。同样方法拍拭对侧,每侧各拍拭 3 分钟。随后让幼儿侧卧,露出背部,下垫大毛巾,用同样方法由颈下至背部和臀部拍拭,再用大毛巾擦干,穿好衣服。如果可能,也可以用同样的方法轮流擦拭双下肢。胸部、腹部等部位对冷刺激敏感,最好不要擦拭。出疹的孩子发热不要用温水擦浴降温。擦浴后 30 分钟最好再次测量体温并记录。

(三) 酒精擦浴

酒精擦浴适合于发热较高的患儿。一般不建议在幼儿园操作。方法基本同上述的温水擦浴,只是选用的是 30％～50％ 浓度的酒精。由于酒精比水容易蒸发,所以酒精擦浴可能会使幼儿感到不适。吸入酒精蒸气或经由皮肤吸收酒精也可能对幼儿不利。

(四) 冷盐水灌肠

冷盐水灌汤的降温效果显著,但需要专业的医护人员操作,不适合幼儿园老师或家庭中操作。方法是取生理盐水 200～300 ml,温度以 4℃～6℃ 为宜,将肛管用甘油等润滑油擦拭后插入肛门,再将准备好的盐水用注射器注入或灌入,灌入后需用手将患儿肛门夹紧 10 分钟左右,以防盐水排出。

四 喂药

口服药物是常用的治疗幼儿疾病的方法。

（一）准备工作

核对幼儿的姓名、药物的名称、药物的剂量,避免药物错服等意外。同时尽量取得幼儿的配合,使之有安全感。

（二）根据药物类型不同采取不同的喂药方法

1. 固体药 对于年长儿或配合的幼儿可以鼓励他（她）自己吞咽,对于不会吞咽药物的幼儿,可以将药片研成粉末,再用温水溶化后服用。

2. 液体药 先摇匀药液,然后用量杯或有刻度的吸管取出适量的药液,用小勺从幼儿口角处顺口颊方向慢慢倒入,小勺仍留在口中,待药液已咽下后,再将小勺拿开,以防小儿将药液吐出。

3. 油剂药物 用干净的剪刀剪去尾端胶囊,直接将油剂挤入小儿口中,也可滴在掰开的小块的饼干、馒头、面包或蛋糕上让幼儿服用。

（三）注意事项

在喂药过程中幼儿如果出现恶心,应暂停喂药,轻拍其背部或分散注意力,待好转后再喂,防止呛咳和误吸。如果出现呕吐时,应将幼儿的头转向一侧,避免吸入气管。

五 滴药水

（一）滴眼药水/涂眼药膏

眼科最常用的治疗方法是滴眼药水。但儿童往往因哭闹、不配合而使滴药困难。即使药水滴入眼内后,如患儿哭闹,泪水即刻将眼药冲出,不但发挥不了应有的效果,反而会使眼球充血（发红）更加严重。所以,正确掌握方法很重要。

1. 滴眼药时间 最好的时间为小儿睡觉时或未醒来时。在睡觉时滴药既能保证眼药水滴入结膜囊,又能维持较长眼睛闭合时间。

2. 滴眼药方法 一般在小儿熟睡后,用左手拇指和食指轻轻扒开下睑,暴露出下睑结膜或下穹隆后,将眼药水1～2滴滴入下穹隆部结膜囊内,然后轻轻松开下睑,使其恢复闭眼状态。这样一般不会弄醒患儿,千万不可将眼药水滴入黑眼球上（角膜上）,因黑眼珠神经分布广泛,对外来刺激十分敏感,眼药滴入后很容易弄醒患儿。

另外,滴药时滴管不要太靠近眼睑（一般距睑缘1～2 cm即可）,滴管不要接触睫毛或眼睑,以免造成眼药水污染或小儿头部活动时碰伤眼睛。

如果是配合的大幼儿,可以叮嘱小儿坐在椅子上,把头向后仰,仰起脸,轻轻闭眼。把眼药水向眼内角挤出1～2滴,然后用另一只手,将孩子上眼皮轻轻提起来,使药水含在眼里。然后放下眼皮,让孩子闭一会儿眼,转动眼球,使药水分布均匀。

3. 注意事项 滴药前要洗净双手,准备好眼药水。

注意查看药名和浓度,摇晃一下看看有无沉淀物、絮状物,有无变色,变了色或有沉淀物的眼药水一般不能再用（说明书上有特殊注明是混悬液的除外）。

注意眼药瓶上的生产日期或有效期,应在有效期内使用。

如果幼儿一只眼有炎症,另一眼需预防性滴药;两眼都需滴眼药水时,应当先滴眼病情较轻的或预防性滴药的一只眼,然后再滴有病或病重的一只眼。

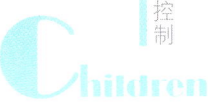

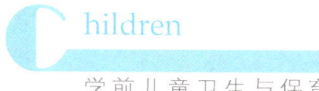

需要同时滴几种眼药水时,可先滴一种眼药,间隔 20～30 分钟后,再滴另一种眼药。滴眼药后要闭眼 2～3 分钟。

　　为幼儿涂眼药膏也是一个有挑战的事项。最好在临睡之前为幼儿涂,操作者可以选择一根光滑并消毒过的小玻璃棒,先挤出红豆大小的药膏放在玻璃棒上,用另一只手食指轻轻下拉幼儿的下眼皮,露出结膜囊。让玻璃棒与下眼皮平行,轻轻把上面的药膏放入结膜囊内。把玻璃棒从耳侧拿开,让幼儿闭上眼睛,睡上一觉,使药膏和眼睛充分的亲密接触。

(二)滴鼻药水

　　给幼儿点鼻药时,最好哄他(她)躺在床上将头伸出床沿外,身体尽力后仰,使头与身体呈直角,然后向双鼻孔各滴 1～2 滴药液。只要保持头向后仰,药水就不会流到喉咙里去。等药水滴入鼻内一段时间,再让幼儿起身。

(三)滴耳药水

　　给幼儿滴耳药水时,最好让幼儿躺下来,由助手固定头部,操作者将药水滴入耳中,随后轻轻按摩耳前的耳珠位置,使药水能顺利滑入耳道。滴耳药水后最好让幼儿侧卧 10～15 分钟,使药液在耳朵里保留较长的时间,以发挥最佳的疗效。

六　简易通便法

　　最常用的是开塞露通便法。开塞露呈锥状扁圆形,密封的塑料胶壳内装 50％甘油或山梨醇。幼儿一般用的是每支 10 ml 规格的。

　　让幼儿取左侧卧位,将开塞露尖端剪开或剪去顶端并修光滑,先挤出少量药液润滑开塞露顶端及肛缘,然后轻轻插入肛门,用力挤压塑料壳后端,使药液全部注入肛门内。不必急着退出空壳,让幼儿保持该体位尽量保留药液 10 分钟左右,到不能忍受时才拔出空壳,让幼儿排便,即能达到通便的目的。

本章小结

本章阐述的基本问题有:
1. 幼儿常见感染性和传染性疾病的病因、临床症状、预防和护理方法。
2. 幼儿常见慢性健康问题的病因、主要症状表现、预防策略和护理技巧。
3. 幼儿基本生命体征的测量方法。
4. 幼儿患病时的基本护理方法。

基本要点:

　　本章在介绍疾病概念与分类的基础上,强调疾病的三级预防策略。鉴于学前儿童的身体免疫力尚未发育完善,因而重点介绍了幼儿常见感染性疾病(上呼吸道感染、肺炎、腹泻、急性中耳炎和急性扁桃体炎等)和传染性疾病(流感、麻疹、水痘、手足口病、流脑、菌痢、肠虫症)的发病原因、症状表现特点、预防控制策略和日常护理基本知识。同时,针对一些目前幼儿中越来越常见的慢性健康问题或疾病(包括龋齿、视力不良、营养障碍性疾病、支气管哮喘、湿疹、癫痫),系统介绍了发病原因、主要症状表现、预防控制策略和护理技巧。这些都可以帮助广大幼儿教师在平时工作中尽早地发现和甄别患儿,及时送诊,促进康复。另外,正确掌握体温、脉搏和呼吸等基本生命体征的测量方法,掌握给患病儿童喂药、滴眼药水/涂眼药膏、滴鼻药水和耳药水、物理降温、简易通便的正确方法,也有利于托幼机构卫生和保育工作的有效开展。

思考与探索

　　1. 作为托幼机构教师,如何采取措施对托幼机构的传染病疫情进行积极的预防、预警和处置?

　　2. 如果发现幼儿的视力有问题,你该在日常保教活动和家校联系工作中做些什么?

　　3. 儿童肥胖近年来在我国愈演愈烈,日益成为一个社会问题。作为幼儿教师,可以采取哪些措施对幼儿肥胖进行预防和干预?

第四章　学前儿童心理行为发育特点和教养要求

本章将帮助你

◆ 了解学前儿童感知觉、运动、语言、注意、记忆、思维、想象、情绪及情感、意志、性格、气质、社会性的发展特点和教养要求。

◆ 认识儿童心理行为发展的主要影响因素。

◆ 了解常用的学前儿童心理发展的评估方法、常用的评估工具。

第一节　学前儿童心理与行为发育特点

问题情景

　　某幼儿园中班的教室里,新来的小张老师在给孩子们讲10以内的加法,10分钟过去了,有的小朋友在认真听,有的在东张西望,还有个别小朋友在座位上扭来扭去或是捅捅旁边的小朋友;又过了10分钟,更多的小朋友似乎心不在焉、坐不住了,小张老师再三提醒他们要坐正、手背后,虽然小朋友马上坐正了,但过了一会儿又不认真听了。为了不让孩子输在起跑线上,幼儿园的教学计划里特地将小学一年级的知识提前给孩子教了一些,有珠心算、认字、写字和英文,写字写不好还要回家练,当然也有讲故事和游戏。小张老师有些着急了,怎么能让小朋友们安静地听课?怎么完成教育计划?

幼儿的语言、情感和思维发育都尚处于不成熟但又飞速发展的阶段,刚毕业的幼教老师在没有跟幼儿有过长期实际的接触之前,难免会对幼儿的心理行为感到难以把握。将小学一年级要学的东西提前到幼儿园,这样的教育计划是否妥当呢?只有了解学前儿童的心理行为发育的一般规律和各个年龄阶段的特征,才能对幼教的工作过程有充分的心理准备和知识贮备,不至于茫然摸索,应该遵循幼儿心理发展规律制订教育计划,以做到有的放矢、科学地早教。

人类特有的心理活动,包括知觉、记忆、表象和想象、思维和言语、情感和意志以及个性心理特征等,都是在出生后的早期阶段产生。婴儿出生时只有最简单的感知活动,难以与生理活动区分;此后心理行为发育分阶段进行,渐进而有序,每一个阶段既是前一阶段发育的结果又是后一阶段的前提和基础,是既相互联系又相对独立、既相对恒定又是可变的过程。学前儿童心理发展存在个体差异,但其过程都是从简单、具体、被动、零乱,朝着较复杂、抽象、主动和成体系的方向发展,其发展趋势和顺序大致相同;而且相同年龄儿童的心理,一般具有大致相似的特征。

 一 认知和语言的发展 ●●●●●●●●●●

(一)感觉

婴幼儿感觉功能按一定的顺序发展。通过各种感觉,儿童逐渐认识了周围世界。所以,在早期教育中注意给予丰富的感觉刺激有助于儿童的心理发展。

1. 视觉 许多6~8岁的儿童有轻度远视的现象,到8~10岁才能自然矫正,完成双眼的发展。部分2岁的幼儿已会识别并匹配几种颜色,2岁半时90%以上能匹配红、白、黄、黑、绿等8种颜色;3岁左右开始说出颜色名称。

2. 味觉和嗅觉 新生儿的味觉刚出生时已经发育良好。灵敏的嗅觉有其重要的生物学意义,它可以保护婴儿免受有害物质的伤害,发达的嗅觉还可以指导儿童了解周围的人和东西。

3. 听觉 婴儿一出生就会对说话声音反应敏感,整个幼儿期的听觉都发展很好,对音乐的感知也很早就表现起来,喜欢听愉快的、旋律优美的音乐。言语和音乐感知的早期发展为早期教育提供了前提条件。婴幼儿期听力障碍将导致言语发展障碍。

每个婴儿对刺激的敏感性不同,感觉的敏感性可以影响情绪和行为表现。

(二)知觉

1. 空间知觉 新生儿就已经有了空间知觉能力。对于形状的知觉,一般3岁时已能辨别圆形、方形和三角形,4岁时能将两个三角形拼成一个大三角形,把两个半圆拼成一个圆形,5岁时能认识椭圆形、菱形、五角形等。

对大小的知觉。接近2岁半的幼儿,80%以上能够判断物体的大小,并用语言表达出来。但学前幼儿对大小的判断须依图形本身的形状而定,如判断圆形、正方形和等边三角形的大小较容易,而判断椭圆、长方形、菱形和五角形的大小较困难。

对方位的识别。3岁儿童能辨别上下方位,4岁儿童能辨别前后方向,5岁儿童开始能以自身为中心辨别左右方位,到6岁时虽然能完全正确地辨别上下前后4个方位,但以自身为中心的左右方位辨别能力尚不准确,不会辨别对面人或物体的左右。

空间知觉对阅读和书写有重要作用,学前儿童对字符的识别经常左右颠倒,正常儿童一般在9岁以后就不会常出现这种错误。

2. 时间知觉 4岁儿童开始发展时间概念,但很不准确,由于时间无法直接感知,所以需要借助与直接反映时间流程的媒介物才能认识它,如早晨起床、晚上睡觉。对一周内的时序、一年内4个季节和相对时间的概念的认知要到5、6岁才逐渐开始。

早期教育可以提前儿童对时间的掌握,如5、6岁时就可以认识时钟。

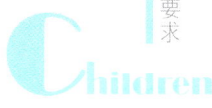

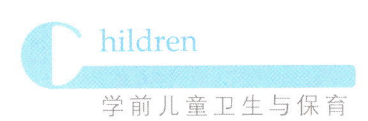

(三) 语言和言语的发展

1. 学前语言发展的规律　广义来说,文字、声音、视觉信号、手势均属于语言的范畴。儿童言语的发展是指对语言的获得,包括感知(或理解)语言和说出语言。说话的过程即是言语的发生、发展的过程。听觉系统、发音器官和大脑神经系统三者功能的成熟是获得语言的生理基础。

儿童言语的发生是理解先于表达,在掌握语言之前,有一个较长的准备阶段,称前言语阶段,随后才是言语发生和发展阶段。

总体上,1~1.5 岁是理解言语的时期,理解言语的能力发展迅速,说话从单词到单词句;1.5~3 岁是言语的阶段;3 岁时词汇量已基本达 1 000 个左右。汉语儿童的语言发展过程,与英语儿童的语言发展过程、特点和规律大致相同,最初词汇的获得在 1 岁左右,在 3、4 岁时掌握本民族的基本语言。

学龄前阶段是言语能力迅速发展的时期。中国儿童对词汇的掌握,4 岁时为 1 700 多个,5 岁时 2 500 多个,6 岁为 3 500 多个。幼儿学习语句的特点是对句子的理解先于句子的产生。4 岁时已经会说较多复杂的语句,同时也逐渐学会了用代词、形容词、副词等修饰语。4 岁时儿童已基本掌握了本民族语言,但常有病语,言语开始连贯但连贯语句的比例较小。4~5 岁时,语言发展较快,表达的内容也比较丰富,基本掌握了各类词汇和各种语法结构,词义逐渐明确并有一定的概括性,言语越来越连贯,会讲故事、复述简单事情,表达自己的思想和愿望,可自由地与他人交谈、争辩、评论事件甚至说谎。

2. 语言发展的相关问题　幼儿语言的发展与先天的大脑皮质语言中枢的发育有关,也与后天的环境有密切关系。家庭经济条件好、幼儿读物和电视对幼儿的语言发育均有促进作用。语言发展的不成熟或发育迟缓,常会引起一些行为问题,如发脾气、社交退缩等。应重视创造良好的语言环境和表达机会,多与儿童对话、听故事、讲故事都可以丰富儿童的词汇量和言语内容,给予儿童轻松的发言机会练习表达能力。

(四) 注意

1~2 岁婴幼儿的注意时间一般为 5~10 分钟;3~4 岁幼儿的注意时间一般为 10~15 分钟,最多能集中注意 20 分钟,5 岁幼儿的注意时间一般为 15~20 分钟。

学前儿童一般是无意注意占优势,注意时间短、容易分散、注意的范围小,任何新奇的刺激都会引起他们的兴奋并分散他们的注意,3 岁时有意注意开始出现。如果重视学前教育和培养,有意注意可提前迅速发展起来。3 岁时一般只注意事物的外部较鲜明的特征,4 岁时开始注意到事物不明显的特征、事物间的关系,5 岁后能够注意事物的内部状况、因果关系等,5 岁左右开始能独立控制自己的注意。

幼儿的注意分配能力很差,3 岁前幼儿只能注意一件事物,4、5 岁时可以同时注意来自不同感觉通路的信息,可以一边听指令一边操作,但不超过 2 件。因此,教学时不能同时让儿童注意太多的东西。

影响幼儿注意的因素:①脑发育的成熟水平和自我控制能力;②注意的目的和动机,要求明确时就能专注较长时间;③被注意对象的具体特点,色彩鲜明的物体容易被注意;④注意活动的内容或形式,参加操作活动时注意就能保持更长的时间;⑤注意的兴趣和情绪,对有兴趣的事情注意时间更长;⑥对注意对象的理解程度。

(五) 记忆

一般而言,2 岁的幼儿能再认识几周以前的事物;3 岁幼儿可以再认识几个月以前感知的事物,可再现几周前发生的事情;有意的记忆在 3、4 岁出现并逐渐发展起来;4 岁幼儿的记忆和回忆能力良好,可再现几个月前的事情。一般情况下 3、4 岁的幼儿可以开始用如复述、联想、组织等帮助记忆的方法,但不会主动运用。5 岁以后能运用简单的记忆方法来帮助记忆,如重复、联想。

3 岁前儿童的记忆带有很大的无意性,容易记住令他们感兴趣、能带来鲜明强烈印象的事物,直到学前期的儿童,一直是机械识记占主要地位。尽管学前儿童容易学也容易忘,但在这时给孩子一些记忆训练,入学后面对大量需要记忆的东西则不会感到十分困难。例如,学习背诵一些儿歌、诗词,背诵时要注意形象化和趣味性,发挥儿童的想象。尽管儿童不能完全领会意思,但这种训练对提高记忆能力并奠定今后的知识基础有一定的益处。

(六) 思维

婴幼儿的思维是具体而形象的思维,具有直觉行动性,与对事物的感知和儿童自身的行动分不开,缺乏计划性和预见性。5、6岁后,儿童的思维逐步从以具体形象思维为主要形式到以抽象概念思维为主要形式,如比较大小、进行归类。在思维的发展过程中,促进儿童的想象、观察力是学前儿童思维发展的重要任务。

1. 想象 2~3岁是想象发展的最初阶段,但想象是没有目的即兴发挥。3~4岁时想象能力开始迅速发展,想象基本是自由联想,内容贫乏,数量少。5~6岁儿童的有意想象和创造想象的内容进一步丰富,有情节,新颖程度增加,更符合客观逻辑。儿童的想象在学前期最为活跃,几乎贯穿于幼儿的各种活动中。但幼儿想象的特点是喜欢夸张,并混淆假想与现实,常被成人误认为是在说谎。

2. 观察力 学前早期初步形成了观察力,观察的时间较短,只注意事物表面的、明显的、面积较大的部分,在引导和教育的作用下,观察时间逐渐延长并细致化,开始思考并发现内部之间的关系。

(七) 学习

学习的基本过程包括习惯化、经典条件反射、操作条件反射、观察模仿。

幼儿的很多行为是通过经典条件反射和操作条件反射获得的,不良行为的产生和培养良好的行为常与条件反射密切相关。强化在塑造儿童的行为中起关键作用。当儿童哭闹着要玩具的行为得到满足后,以后就会以更加厉害的哭闹来达到目的,在这个过程中玩具成为奖励哭闹的强化物。要降低消极行为、建立积极行为同样需要依据操作性条件反射的机制进行行为干预,运用奖励、惩罚或冷处理的方法。

在儿童学习的过程中,还有很多行为是通过观察模仿,如幼儿模仿成人扫地、有礼貌。为幼儿树立好的榜样是幼儿学习良好行为的重要途径。

好奇是一种渴望学习的情绪表达,是学习的内在动力。在好奇心驱使下,幼儿积极地向周围世界探索。幼儿在3、4岁后开始对一些现象询问原因,如"为什么?"儿童的好奇、好问标志着儿童思维活动正在发展。

儿童有主动性和探究能力,而非被动的接受者,但需要成人的恰当引导,帮助儿童去发现、探索、学习知识。需要根据儿童发展的水平、各种能力以及个体差异进行引导,通过提问、演示和解释等方法,教给儿童学习的策略。

二 情绪的发展

各种基本情绪在2岁之前陆续出现。2岁后,幼儿在大人的帮助下,开始采用策略控制情绪,如在不安的时候拿玩具使自己平静下来。婴幼儿在与成人的相互交往中、在社会环境中,情绪逐渐社会化。

学前儿童的情绪体验已相当丰富,有了各种主要的情绪和情感体验,一般成人体验到的情绪、情感大都已被体验,经历过发怒、焦虑、羞怯、嫉妒、兴奋、愉快、挫折、悲伤和快乐等情绪,还发展出信任、同情、美感、道德等较高级的情感。幼儿情绪保持的时间比婴儿要长,但仍以不稳定、多变为主要特点。常见的害怕和焦虑内容为对想象中的事物以及动物、黑暗、嘲笑、有伤害性的威胁等的害怕增加了。在社会化的过程中经常要面临信任与不信任、自主与依赖、与亲人接近和分离等矛盾性的情感问题。

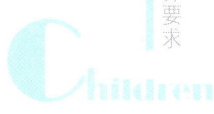

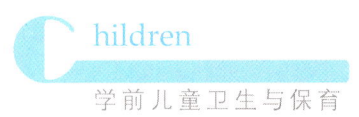
在情感理解方面,3岁幼儿开始能说出自己的感受,并根据别人的表情和语调说出别人的感受。能理解至少一种情感的原因,如"珊珊很伤心,她的娃娃坏了";看到别人伤心时能给予简单的安慰或帮助。

求知欲是对知识的渴求,是一种与思维发展密切相关的高级情感,在3岁后的幼儿期迅速发展起来。智慧越高的儿童求知欲越强,思维能力的发展也就越强。

儿童情绪发展的差异取决于天生的气质特点、文化影响、成人的榜样作用、与成人安全依恋的程度以及社会交往的机会。

 个性和社会性的发展

个性是具有一定倾向性的各种心理特点或品质的独特结合,包括了一个人的气质、性格、能力、动机、兴趣、自我和信念等。当儿童的各种心理过程全部形成,个性也开始发展起来。气质是个性形成的基础,2岁时个性逐渐萌芽,3~6岁个性开始形成。幼儿时期形成的个性倾向性常常是一个人个性的核心部分。学前期的生活经历对长大后乃至一生的个性特点具有举足轻重的影响。

(一) 个性的基本发展

2、3岁也是形成个性的初始时期,独立性、自信心、自尊心、道德意识等人类高级的情感和行为特征开始发展起来。3、4岁时,在独立意识增强的同时,违拗行为也更强烈,达到高峰,被称为"第一反抗期"。在幼儿独立性和自尊开始发展的这个时期,需要耐心指导孩子完成任务、形成习惯,孩子就会感到有能力、有信心。抚养者既需要按社会的要求或习俗来控制幼儿的行为,又要注意不伤害儿童的自我控制感和自主性,这样幼儿才能既学会独立又能服从一定的规定与要求。过分溺爱或不公正地批评、惩罚儿童,都会令幼儿怀疑自己的能力,变得胆小、不自信,导致长大后的退缩、过分依赖或反抗。

4~6岁是建立主动性的时期。应鼓励孩子的独创性行为和想象,积极支持儿童的游戏和智力活动,这样有助于儿童建立起健康的独创性意识和想象力。相反,如果讥笑或指责孩子的独创性行为和想象,孩子就会对自己的活动缺乏信心和自主性,以后做事缺乏主动性,独创性想象力的发展受到限制。

(二) 自我概念的发展

自我概念是对自身和自己行为的稳定的知觉,包括自我意识、自尊、自信等个性特征。自我概念在学前阶段迅速形成,自我认同感更强烈。通过别人对自己的态度反应来了解和界定自己并形成相应的自我概念,从而影响着儿童时期自我概念形成和发展。

1. 自我认识和自我意识 儿童的自我意识发展表现在能够独立意识到自己的外部行为和内心活动,并能恰当地评价和支配自己的认识活动、情感态度和动作行为,由此逐渐形成自我满足、自尊、自信等性格特征。

2~3岁开始把自己当作主体来认识,从称呼自己名字变为称"我",这是自我意识发展的一个重要转折。3岁幼儿"自我中心"的特点突出,即看待事物完全是从自己的角度出发,不愿意分享。

尊重孩子,鼓励、支持的态度能助长孩子的自信心,而对孩子过分保护、严加控制或忽视、冷漠都会促成他们形成不好的自我意识,如消极和自卑。

2. 自尊和自我评价 自尊是对自我评价的情绪体验。自我评价从2~3岁开始出现,此时的自我评价依赖于成人对他们的评价,所以成人对儿童的评价是否恰当对儿童自我评价的发展有重要影响。3~6岁的幼儿逐渐对自己形成一定的看法,一直受到周围人积极评价的幼儿往往建立良好的自尊,而经常受到否定评价的幼儿则易产生自卑感和孤独感。4岁左右的幼儿在评价"我是个好(坏)孩子"时便会产生积极(或消极)的感受。教育方式在孩子自尊的形成中至关重要,对孩子的态度是温暖、支持、民主的,则孩子的自尊比较高。

5～6岁时的幼儿能进行自我评价,有意识地把自己同其他孩子比较,不仅进行独立的自我评价,还会评价他人,例如"我跑得比某某快"。如果大人经常将孩子与其他人比较并说别人好,孩子则会形成自己不如别人的感觉。

　　对学前儿童应注意独立性、主动性和性别角色的发展和培养。

　　3. 自我调控　　儿童在与其他人的交往中,必须学会控制自己的情绪,调控自己的情感、冲动和行为,这就是自我调控。发展情绪和行为的自我调控能力需要发展自我调控策略。自我调控能力发展的总体规律如下。

　　3岁幼儿,开始能自觉地调节控制自己的情绪、行为以达到某种目的或适应环境的需要,例如克制冲动而服从要求,但遇事时情绪仍容易失控。开始能抗拒引诱和延迟满足,但需要在成人的帮助下用唱歌、做游戏等分散注意的方法延长等候时间。入幼儿园后,要遵从集体的各种规章制度、遵守各种游戏规则,要与其他小朋友和睦相处、建立平等的伙伴关系,调控自己情绪和行为的能力得到了更好发展,逐渐能够忍耐、坚持。

　　4～5岁后,自己逐渐能采用一些方法以能使自己等待,如玩玩具、唱歌、看图书、四周走动等,学前儿童耐心等候满足的时间难以超过15分钟。

　　5～6岁学龄前期儿童,更会用语言表达自己的愿望、感受,用语言与别人商量,在解决问题时会用简单的谈判技术,用自我言语调整自己,对强烈情绪的控制能力有很大的进步。不愿服从大人的要求时会以更复杂的语言与大人协商。

　　4. 性别感的发展　　包括对性别概念的理解和性角色的认同。

　　对性别概念的理解上,2岁多的幼儿能从外表识别男女,4、5岁时才能比较准确地理解性别的概念。4岁开始,意识到性别的差异,更懂自己的性别身份,意识到同性别应有的活动方式,认同同性别家长,表现为进行同性别的活动,模仿同性家长的行为,如男孩模仿父亲的勇敢、喜欢运动,女孩模仿母亲梳妆打扮、喜欢玩娃娃;同时,对异性家长产生性好奇。

　　3、4岁时的幼儿在玩具选择、活动特点上明显地表现出了性别倾向,喜欢与同性别的小朋友玩,女孩喜欢娃娃、玩"过家家"游戏,男孩喜欢玩具汽车和打斗的活动。4岁后知道性别是固定的,即使男孩穿了女孩的衣服也仍然是男孩,开始将性别与人格特点联系起来,如女孩听话、男孩淘气;5、6岁的儿童更加领会了性别的永恒性,遵循按性别的要求去做男孩应做的事情或女孩应做的事情。

　　（三）社会关系

　　1. 亲子关系　　儿童的行为特点影响着父母对他们的态度和抚养方式,影响着与环境之间相处的和谐、愉快。反过来,家长的态度和抚养方式又影响幼儿的行为和情绪以及个性倾向。

　　（1）专断型的家长,对孩子高度控制、命令式的教育,过于专制。孩子低自尊、低自信;缺乏主动性和独立性,或固执、攻击性强、难于控制。

　　（2）放纵型的家长,对孩子没有限制。孩子任性、缺乏规矩、幼稚、任性,攻击性可能偏高;或依赖性强,情绪不稳定。

　　（3）权威型的家长,对孩子有恰当的要求和控制,经常参与孩子的活动,愿意与孩子交流,并及时与老师沟通。孩子比较自信,既有较高的自尊和独立性,也容易服从家长;有利他精神,善于合作、交往。

　　（4）忽视型的家长,对孩子缺乏爱心,冷漠,不关心孩子的需要。孩子难与别人建立起良好的关系;情绪不稳定,冷酷,容易冲动、攻击、反社会。

　　（5）过度保护的家长,对孩子的事情限制多或包办。孩子被动、幼稚、依赖,缺乏社交能力。

　　2. 同伴交往　　2岁以后的幼儿愿意与同伴在一起游戏,表现为平行游戏,同伴在一起以自己玩为主。也喜欢看别人玩,分享别人的乐趣。合作游戏开始出现。

　　3岁以后的幼儿,同伴交往增多,开始更多的合作游戏,在同伴交往中出现了对伙伴的关心、帮助行为。在大人的引导下开始与同伴做出交朋友的行为,对社会性游戏的兴趣增加;在需要的时候会给别人简单的帮助,如拥抱、安慰、鼓励;解决冲突的时候,能在大人的建议下能做出让步;与同伴活动时懂得

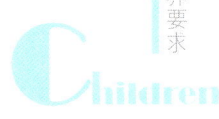

轮换。

（四）道德的发展

儿童社会化的核心内容就是成为一个有道德的人,能遵守社会规定的道德规范和行为准则。道德发展涉及道德认知、道德情感和道德行为3个部分。

1. 道德认知　儿童的道德认知主要是指对是非、善恶行为准则及其执行意义的认识。在幼儿期,儿童学会用语言来调节自己的行为,例如当想要打人时,会说"不能打人",并逐渐将这些语言内化为道德意识。3岁以后的孩子逐渐会对规则感兴趣,并越来越懂得遵守规则。

2. 道德情感　情感共鸣是道德情感发展的基础。幼儿在觉察他人的情绪反应时,有理解和共享别人感情的能力。3岁后,幼儿对伤害到他人或明显引起他人不满的行为比较敏感,并体会出内疚。

3. 道德行为　儿童道德行为的获得受周围环境以及个体的认知、动机等其他因素的影响,而且这3方面之间独自影响但共同起作用;同时,道德行为也通过替代强化与观察模仿而获得。

4. 道德的影响因素和培养　成人和社会的价值观、家长的人格特征和对孩子的态度都会影响孩子的行为规范和价值标准的形成。由于儿童受认知发展所限难以接受抽象的道理,对孩子的道德培养身教胜于言教。

（五）游戏

游戏也是学龄前儿童的主要活动,能为训练基本的生活和学习技能、培养学习兴趣以及打下良好的个性基础。

游戏有多种多样。在活动性游戏中,儿童的运动能力通过跑、跳、攀、爬得到发展;在创造性的游戏,如搭积木、泥塑可以发展儿童的主动性和创造性;在寓教于乐的教学性游戏,可以有计划、有目的地发展儿童的言语、观察、注意、记忆、想象和独立思考等多方面的能力;在角色扮演的游戏中,儿童更了解其他人的感受,走出自我中心。通过与同伴的共同游戏,还可以培养孩子的相互交往、组织和协作的能力。

（六）儿童气质

气质是每个儿童的行为外在表现方式,它与生俱来,贯穿于整个儿童时期,是人格发展的基础。气质特征对儿童的身心健康以及未来良好个性的形成有着不可忽视的作用。

1. 气质维度　可以从9个方面观察儿童气质,即活动水平、节律性、趋避性、适应度、反应强度、情绪本质、坚持度、注意分散度、反应阈。

2. 气质类型　根据节律性、趋避性、适应度、反应强度、情绪本质,将儿童气质分为易养型、难养型和启动缓慢型3种主要类型。

（1）易养型:以生物功能的规律性强、容易接受新的事物和陌生人、情绪多为积极、情绪反应的强度适中、适应快为特点,该类型儿童易于抚养。

（2）难养型:以生物功能不规律、对新的事物和陌生人退缩、适应较慢、经常表现出消极的情绪且情绪反应强烈为特点,该类儿童的特点给抚养带来较大困难。

（3）启动缓慢型:以对新事物和陌生人的最初反应退缩、适应慢、反应强度低、消极情绪较多为特点。

介于3种典型类型之间是中间偏易养型和中间偏难养型。

3. 调适良好与调适不良　当儿童的气质与周围环境相协调时,则产生"调适良好",处于这种状态的儿童会获得最佳发展;反之,当"调适不良"时,儿童易出现行为问题。协调好的孩子易发挥出最佳的潜能,不易出现行为问题;协调不好的孩子则会出现相反的结果。易养型儿童与环境的协调最好,不易发生行为问题,而难养型儿童的行为容易与他人产生摩擦,在成长过程中易出现如焦虑忧郁、攻击违纪、社交不良等行为问题。

幼教老师应了解孩子的气质特点,根据孩子的特点设定预期和要求,如果教养方式符合孩子的特点,就能尽量减少与孩子的冲突,使孩子得到较好发展。

四 学前儿童心理行为健康发展的教养要求

3~6岁学前期是身心发展的快速时期,要根据孩子的心理行为发育特点进行抚养教育。

这段时期的心理健康促进目标是:良好的语言表达;建立能力感;促进想象性思维和创造性思维的发展;促进独立性和坚持性;促进同伴交往;促进积极的情绪和情绪调控能力;促进社会适应能力;正确角色认同和性别认同。

（一）学前儿童心理健康促进总体原则

（1）发展与年龄相适应的能力,而不是进行拔苗助长的训练。

（2）注重发展创造性思维,而不是机械地学习。

（3）积极发展与外界的交往、同伴关系、社会适应能力,而不是与人隔绝。

（4）重视为个性发展创造良好的氛围。

（5）培养独立意识、自我调控能力。

（6）自我感觉良好,经常比较愉快。

（7）促进道德培养。

（二）促进社会/个性发展的心理教养活动

（1）积极地与孩子做互动性游戏,鼓励与其他孩子友好地玩,愿意将自己的东西与别人分享,关心别人。

（2）教孩子知道自己的身份,如全名、性别;知道父母名字、家庭地址、家庭电话号码。大致知道附近哪儿比较安全,哪儿有危险。

（3）鼓励孩子能独立做些事,并帮助别人做事情。比如,会刷牙、会自己穿和脱衣服、整理和保管好自己的东西、会骑儿童三轮车、会使用儿童安全剪刀、能帮助家长和老师做简单事情。

（4）鼓励孩子坚持做事情,坚持练习某种适龄的生活技能。

（5）教育孩子见人打招呼,有礼貌;容易开口讲话,能进行日常性聊天。

（6）教幼儿识别情绪和理解常见感受,并用言语表达心情。

（7）训练孩子能自我调节控制,不乱发脾气;教给幼儿自我安慰和安慰别人的方法,会自我安慰缓解烦恼和害怕,如说安慰自己的话,抱着玩具使自己平静。

（8）教孩子按规则或步骤做游戏,如按规则和步骤下棋。

（9）鼓励孩子学习行为规范和遵守秩序,有礼貌、尊重别人、遵守公共秩序。

（三）学前儿童入学准备教育的重点

1. 培养想象性思维,学习观察,满足求知欲　开展丰富多样的游戏活动和形象化的教育;鼓励儿童发现问题、提出问题,并耐心回答他们的各式问题;创造条件让儿童自由地探索周围世界,进行丰富的实践活动,学习如何观察,如实地观察、图画等;鼓励看幻想性书籍;培养思维的灵活性,教幼儿从不同角度考虑,鼓励逆向思维等。

2. 记忆训练　准备上小学后面对大量需要记忆的东西时不会感到十分困难。例如,学习背诵一些儿歌、诗词,背诵时要注意形象化和趣味性。尽管儿童不能完全领会意思,但这种训练对提高记忆能力并奠定今后的知识基础有一定的益处。儿童在积极的情绪状态下记忆能收到良好效果,重视激发儿童的学习兴趣和积极性。

3. 学习运用记忆策略　如复述、联想和组织的方法可以促进记忆的效果。复述是默默地或出声地重复所要记忆的内容,如背诵儿歌,这是最常用的记忆方法,尤其是儿童的主要记忆策略。

4. 做好入学准备　在面临上小学时,对于气质属于适应慢、有退缩倾向的儿童,应提前做好充分的心理和行为上的准备,循序渐进地适应新环境,而不是将孩子强行推入新环境。

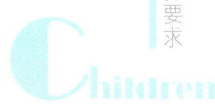

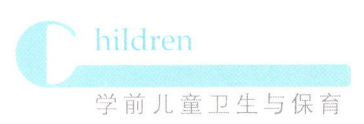

第二节 学前儿童心理与行为发育的影响因素

问题情景

5岁的东东从小父母外出打工,由爷爷奶奶带,老人对孙子非常关爱,要什么就给什么,出了幼儿园就给他吃零食,如薯片、糖、饼干,回到家中就看电视,晚饭不好好吃。另外,东东身体不是太好,经常因哮喘病而不上幼儿园,奶奶生怕孙子犯病,对他百依百顺,然而东东的脾气却仍然很大,奶奶很着急,作为老师该给奶奶提什么建议呢?

影响学前儿童心理行为发展的因素多种多样,正确认识学前儿童的心理行为现象本质并掌握其发展规律将大有裨益。

一 心理行为的神经生理学基础

人类的任何心理活动,包括认知、情绪和行为都是以脑神经系统的活动为基础,脑神经系统的正常发育是心理健康的基本条件。

(一) 脑的发展

大脑在婴幼儿时期迅速发展。新生儿出生时的脑细胞数量已经接近成人,但大脑重量仅为成人的25%,3岁时的脑重接近成人,学龄儿童的神经系统的结构发育基本完成,在功能上则继续发展。

神经细胞之间通过伸展出来的树突和轴突相互联系,完成刺激信号的传导。丰富的环境(包括听觉、视觉、味觉、嗅觉等)可以增加神经突触连接的数量。在神经纤维增长的同时,髓鞘化开始,神经信号的传导通过髓鞘呈跳跃式传导。在神经纤维藤蔓样生长的同时,出生后第2年开始出现"修剪"现象,使树突和突触得到"塑造",以形成有效的工作网络。神经纤维的髓鞘化和"修剪",使神经兴奋的传导更加精确、迅速,这两种现象在幼儿时期的发展最为迅速,以后放缓,一直持续至青春期、甚至成年早期才完善。运动和感觉区域神经元的髓鞘化直到6岁才完成,因此学前儿童仍然显得的眼手协调能力较低和动作较笨拙。

脑神经系统的发育特点决定了婴儿的大脑具有很大的可塑性和修复性。早期的感觉剥夺或经验剥夺,会使婴幼儿的相应感觉区域出现萎缩,损害脑功能的发育,早期的营养状况也同样会对婴幼儿脑生长产生重要影响。给婴幼儿提供适当的丰富刺激可以促进大脑的发育,例如丰富的语言环境促进大脑语言区的突触发展。然而,刺激过度也不利于脑的正常发展,或是造成伤害。这提醒儿童工作者和家长在早期教育中切勿盲目,如过多的玩具、过早的学习对孩子可能弊大于利。

(二) 脑功能的优势化

大脑功能有左右优势的差异,手脚功能的优势侧化从出生后就开始分化。5、6个月时多数婴儿用右手够物，2岁时几乎所有幼儿都在一定程度上显出优势手，但不少3岁儿童踢球或拿东西时可能左右侧都用。6岁儿童的手脚优势在很大程度上开始定型，约90％的学龄儿童与成人一样明确地使用右手。有些左利手的儿童在入学时被强迫改为使用右手，如用右手写字，这不符合脑功能的发展，会给孩子带来心理痛苦并影响相应能力的发展。

人脑的两半球在功能上的差异还表现在认知和情感方面。左脑的能力优势在于语言、理念、分析、计算方面。右脑的能力优势表现在具体思维能力、空间认知能力、对复杂关系的理解能力、对音乐的理解、情绪表达等方面，且数学比较好。女孩大脑左半球神经细胞的生长和髓鞘化的完成比男孩早些，故女孩说话较男孩为早，语言能力也较强。男孩大脑右半球神经细胞的生长和髓鞘化的完成则比女孩早些，右脑功能比左脑强，因而男孩的空间认知能力较女孩强些，如辨认方向的能力较强、几何数学成绩较好。

（三）脑结构与心理功能

1. 脑区域与心理功能 大脑的不同部位负责不同的心理功能，主要涉及以下部位：
- 额叶负责控制注意、思维、计划、目的、短时记忆，并与需求和情感有关。
- 前额叶是最高水平的脑区，是对信息进行最后阶段的处理。
- 颞叶负责处理听觉信息，还有嗅觉区和味觉区，也与记忆和情感有关。
- 边缘系统管理学习经验、整合新近与既往经验。
- 海马主管人类的近期主要记忆，儿童时期情绪记忆会贮存于此，对以后的心理造成影响。
- 杏仁核能产生恐惧感以及学习躲避伤害性刺激带来的疼痛，参与构成短时记忆回路外，还有不同感觉记忆的结合部位。
- 前扣带回皮质参与执行功能，对正在进行的目标定向行为实施监控，在出现反应冲突或错误时提供信号，是一个行为规划与执行的高级调控结构。
- 基底神经节具有控制肌肉运动的功能，也与认知和记忆功能有关，在行为及认知的无意识过程、非言语交际的产生及理解方面都起着重要作用。

2. 脑区域之间的联合作用 以上这些部位对心理功能的作用往往并非单独工作，而是相互之间发生联系、协同作用，完成一个整体的心理加工过程。例如，情绪加工涉及中枢神经系统各水平的多部位、结构，主要包括前额叶皮质，包括眶额叶皮质、扣带回皮质。情绪和行为异常与脑活动异常密切相关，如多动、冲动的儿童，存在前额叶、扣带回、基底神经节等部位的异常活动。

3. 神经递质与心理行为 完成心理活动需要脑神经之间进行无数的信息传递，而这些信息传递主要依靠脑神经细胞之间的神经递质来完成，包括胆碱类、单胺类、吲哚胺、氨基酸类、神经肽等几大类。其中参与调节情绪行为的主要神经递质主要有多巴胺（DA）、去甲肾上腺素（NE）、5-羟色胺（5-HT）、乙酰胆碱（ACh）、γ-氨基丁酸等。

儿童的攻击性行为可能与多巴胺、5-羟色胺、肾上腺皮质激素的功能有关。在心理应激状态下，还可以影响雄性激素的分泌及代谢，体内睾酮的水平与攻击性行为也有密切的关系。

二　儿童心理健康发展的影响因素

儿童的心理发展是生物遗传因素和社会环境因素交互作用的结果。对于不同的心理或行为、不同的年龄阶段，遗传和环境的作用大小不同。所有比较复杂的人类心理特质，如智能、气质和人格都是生物学因素和环境因素相互作用的结果。

（一）生物遗传学因素

生物遗传因素是儿童心理发展的内因，智能的遗传学研究发现，智商（IQ）的遗传度为0.52。遗传自父母的基因在较大程度上决定了儿童与生俱来的认知和个性特征。多基因的作用主导着儿童的发展规律以及儿童之间的差异。一些不良因素导致基因或染色体的变异从而对儿童发展造成不良影响，如父母或家族近亲中有遗传疾病、某些有遗传倾向的精神障碍、父母近亲结婚、父母接触有毒

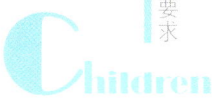

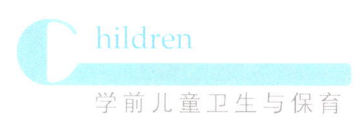

有害的物质或酗酒、吸毒造成染色体突变、母亲为高龄产妇等。

遗传的决定作用并非在生命早期就很明显,例如智能,遗传作用是随着儿童的成熟而更加明显。不少心理行为问题是由于个体对某种心理特征或问题具有易感性,再在多基因与环境因素的相互作用下表现出来,如焦虑障碍。

(二)理化因素和感染

即使遗传正常,很多物理、化学、生物学等有害因素也会影响胎儿或生后儿童的脑神经系统发育,造成精神心理的发展异常。代谢、暴露于有害物质、出生方式等生物学的不良因素都有可能不利于影响脑神经发育,如母亲高龄妊娠、母亲妊娠期间接触有毒有害的物质、服用某些药物、某些病毒感染、营养不良、精神受刺激、早产、窒息。出生后,凡能影响脑神经系统发育的生物学因素均可能与儿童的心理行为现象有关,如高热惊厥、中毒(如铅中毒、一氧化碳中毒)、中或重度营养不良、脑外伤、病毒脑炎、癫痫等疾病。

(三)母亲孕期和分娩后的情绪压力

母亲在怀孕期间如果遭到较严重的应激事件,长期存在心理压力,会导致情绪低落、焦虑等情绪问题,这类问题可能与新生儿的神经行为缺陷、运动能力的发育不成熟、前庭功能问题以及注意缺陷的发生有关系。

(四)社会心理因素

社会环境因素包括家庭文化层次、经济状况、家庭结构、家庭关系、大人对孩子的抚养态度、幼儿园和学校的环境、老师的教育态度、社会文化背景、居住地区的环境等,良好的环境有助于儿童心理的健康发展。3岁前,家庭的影响占首要地位,从小父母就长期不在身边、母亲抑郁、家庭暴力、缺乏家庭支持以及不恰当的养育方式都是婴幼儿心理发展的不利因素。3岁后,幼儿园和学校的教育也起着同样重要的作用。在民主、和睦、生活丰富多彩的环境中长大的孩子,大多自信、活泼、独立;而在专断、关系紧张、缺乏爱的环境中长大的孩子,容易形成胆小、自卑、孤僻或叛逆的性格。

此外,大众媒体(尤其电视)等社会环境的影响不可忽视。例如:儿童喜欢看电视,善于模仿电视中的形象,电视人物的言行和道德观念很容易传播给儿童,学龄期儿童的攻击性很大程度上与暴力影片关系密切;幼儿长时间看电视、电脑弊大于利,动画片、电脑游戏带来的快乐和知识是有限的,而缺少了与家长和其他儿童的交往互动、游戏、户外活动,将损害人际交往、语言交流、运动、社会适应等多方面心理功能的发展。

(五)躯体疾病与心理问题的关系

有体质缺陷或躯体疾病的儿童,容易出现心理障碍。有些是由于躯体疾病直接影响脑功能而导致的,急、慢性的脑器质性疾病都可以产生心理和行为异常,如抑郁、焦虑、易激惹等;长期患慢性疾病的儿童不能像正常儿童那样生活、学习,从而产生孤僻、激惹、过分依赖、适应能力差、多动、攻击性行为等;过敏体质的儿童,肥胖儿童由于躯体缺陷或经常患病使能力的发展受到影响,出现自我评价低、不自信;长期躯体疾病的幼儿经常不能正常上幼儿园接受教育,从而影响早期教育和学习能力。

 ### 三 儿童营养与心理健康

儿童发育过程中的营养状况不仅对体格生长至关重要,对精神神经发育也起着举足轻重的作用。促进大脑发育和维持其功能的神经递质都需要各种营养物质,尤其在儿童早期发生的严重营养不良或缺乏某些营养素,会明显影响神经系统的发育及脑功能,造成智能发育障碍,出现多种心理行为的异常。

蛋白质-能量营养不良、铁缺乏、碘缺乏以及B族维生素缺乏会导致婴幼儿的认知受损。营养不良通过多种途径影响儿童的智能发展,并持续到成年期。有些损伤是可逆的,如果营养得到及时补充并提供适当的教育,就能减轻营养不良造成的智力损害,但大多数是不可逆的。

胎儿期以及出生后的2年内是儿童脑神经迅速发育的时期,出现营养问题的时期越早、时间越长,儿童神经系统产生的危害就越大。很多研究证实精神神经发育与营养有密切关系,由于营养问题所造成的智能发育落后、心理行为问题很可能长期持续甚至影响终身,因此要特别注意孕妇和婴幼儿的营养补充。

第三节　学前儿童心理发展的评估方法

一　心理评估概述

幼儿的心理发展水平或某种行为表现是正常还是异常?某个孩子是否聪明以及有什么个性特点?判断儿童的这些心理行为状况都需要与同龄儿童相比较,比较的过程就是衡量、评估的过程,而且评估需要一些专门的方法和技术。心理评估就是通过将个体的心理特征或行为特点与所属人群的正常行为范式或标准进行比较,来对被检查的儿童的心理发展状态做出客观的鉴定。

当发现儿童可能有与多数同龄儿童不一样的行为时,尤其是这类行为影响了儿童正常的生活、日常活动、学习、人际交往时,需要进行心理评估。如果能定期对学前儿童的心理发展进行评估,更加有助于对儿童的能力发展、心理状态以及现存的心理问题获得及时、清晰的了解,针对评估的结果可以提前给教养者提供预见性的教养指导,也可以使儿童的心理问题能被尽早发现和干预。

二　心理评估用途和方法

心理评估在临床医学、教育学和心理学中被广泛使用,在儿童的成长、教育中可用于:

(1) 评价儿童的心理行为的发育、发展状态,包括判断儿童的运动发育、认知发展或智力水平,发现发育和智力有问题的儿童,如精神发育迟缓。

(2) 评价儿童特定性技能或特殊才能的程度(如运动技能、阅读技能、音乐才能)。

(3) 了解儿童情绪特点、个性心理特征,如气质特点。

(4) 了解儿童当前的心理健康状况,情绪和行为是否有问题或障碍,如孤独症、焦虑问题。

一般而言,心理评估的方式包括心理测验、评定量表和观察法。心理测验通常需要借助测验工具,需要儿童进行操作,如智力测验。评定量表是以问卷方式,回答有针对性的提问,对于幼儿的问卷都是由家长或教师完成,如儿童行为问卷。观察法是由评估人员对儿童的行为进行观察、记录,再按一定的方法进行评估。

按心理功能,心理评估可分为认知(语言)测验、运动测验、情绪测验、能力测验、个性测验等。

按参与方式或人群性质,可分为个体心理评估、团体心理评估、残疾儿童心理评估。

按评估材料可分为文字类和非文字类(操作性测验),以及其他分类。

下面介绍几种常用的婴幼儿心理评估方法及评估工具。

三　婴幼儿发育评估和儿童能力测验

(一) 筛查性评估

主要针对正常儿童、高危儿童或可能存在问题的儿童,常用工具包括:丹佛发育筛查(Denver developmental screening test,DDST)、绘人试验、入学能力 50 项测验。

此外,婴儿-初中学生社会生活能力量表(S - M 量表)用于了解儿童的各种生活能力,结合发育和智力测验筛查精神发育迟缓,其中包括独立生活、运动、作业操作、交往、参加集体活动、自我管理等几个

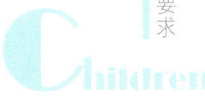

分项目的评估。

（二）诊断性评估

主要针对筛查结果，对怀疑有问题的儿童、需要疾病诊断的儿童以及需要干预的儿童进行进一步详细的检查。常用方法包括：Gesell 发育量表（4 周～3 岁），Bayley 婴儿发育量表（2 个月～30 个月），Wechsler 学前及初学儿童智能测验量表（4～6 岁半），Standford-Binet 能力量表，McCarthy 儿童能力量表等。

1. Gesell 发育量表 心理学家 Gesell 通过对上千名婴幼儿的日常生活观察和记录，分析其行为，发现正常小儿各种行为范式出现的次序和年龄规律，建立了评价婴幼儿行为发育的方法，即《Gesell 发育量表》，使我们可以用年龄来推测行为的出现，用行为来推测发育的年龄。

Gesell 发育量表包括动作能、应物能、言语能、应人能 4 个能区，适用于 4 周～42 个月的儿童。

动作能又可分为粗动作和细动作。粗动作如姿态的反应、头的平衡、坐、立、爬、走的能力，细动作如手指的抓握，这些动作能力都具有神经学方面的基本含义。

应物能是对外界刺激物的分析和综合的能力，是后期智力的前驱。

言语能可为评价儿童中枢神经系统的发育提供线索，言语是在环境中从别人那里学得并受到强化的，和动作能、应物能一样，也有其一定的发展程序。

应人能是小儿对现实社会文化的个人反应。

2. Wechsler 学前及初学儿童智能测验量表（WPPSI） Wechsler 智力量表是较常用的智力测验量表，包括成人、儿童和学龄前期 3 个年龄版本。学龄前期版本即 WPPSI，适用于 4～6.5 岁的儿童，包含 10 个分测验，其中 5 个分测验组成言语量表，分别是常识、词汇、计算、类同、理解；另 5 个分测验组成操作量表，分别是动物房、图片填充、迷宫、几何图案、木块图案。

评估智力水平多采用智力测验和发展量表等心理测验手段。智力商数简称智商（intelligence quotient，IQ）是智力测验结果的量化单位，是衡量个体智力发展水平的一种指标（表 4-1）。

表 4-1 Wechsler 对 IQ 解释的划分

IQ 范围	等级	正态曲线理论百分比（%）
≥130	极优秀	2.2
120～129	优秀	6.7
110～119	中上等（聪明）	16.1
90～109	中等	50.0
80～89	中下等（迟钝）	16.1
70～79	低能边缘	6.7
≤69	智力低下	2.2

3. 发育和智力测验须注意事项 对测试者和环境的要求包括：慎重进行检查，检查过程严谨，诊断谨慎；测试需忠于指导语；测试人员态度和蔼；测验环境需安静、整洁、无干扰；对结果的解释应考虑被试的健康、情绪等影响因素；记录现场的行为表现；测试应由专业人员进行；控制使用发育和智力测验，其测验内容保密。

被试的要求包括：要求被试儿童吃好睡醒、精神好；测试时儿童的座位舒适；家长陪同，需事先声明不可干扰测试。

四 学前儿童常用行为问题评估问卷

（一）Achenbach 儿童行为量表（Child Behavior Checklist，CBCL）

CBCL 主要用于筛查儿童的社交能力和行为问题，分别有家长填和教师填版本，以及智龄 10 岁以上儿童自填版本。其中家长填的使用最多,包括适用于4～16岁儿童的问卷和适用于2～5岁的幼儿问卷。

CBCL内容分为3个部分:一般项目、社交能力和行为问题。行为问题部分是这一量表的重点部分,包括113条目,填表时按最近半年(6个月)内的表现记分,每一条行为问题都有一个分数(0、1或2分)称为粗分,把113条的粗分加起来,称为总粗分,分数越高,行为问题越大,越低则行为问题越小。这113条行为问题包括8～9个因子,具体的类别因年龄和性别而异,如分裂样、抑郁、多动、攻击性、违纪、性问题、退缩或社交焦虑。

(二)Conners儿童行为问卷

Conners儿童行为问卷是筛查儿童行为问题(特别是注意缺陷多动障碍)用得最广泛的量表之一,按填表人分为父母问卷、教师问卷和父母教师问卷。父母问卷包括品行问题、学习问题、心身障碍、冲动-多动、焦虑、多动指数六个因子,基本上概括了儿童常见的行为问题。教师问卷包括品行问题、多动、不注意-被动、多动指数四个因子,包括了儿童在学校中常见的行为问题。

五 儿童气质评估

气质的测量评价主要有问卷法、会谈法、观察法和实验室方法,约30种儿童气质的评价工具。问卷法是目前最常用的方法,广泛应用的问卷如Thomas和Chess的3～7岁儿童气质问卷、Carey的儿童气质问卷系列等,这些问卷已经被引进国内广泛使用。儿童气质问卷的条目为常见的生活现象,代表性较强,有普遍意义,家长容易理解。

Carey的儿童气质问卷系列适用于1个月到12岁儿童的气质评估,包含5个年龄阶段,由家长填写,分别是:①小婴儿气质问卷,适用1～4个月的小婴儿;②婴儿气质问卷修订版,适用5～11个月的婴儿;③幼儿气质测量表,适用12～36个月的幼儿;④行为方式问卷,适用3～7岁的儿童;⑤儿童中期气质问卷,适用8～12岁的儿童。

六 孤独症评估

评估学前儿童孤独症症状的筛查问卷有孤独症行为问卷、克氏孤独症问卷、孤独症谱系障碍筛查性评估(M-CHAT,适用于16～30个月婴幼儿)等。

值得注意的是,确定儿童的发展水平或心理是否有问题、问题的性质都需要专业人员做出判断,需要到医院进行心理评估和诊断。并且,对任何问卷或心理测验结果的解释都应结合日常表现或临床症状,不能仅凭心理测验结果就给儿童下诊断。

本章小结

本章阐述的基本问题有:
1. 学前儿童心理与行为发育规律和特点,促使儿童心理行为健康发展的教养要求,以及入学准备教育重点。
2. 学前儿童心理与行为发育的影响因素。
3. 学前儿童心理发展的常用评估方法。

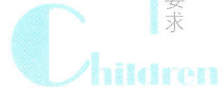

基本要点：要根据幼儿的心理行为发展特点建立教养目标和要求，科学制订学前教育计划、安排活动。儿童有主动性和探究能力，要根据儿童发展的水平、各种能力以及个体差异进行引导。学前幼儿心理健康教养的目标是：促进良好的语言表达；建立能力感；促进想象性思维和创造性思维的发展；促进独立性和坚持性；促进同伴交往；促进积极的情绪和情绪调控能力；促进社会适应能力；正确角色认同和性别认同。游戏也是学龄前儿童的主要活动。幼儿的心理活动是大脑的功能，受到来自生物学和社会心理学中多方面因素的影响，应科学地教养，切忌拔苗助长的方式。一些简单的心理测验可以帮助我们更好地了解儿童的心理特点和发展水平。

思考与探索

1. 学前儿童是否应多花时间学习？游戏时间多了究竟是利于还是不利于幼儿的教育？
2. 学前儿童心理健康促进总体原则是什么？
3. 为了促进幼儿社会性/个性发展，请根据学过的知识具体设计 2～3 个游戏活动。
4. 影响幼儿心理健康发展的因素主要有哪些方面？
5. 儿童心理评估的用途有哪些？

第五章　学前儿童心理行为发育偏异和障碍的预防与矫正

本章将帮助你

◆ 了解学前儿童正常行为的多样性,异常行为的存在。

◆ 了解儿童心理行为偏异的参考判断标准。

◆ 熟悉幼儿心理行为偏异和障碍的种类及一般成因。

◆ 掌握注意缺陷多动障碍、入园适应障碍、精神发育迟滞等常见心理行为发育偏异和障碍的识别和应对。

◆ 熟悉行为矫正的定义、行为矫正的原理和方法、行为矫正的操作步骤。

问题情境

　　王老师最近碰到一个麻烦事,班里来了个新小朋友,5岁的宝宝,谁叫他他也不答应,很难配合班级的学习和活动;不怎么说话,也不和其他小朋友一起玩,喜欢一个人待着,有时老师叫也不理,肚子饿了也不主动找老师,这是自闭吗?

　　6岁的小强现在上幼儿园大班,人长得很结实,在幼儿园里他好强霸道,经常欺负其他小朋友,不是用手推,抓旁边的同学,就是用东西打别人,扔掉其他小朋友的玩具,用彩笔涂脏其他人的图画册。老师批评他后,他会暂时收敛一点,但很快又旧态复发,小朋友们都不愿意跟他玩,老师也感到很头痛。

　　5岁的丽丽,每到周日晚上想到第二天要去幼儿园,就精神紧张、不安哭泣。周一早上早饭也吃不下,恶心呕吐,不想去幼儿园,勉强送到幼儿园门口却不肯进去,爸爸妈妈走了之后她会站在门口哭泣,勉强被老师领进去之后能够安静下来。而到了周六、周日和节假日则没有以上表现,心情好睡得香,早饭也吃得很好。

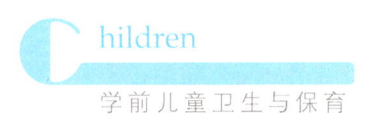

学前儿童卫生与保育

以上情形在幼儿园各年龄段儿童中均可观察到,幼儿处在心理行为快速发展的阶段,语言、情绪和思维发展均不成熟,多数儿童在发育的某阶段都会经历各种心理、行为方面的暂时性适应不良,有的则确实不同于正常同龄的儿童,考虑可能发生了心理行为的偏异,需要幼教人员细心观察,准确识别并加以应对,以利于儿童身心的健康成长,为今后的人生道路打下坚实的基础。本章将系统介绍学前儿童常见的心理行为偏异和障碍的成因、临床表现和应对方法。

第一节　学前儿童心理行为问题概述

一　什么是心理行为问题

儿童心理行为问题主要指发生在儿童期的心理行为偏异和障碍,是指儿童在身心发展过程中,由于其生理功能失调、环境适应不良或心理冲突等导致的心理障碍和不适当行为。很多儿童在发育过程中都会经历某种心理行为的暂时性适应不良,如影响课堂秩序、集体活动时的小动作、不遵守纪律的现象,或由于情绪上和社交上不成熟所引起的怯懦退缩、攻击行为等表现,但随着儿童生理上的成熟、心理水平的发展、认知能力的提高、自控能力的增强可能会逐渐减少;有些不符合社会行为规范的行为,在成人的正确引导和教育下,也可以逐步纠正。

不同年龄段、不同社会经济状态和不同文化背景的儿童均可出现心理行为问题,但其表现特征和类型有所不同。学前儿童在发展过程中常见心理问题是发育性障碍、睡眠、进食、排泄和违抗行为。而进入学龄期后主要的问题是注意缺陷与多动障碍、学习障碍、抽动障碍和品行问题。

与成人心理问题不同,儿童是人生发生最迅速的时期,其心理问题的表现与年龄及发育水平密切相关。一些在特定年龄阶段被视为正常的行为在另一年龄段则可被视为异常,如3岁的儿童夜间经常遗尿属于正常,而对一个8岁的儿童而言则是异常。其次,同样的心理问题在不同年龄的表现也不同,学前儿童的抑郁表现为对游戏没兴趣、活动减少、退缩、食欲下降、易哭、易激惹;而大龄儿童则表现为心情低落、自罪自责、思维迟滞、自伤自杀。

二　心理行为问题的判断依据

判断儿童是否存在心理行为问题,应遵循两个原则:第一,儿童在不同年龄段有不同的心理表现,由此表现出的占主导地位的、典型、本质的特征,称儿童心理年龄特征。家庭、学校和社会对不同年龄段儿童有不同的期望和要求。只有将儿童的心理年龄特征和社会期望和要求联系起来,才能对其是否存在心理行为问题做出切合实际的判断。第二,不能把儿童发育过程中出现的暂时性行为表现都视为心理行为问题。只有那些特殊的、影响儿童心理行为发展的行为,才可作为行为问题来看待。

要注意的是,儿童心理行为发育虽然遵循一定的规律,但并非千人一面,而是各有差异和特点,所谓的正常心理行为与异常心理行为之间的区别也是相对的,并非一目了然,泾渭分明。

如何判断儿童是否存在心理行为问题呢?具体有以下5个标准可作参考。

(1)问题行为和年龄不相称:小年龄段可认为是正常的行为能力的不足;如到了大年龄段仍持续存在,可能提示存在异常。

(2)特殊心理行为高频率出现:偶发的问题一般不提示重大障碍;若同一问题反复、持续存在则需引起注意。如刚入园的一段时间里哭泣、不愿离家是可以理解的,加以引导就会顺利度过,但是长时间哭泣、不能适应则提示存在问题。

（3）特殊心理行为持续较长时间：多数儿童在其发展的某个阶段，可能出现一些特殊的心理行为表现，如胆小、易怒等，不久会自然消失；但如果某种特殊行为长期保持3个月以上就必须重视，经半年以上的观察期仍未好转则须考虑就医。

（4）特殊问题行为比较严重程度：如影响沟通交流，影响认知发展和学习则可判断为严重。

（5）心理反应与周围环境不相适应。

 ## 三 常见的心理行为问题

学前儿童常见的心理行为发育偏异问题有如下几大类：①言语问题，如语言发育迟缓、口吃；②情绪问题；③睡眠问题；④进食问题；⑤排泄问题；⑥品行问题，如攻击性行为、说谎；⑦冲动控制问题，如吮手指、咬指甲、习惯性阴部摩擦等；⑧身心疾病等。

常见的心理行为障碍性疾病有注意缺陷多动障碍、儿童情绪障碍（焦虑、抑郁、恐怖、入园适应困难、强迫、癔症）、睡眠障碍、儿童遗尿症、精神发育迟滞、抽动障碍、孤独症谱系障碍等。

儿童心理行为问题常需要多方面综合干预，包括心理治疗、行为干预、家庭治疗和药物治疗等，而且都需要教育、医疗和家庭密切结合并及时干预以获得最大限度康复。

四 儿童心理行为问题的一般成因

影响儿童心理行为问题发生的因素包括遗传、个体气质、躯体健康、不良事件、养育环境、社会文化等多种因素。儿童期的心理行为问题与所处的环境关系密切，尤其是家庭环境中父母的心理健康、养育方式和亲子关系。很多儿童的心理行为问题是家庭功能不良或不良环境的反映，可随着环境因素改善而好转。

要注意的是，学前儿童语言及思维情感发育尚不成熟，对自身问题体验和描述有限，他们的问题多为父母代诉，一个焦虑的妈妈很可能将一个正常的儿童描述得问题很严重，而一个忽视儿童的妈妈则会对孩子存在的问题置之不理。

第二节 学前儿童各种心理行为发育偏异和障碍的识别与应对

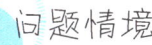 问题情境

情境1：小齐是幼儿园大班的小朋友，平时像个小猴子一样，蹦上蹿下的，即使上课的时候，也坐不住，东张西望，有时还随便离开座位。老师在讲课，小齐却自己玩自己的。一下课就在走廊里跑来跑去，经常满头大汗也不觉得累，午睡时间很难安静下来。虽然小齐喜欢和小伙伴们一起玩，但总是戳戳这个小朋友，推推那个小朋友，因此在班里没几个小朋友喜欢与他交往。老师给予小齐足够的耐心并且运用了行为矫正方法，但都效果不佳。

情境2：军军特别怕狗，在幼儿园里看动画片中有狗都会大叫起来，看到狗的图片也会紧

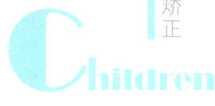

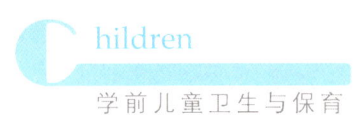

张。有一次妈妈送军军上幼儿园的路上,远远地见到一只穿马路的狗,军军顿时脸都吓白了,直往妈妈怀里躲,一步也不肯往前走了。

情境3:兰兰上大班,平时活泼开朗,唱歌、跳舞都很不错,老师一直表扬她,并经常让她领舞、领唱,班上也总有几个女孩子围绕在她左右。最近换了新的王老师,因为发现兰兰太爱表现自己不给其他小朋友机会,就不像原来老师那么重视她了,甚至因为兰兰对其他小朋友不礼貌而当众批评了她。兰兰慢慢变得不肯说话,而且总说肚子痛,或是说自己脚麻走不动路,不肯参加体育活动,老师就又对她关心起来。但久而久之,王老师惊讶地发现,平时总围在她周围的三四个小女孩居然表现出跟兰兰差不多的问题:都说肚子痛,腿发麻。爸爸妈妈带她们去医院看过了,检查却没有发现问题。

此外,可能还有的小朋友不愿意上幼儿园,有的喜欢反复问老师喜不喜欢他,有的不跟别人交往、喜欢独自玩,有的到了中班还不会自己上厕所而且反应、记忆都比其他同伴的小朋友慢,有的不肯睡觉或是说梦话,有的容易生气、喜欢打人……这些林林总总的问题是怎么回事呢? 又该怎么应对呢?

一 注意缺陷多动性障碍

注意缺陷多动障碍(又称多动症,英文简称 ADHD)是儿童时期的常见心理行为问题之一,如情境1中的小齐。ADHD 主要的临床症状是,与同龄儿童相比,表现为明显注意集中困难、注意持续时间短暂、活动过度及冲动。虽然通常入学后才做诊断,但个别严重者在学前期也可做诊断,以便尽早干预。ADHD 是一种脑发育的障碍,具有生物学基础,并有遗传性。

(一) 主要症状表现

注意缺陷和多动/冲动是 ADHD 的核心症状,往往伴有学习困难、对立违抗、情绪等问题。

注意缺陷的症状主要包括:①在学习或其他活动中,往往不能仔细注意到细节,或常发生粗心所致的错误;②在学习或游戏活动时,注意往往难以持久;③与之对话时,往往心不在焉,似听非听;④往往不能听从教导以完成功课作业、日常家务(并非因为对立行为或不理解教导);⑤往往难以完成作业或活动;⑥往往逃学、不喜欢或不愿意参加那些需要精力持久的作业,如做功课或家务;⑦往往遗漏作业或活动所必需的东西,如玩具、课本、家庭作业、铅笔或其他学习工具;⑧往往易受外界刺激而分心;⑨往往遗忘日常活动。

多动-冲动的症状主要包括:①手或脚往往有很多小动作,或在座位上扭动;②往往在教室里或在其他要求坐好的场合,擅自离开座位;③往往在不合适场合过多地奔来奔去或爬上爬下;④往往不能安静地参加游戏或课余活动;⑤往往一刻不停地活动,似乎有个机器在驱动他;⑥往往讲话过多;⑦往往在他人(老师)问题尚未问完时便急于回答;⑧往往难以静等轮换;⑨往往在他人讲话或游戏时打断或插嘴。

具备上述注意缺陷和(或)多动-冲动症状,需要达到诊断标准中规定的条目数以及严重程度,并且,这些表现存在于两个以上场合,如在学校、在家中,使得社交、学习等功能出现明显的损害。这些注意和多动的症状不是其他躯体疾病和精神障碍所导致。一般 ADHD 分为注意缺陷为主型、多动冲动为主型及混合型 3 种。

(二) 学前儿童 ADHD 的症状特点

虽然 ADHD 较多见于学龄儿童,但是最早可在 3 岁左右即出现症状,幼儿的多动症状更容易受到关注。在学前期，多动可表现为不分场合过多地奔跑或爬上爬下、东奔西跑、静不下来，幼儿园上课比同龄儿童显得坐不住、不专心，擅自离开座位。注意缺陷表现为注意难以保持持久，易受外界刺激而分心，不注意细节、粗心大意，与之对话时心不在焉，不能按要求完成任务，怕困难，回避或讨厌参加要求保持精神集中的事情，丢三落四。

（三）干预的基本方法

ADHD 的诊断需要收集多方面信息。父母访谈是诊断评估的核心，需结合老师提供的学校表现情况、儿童临床表现特征、精神检查结果等作出诊断。

儿童 ADHD 的发病比例估计为 3％～7％，而且与其他心理行为问题高度共病，如对立违抗障碍（ODD）、品行障碍（CD）、抽动障碍、心境障碍、学习障碍等。

治疗原则是采取个体化的综合治疗方案，包括药物治疗和非药物治疗。

常用的非药物治疗方法有：①行为矫正，是治疗学前儿童 ADHD 的主要方法，针对目标行为，采用合理的强化、消退和惩罚的方式，以增强和巩固良好行为，减少和消退不良行为。②执行功能训练，针对 ADHD 儿童的核心损害，如抑制能力、工作记忆、时间管理等执行功能缺陷，训练儿童相对应的执行功能，通过反复练习而内化执行功能，同时教导父母如何通过改善儿童的生活环境而促进孩子执行功能发展完善。③认知行为治疗，通过自我言语指导，让孩子学会停下来，看一看，听一听，想一想，从而控制多动冲动行为。④社会生活技能训练，ADHD 儿童除了学业存在一定困难外，可与父母、老师、伙伴相处也存在社交困难，从而影响自尊心，通过训练 ADHD 儿童的生活及社交技能，促进其改善行为问题。⑤父母培训，ADHD 父母需要采取特殊的亲子抚养方式，以更好地帮助孩子克服问题、发展功能，如采取合理的期望，予以合适的指令，建立必要的规则，多采用正性鼓励，与孩子进行有效的互动活动以促进孩子的康复。⑥其他非药物治疗，如感觉统合训练、脑电生物反馈等，有研究报道对改善 ADHD 症状存在一定帮助。

同时，家长和教师应正确对待孩子的不良行为，既不要过分忽视纵容，也不要过分严苛细节。多发现 ADHD 儿童的其他优点，发挥其长处，保持他们的自信心和自尊心。

原则上 6 岁以下幼儿不选择药物治疗，仅在病情严重影响生活和学习时才谨慎选择。常用的治疗药物有：①中枢兴奋剂，如盐酸哌甲酯；②非中枢兴奋剂，如盐酸托莫西汀；③根据病情可选择抗抑郁剂、抗精神病药或中药作为辅助治疗。

二 儿童情绪问题或障碍

日常情况下，儿童有些情绪反应如痛苦、悲伤、愤怒、烦恼等多是正常的，可能几天过后就会恢复正常。但是，儿童的情绪问题或障碍却不同，可能持续时间长达数周数月以上，环境改善后仍不好转，并可能影响到他们的日常生活、学习和交往。临床上常见的儿童情绪问题表现有焦虑、恐惧、抑郁、强迫、适应问题、癔症等。如果这些情绪问题的严重程度和持续时间达到相应的诊断标准时，则成为障碍。

由于儿童心理和生理均未发育成熟，且所处环境不同，儿童情绪问题与成人相比有较大差异。

（一）焦虑问题或障碍

焦虑是儿童最常见的情绪问题，以不安和恐惧为主，无明显原因的或不现实的、先占性的情绪反应，伴恐惧、不安的认知和身体不适感，如胆怯退缩、心慌口干、头痛、腹痛等。焦虑的儿童往往偏内向，情绪不稳，在家庭或幼儿园、学校环境中遇到压力和不适应时产生焦虑情绪，并表现出回避和黏人等行为。部分儿童可能在此之前遭遇变故，如与父母的突然分离、亲人病故、不幸事故等。

家族史也很重要，家长焦虑，则儿童的焦虑发生率较高；广泛性焦虑障碍儿童的生物遗传学因素更为明显。不恰当的教养方式（溺爱、忽视、虐待）、不安全的依恋关系等都会成为致病因素。

要合理区分在儿童发育过程中可能出现的害怕、恐惧，需注意区分这些害怕是切合实际的害怕（如与抚养人分离、怕陌生人），还是不太切合实际的害怕或过分担心。

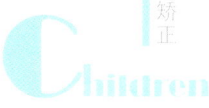

学前儿童焦虑可表现在情绪行为、躯体生理反应2个方面。

（1）行为表现：烦躁、哭泣、吵闹而且难以安抚，或是显得胆小、黏人、惶恐，大龄儿可表现为紧张、恐惧、发脾气、抱怨、不愿上学、注意不集中、不安地走动等。

（2）躯体表现：气促、心慌、胸闷、多汗、口干、头晕、恶心、呕吐、腹部不适、食欲减退、尿频、遗尿、便秘或便裤、睡眠不安、多噩梦、肌紧张、颤抖、抽搐等。

学前儿童常见焦虑问题或障碍有以下几种。

1. 分离性焦虑　分离焦虑是一种相当常见的焦虑障碍，在年幼儿童中常见，与依恋对象分离或将要分离时产生的、与发育水平不符的过度焦虑（如主要的照养人、亲密的家庭成员）。一般起病于6岁前，但实际上6岁以上儿童也经常出现。

（1）主要症状表现：对分离的恐惧构成焦虑的中心，通常表现为明显的临床焦虑症状，如不现实的和反复地担忧所喜爱人的安全，尤其与主要依恋者分离或分离时感受到威胁。伴随着严重的担忧并持续相当一段时间不能改善而且社会功能受损。没有主要依恋者陪伴就不肯入睡；面临分离时过分忧伤（如发脾气）；做与分离有关的噩梦；非常想家（被分离时渴望回家或与抚养人联系）；经常性生理有躯体症状，如腹痛和心悸。

（2）应对方法：发现过分依恋障碍和倾向就应开始预防分离焦虑和拒绝上学的出现。例如，每年咨询检查，教给家长健康的分离技术，处理家庭应激和同伴关系的方法。对有心理问题的家长同时进行咨询和治疗。改善家庭和幼儿园、学校环境，创造有利于儿童适应的环境条件，减轻儿童压力，增强儿童独立自信的能力。放松、游戏、音乐、绘画和讲故事有助于儿童减轻紧张，调节情绪。

2. 社交性焦虑　对陌生人的持久或反复的害怕或回避，其程度超出了与其年龄相符合的正常范围，并出现社会功能失常。但同时仍选择性地与熟悉的家人和小伙伴保持正常的交往。

（1）主要症状表现：社交焦虑的儿童经常对自己有消极的先占观念，如怕自己说话或行为愚蠢、怕当众出丑、怕被同伴拒绝、怕说话脸红、怕当众失败等。同伴关系、幼儿园表现和家庭功能因社交恐惧而受损。年幼的儿童往往不能认识到自己在社交场合的过分不安，而是表现为行为问题，如不肯离开父母、见人就发脾气、拒绝与朋友玩、以躯体不适为由在回避社交场合。

（2）应对方法：心理治疗是最常见的治疗手段，系统脱敏对年长儿童效果较好，对年幼儿童则应注意发挥家庭和父母的作用，对父母进行儿童管理培训，增加技能训练，增加儿童自信，常规体育锻炼，鼓励儿童参加社交集体活动，有助于幼儿增强应对能力、克服社交焦虑。要注意的是，很多人都会经历短暂的社交羞怯和焦虑，这是在某些特殊发育阶段的特征，遇到陌生人年幼儿童会经历一段时间不能放松，但仍须加以注意，儿童社交焦虑如得不到适当应对和处理可能会持续其整个青春期。社交焦虑儿童也会拒绝上学，但拒绝上学有多种原因（如分离性焦虑），应仔细评估儿童拒绝上学的动机。

3. 恐惧性焦虑　恐惧也属于焦虑范畴，是对某些物体或特定环境产生强烈的害怕和回避，这些物体或环境种类很多，常见有：猫、狗、毛毛虫等动物，与陌生人的交往，去（到）高处、学校、黑暗和人多的场合等情境。通常这些物体和环境并不一定是有危险的，但当儿童的害怕和回避大大超过了客观的危险程度，并因此产生回避和退缩，对儿童的生活、学习和交往造成明显的影响，这可能就是异常的恐惧了，达到了恐惧性焦虑的范畴。如本节开始情景2中的军军。

要注意的是，恐惧是儿童期常见的一种心理现象，发育过程中某一段时期几乎每个儿童都有明显的恐惧反应，不同年龄阶段有不同的恐惧对象，0～2岁害怕很响的声音、和养育者分离、陌生人和大的物体；3～6岁害怕黑暗、雷鸣闪电、动物昆虫、独自入睡、想象中的事物；7～16岁害怕更为现实的事件，如损伤、疾病、成绩、死亡、自然灾害、暴力事件等。但是，随着年龄增长时过境迁，问题、恐惧会自然好转，并不影响儿童的社会功能，用分散注意力的方法可以缓解，不能称之为恐惧症，是儿童发育过程中的正常现象。

该问题的产生和儿童的气质以及意外事件发生等有关，间接接触到不良事件也会触发儿童的恐惧体验。内向、胆怯、依赖性强的儿童容易产生恐惧，车祸、被袭击等意外事件也是恐惧的重要诱因。

（1）主要症状表现：幼儿的恐惧主要表现在情绪、认知、行为和躯体症状方面。

● 恐惧情绪：如遇到恐惧对象或事件，儿童立即会出现恐惧情绪和躯体反应。恐惧程度因人而异，一般来说离恐惧的对象越近,恐惧的程度就越强烈,当无法逃避时,恐惧更显著。

● 认知症状:会过于担心自己受到所害怕对象的伤害,如"狗咬我,我就会死掉了"等,但幼儿往往说不出自己的这类担心。

● 躯体症状:心慌、心跳加速、气促、胸闷、胸痛、颤抖、出汗、窒息感、恶心呕吐、站立不稳、眩晕、不真实感、失控感。除流血恐怖外,一般不会真的晕倒。

● 回避行为:因为恐惧,儿童会极力回避恐惧的对象或事件,从而影响日常生活和社会功能。

根据恐惧对象的不同,将恐惧症分为四大类:①动物恐惧,如狗、蟑螂、老鼠、蛇;②自然事件恐惧,如黑暗、乘电梯、密闭空间、洪水、高空;③损伤恐惧,如死亡、流血、疾病;④社交恐惧,如害怕发言和人多的地方。

(2)应对方法:儿童恐惧需综合干预,以心理治疗为主。

支持性心理疗法,通过疏导、鼓励、耐心地询问其担心与害怕的内容,做出解释和指导,教给放松技术。行为治疗包括系统脱敏法、冲击疗法、暴露疗法、正性强化法、示范法等,结合支持疗法、松弛疗法、音乐与游戏治疗等,可取得较好的效果。情绪症状严重者可考虑药物治疗。

4. 广泛性焦虑　表现为持久、过分和不现实的担心,没有特定的对象或情景。可发生在学前阶段,但较青少年少见。生物学、家族史和环境因素对该障碍的发生、发展都起着不可忽视的作用。

(1)主要症状表现:存在不能控制的对多种事件或活动的过分焦虑和担心,至少已 6 个月。在同样的环境中,这类儿童比其他儿童更过分地担心自己的成绩和能力,担心个人和家庭成员的安全,或担心自然灾害和将来要发生的事件。担心的内容有多种,可以变换,而且这种担心很难得到转变。过分的担心使儿童的日常生活、学习和完成其他活动的能力受损。不安全感导致儿童经常要寻求重复保证,干扰了他们的个人成长和社会关系。广泛性焦虑儿童的个性经常过分顺从、完美主义、自我批评,坚持重复做不重要的事情以达到他们认为"好"的标准。担心的焦点不符合焦虑障碍的其他诊断特点。

(2)应对方法:放松训练,如胸、腹式呼吸交替训练、音乐疗法、绘画和沙盘游戏均能缓解焦虑促进身心发展。注意不给孩子贴标签,对孩子进行积极关注。鼓励孩子从事体育运动和手工活动,学会表达情绪和需要。

(二)适应问题和障碍

1. 病因　随着幼儿年龄增长,不可避免要从家庭的个体生活走向外界,走向幼儿园集体生活,由于环境和接触的对象不同,行为方式和生活方式的变化必然会让儿童感到不习惯、不适应,甚至产生胆怯和恐惧的心理,出现哭闹、回避,甚至是进食和睡眠受到影响。此外,当儿童的生活有突发事件、不良事件发生,如转学、改变居住环境、亲近的人突然长期离开或死亡、自然灾害、突发事故,儿童也可能因此出现情绪和行为紊乱和适应不良,一般不超过 6 个月。适应问题的发生还与儿童的气质特点和家庭教养方式有关,那些气质偏退缩、适应能力弱、在家中过分溺爱、很少与外界接触的幼儿容易发生适应困难。

2. 主要症状表现　适应问题的表现多样,情绪上可表现为焦虑、抑郁,感到不能应付等;行为上可以表现为重新出现幼稚行为(尿床、吸吮手指、说话稚气)或发脾气、冲动、攻击行为,多数有适应问题的儿童还会拒绝上幼儿园或上学。

儿童的适应问题较多地表现在新入园时对幼儿园环境的适应困难,即所谓的入园适应困难。多数幼儿刚上幼儿园会有哭闹等不适应的表现,但随着时间推移能较好适应,但个别幼儿会在数月后仍哭吵难安,无法配合幼儿园的作息和活动。

3. 应对方法　帮助学前儿童较好地适应幼儿园环境,要做好以下工作。

(1)正面引导,放宽要求。带着走走、看看幼儿园的环境,如参观活动室、玩具橱、游戏室等,体验幼儿园小朋友们欢乐的活动场面,让适应良好的小朋友多陪伴和感染,让其对幼儿园产生肯定和信任;对短时间内适应困难的儿童,可适当放宽要求,循序渐进,最终完全适应。

(2)耐心鼓励,循序渐进。对幼儿和蔼可亲,给予言语鼓励,先单独给孩子讲故事、玩玩具,再请1、2名其他小朋友来一起玩,直到孩子逐渐适应。对于哭闹严重的儿童,可以让家长陪孩子上幼儿园半天,直到孩子适应。

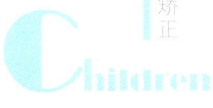

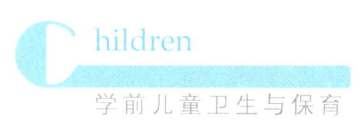

（3）家校联合，培养能力。为减少学前儿童对幼儿园生活制度的不适应，可建议父母在家安排与幼儿园相适应的作息时间，早睡早起，每天中午睡午觉等。向父母强调培养自理、自立能力，自己吃饭，自己大小便，自己脱衣上床睡觉。在家适当参加家务劳动，如剥豆、取物等；外出时，有意让其多接触人和事，减少依赖性。

（4）提前熟悉幼儿园。在幼儿正式入幼儿园之前应允许提前进入幼儿园中熟悉环境，预防入园适应困难，尤其对气质退缩、适应能力弱的幼儿。

（三）抑郁

儿童抑郁是以情绪低落为主的一组心境障碍，约有 20% 的儿童会出现抑郁症状，其中约 4% 符合临床诊断。抑郁症的发病有年轻化的趋势，儿童的抑郁往往是通过与其年龄水平相当的行为问题表现出来。

1. 病因　儿童抑郁与遗传、环境、个体特征、不良事件等多种因素有关。其危险因素如下：①生物学因素，如慢性病、女性、父母抑郁家族史、使用某种药物。②社会心理因素，如儿童期虐待、社会经济地位低下、失去亲人。③其他，如焦虑障碍、学习困难等。

2. 主要症状表现　儿童抑郁与成人抑郁有较大不同，由于学前儿童的情绪发展、语言和认知发育尚不成熟，较少能讲清楚自己的内心体验，往往表现为哭泣、退缩、活动减少、游戏没兴趣、食欲下降、睡眠障碍等。部分也会表现出头痛、腹痛、躯体不适等躯体症状。另一类较明显的症状是行为异常，攻击行为、破坏行为、多动、逃学、说谎、自伤等。

3. 应对方法　部分学前儿童的抑郁情绪可在数周内自然好转，有的却在数月后仍没有明显改善。若儿童抑郁症状明显且症状持续，则需要医学干预。常见的治疗方式有心理行为治疗和抗抑郁药物治疗。

心理治疗在儿童抑郁症中有重要作用，常用的有以下几种。

（1）支持性心理治疗，对儿童所表现的困惑、疑虑、恐惧不安、发脾气、冲动和痛苦给予充分理解，在此基础上劝导、鼓励、反复保证以减轻患儿的怀疑、恐怖、焦虑紧张和不安。

（2）行为疗法，使行为朝预期的方向转变或恢复到原来的正常行为。

（3）家庭治疗，需儿童和家庭成员共同参与。情绪与行为模式既与先天遗传因素有关，同时也是后天习得，儿童既接受父母和祖辈的遗传素质，后天也受到其行为模式的影响。另外，家庭成员间的关系、养育的态度及家庭出现的种种问题都可能成为影响治疗的因素，所以在对儿童进行心理治疗的过程中，需强调父母参与和家庭影响的重要性。

在幼儿园教育中，老师应积极回应儿童的情绪反应，无条件接受孩子的情感，能适时规范其不适当的行为，并教导其如何调整情绪、表达情绪、寻求帮助和解决问题。在平时的教学中应细致观察儿童的情绪变化，了解其不良情绪产生的原因，儿童在得到老师的理解之余还能在老师的帮助下用语言来表达情绪、解决问题，这对健康人格的塑造有着潜移默化的作用。

（四）强迫症

强迫症是一种明知不必要，但又无法摆脱，反复呈现的观念、情绪或行为。

1. 病因　儿童的先天素质、性格基础、父母不良性格的影响、教育方法不当等，均与本症的发生有关。孩子病前常有过于严肃、拘谨、胆小、呆板、好思考、不活泼的表现。孩子的父母也常有胆小怕事、过分谨慎和拘谨、循规蹈矩、按部就班、追求完美、缺乏自信心、遇事迟疑不决、不善改变、过于克制呆板等不良性格特征。父母对孩子过于苛求，如对清洁卫生过分要求、对生活刻板规矩等，可能是诱发本症的原因。孩子严重的疾病、外伤，突然的严惩的精神创伤，或长期处于过度的精神紧张状态，精神负担过重等，均可成为诱发因素，促使症状出现。

2. 主要症状表现　强迫观念可表现为：有的儿童会反复怀疑自己事情没有做好、患上某种疾病；有的则反复回忆某件事、某句话，如反复想没有什么意义的一句话，走路时"我应该先迈出左腿还是右腿"，吃东西时反复想"我会不会吃进脏东西"，说完一句话后反复想"我刚才说错话了吗"。如果被打断，就必须从头开始,因怕被打扰而情绪烦躁。

强迫行为具体包括:反复洗手、反复计数、数道路的地砖、路上的车和人、反复检查物品是否还在、门窗是否关好等。有时儿童会做一系列的动作,这些动作往往与"好"、"坏"或"某些特殊意义的事物"联系在一起,在动作做完之前被打断则重新来过,直到满意为止。强迫症状的出现往往伴有焦虑、烦躁等情绪反应。

在儿童期,强迫行为多于强迫观念,年龄越小这种倾向越明显,这些孩子的智力正常,很多时候反强迫的体验并不明显。

3. 应对方法 有强迫的表现不等于强迫症,如影响到儿童正常的睡眠、交往、学习等则须考虑就医。药物治疗是治疗强迫症的主要方法之一。行为治疗与认知行为治疗是能成功地治疗儿童强迫症的最常用的心理治疗方法。家庭治疗也是治疗强迫症的重要方法,通过家庭治疗消除父母的疑虑,纠正其不当养育方法。

(五) 癔症

癔症又称歇斯底里,现在一般称作分离(转换)性障碍,是由情绪因素,如不良生活事件、内心冲突、暗示或自我暗示等所诱发的精神障碍。主要表现为感觉或运动障碍,可有意识状态改变,症状无躯体器质性基础,如情景3中的兰兰和她的小伙伴。儿童癔症有明显的集体发作特征,女童多发,农村患病率较城市高,经济文化落后地区集体癔症发作频率较高。

1. 病因 儿童癔症发作常由于情绪因素所诱发,如委屈、气愤、紧张、恐惧、突发生活事件等均可导致发作,父母教养方式不当,更易促发;性格幼稚,表现情感丰富、有表演色彩、富于幻想。躯体疾病、疲劳、体弱、睡眠不足等情况下容易促发。

儿童在暗示下容易出现集体发作,如情景3中,兰兰因为躯体症状再次受到老师关注,给了那些与她要好的小伙伴一个榜样。集体发作往往出现在教室、课堂、操场或医院病房内。相关诱因可导致集体性恐惧和焦虑而发作,如面临考试、教师过于严厉、计划免疫注射、类似病人的表现、同班同学死亡或受伤、脑膜炎流行等。有些宗教迷信活动、灾难、突发生活事件、战争、社会变迁等也可促发集体癔症发作。

2. 主要症状表现 癔症表现具有以下共同特征:①症状无器质性基础,无法从神经解剖学方面进行解释;②症状变化的迅速性、反复性不符合器质性疾病的规律;③自我为中心,一般在引人注意的地点、时间内发作,症状夸大和具有表演性;④暗示性强,容易受自我或周围环境的暗示而发作,亦可因暗示而加重或好转。

儿童癔症表现多为:兴奋性反应(哭闹、狂笑、烦躁等),抑制性反应(嗜睡、瘫痪、失语等),退化性反应(幼稚行为等)。

按症状表现主要分为两大类:①精神症状(分离性障碍):表现大哭大闹、四肢乱动、屏气、面色苍白或青紫、大小便失控等;较大儿童呈烦躁、哭闹、冲动、砸物、揪发、撕衣或地上打滚抽搐。发作时可有意识改变,如"昏厥",但"昏厥"的特点是缓慢倒地并倒在无危险地方、无大小便失禁,发作后部分情节被遗忘。发作时间长短不一,时间长短与周围人的关注态度和程度有关;在人多且易引起周围人注意的地方,持续时间较长。②躯体症状(转换性障碍):以痉挛发作、瘫痪、失明、失聪、失音等为主。如跌倒昏迷状,四肢挺直或角弓反张,四肢瘫痪而不能走路或手部不能活动,突然说不出话或声音嘶哑等。

3. 应对方法 采取综合性治疗,包括心理治疗、家庭治疗、环境改善和药物治疗等。

治疗应注意个体化,即根据个性、心理特点、病因、所处的环境制订治疗方案。详细了解病因,消除儿童的紧张情绪,告知该病可以治愈,重树自信;避免不必要的治疗及检查以免紧张、恐慌而加重症状;避免家长负性语言或行为暗示,消除导致癔症发作的负性精神因素。改善学校与家庭环境,消除诱因。家庭、教育机构以及有关社会环境的作用至关重要。改变不恰当的养育态度和对儿童行为的反应模式,关注积极行为,忽视消极行为,避免继发获益。

暗示疗法是为治疗癔症的有效方法之一,对幼儿适宜采用言语暗示、游戏治疗。此外,还可根据具体情况采用系统脱敏治疗使原诱发癔症的精神因素逐渐失去诱发作用,以达到减少发作或治愈的目的。对癔症集体发作应予集体心理治疗,选择集体游戏等形式,说明病因,消除紧张情绪,缓解躯体不适。

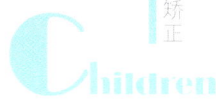

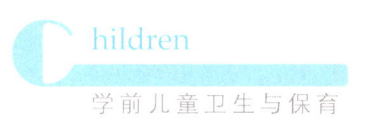

必要时可采用药物治疗,但应注意儿童不宜长期用药,以免增加暗示作用而巩固病情。

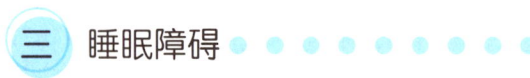

三　睡眠障碍

学前儿童也会出现多种睡眠的障碍,常见的有失眠、夜醒、夜惊、夜间摇头、梦魇、梦游、过度嗜睡。经常性的失眠、噩梦或睡行在学前儿童中并不常见,如果经常出现则要引起重视,寻找原因,而且在不同睡眠时期发生的睡眠障碍,具有不同的特点。以下介绍失眠、梦魇、睡行症和过度嗜睡。

(一) 失眠

各个年龄阶段的儿童都有可能出现失眠,在低龄儿童中的发生较少。失眠常表现为入睡困难、半夜醒后难以继续入睡以及早醒。

1. 原因

(1) 婴幼儿多见的原因是生活不规律、饥饿或过饱、身体不舒适、睡前过于兴奋、与抚养者分离的焦虑。

(2) 较大儿童的失眠外还常有因学习、家庭、社会因素造成的心理紧张、焦虑、抑郁,如刚与父母分开睡、受到批评或恐吓、怕上学或幼儿园。由于现在学前儿童也面临着过度学习、频繁考试,因此一些在学龄儿童中的失眠原因也提前到了学前儿童。

(3) 晚间饮用或服用某些中枢兴奋的物质。

(4) 对睡眠怀有恐惧心理,如有的孩子失眠几次后一到上床睡觉时就担心睡不着。

2. 应对方法

(1) 先查明原因,设法去除不利睡眠的因素,避免形成习惯性失眠,尤其是因心理因素造成的失眠,应帮助孩子改善情绪。

(2) 采用一些有助睡眠的方法,如给孩子讲轻松的故事或听轻松的音乐。

(3) 养成规律睡眠的习惯,即使因晚上失眠而白天困倦,也不要在白天超常补睡。

(4) 严重失眠时可短期、小量服用镇静剂,婴幼儿尽量不用安定类药物。

(二) 梦魇

1. 原因　梦魇有心理因素或躯体因素。心理因素如看或听了恐怖的事情、由于学习或其他因素所引起的精神紧张、情绪低落;躯体因素常见的有睡前过饥或过饱、剧烈运动、睡眠姿势不好(如双手放在前胸使胸部受压迫、呼吸不畅)、患某些躯体疾病,如上呼吸道感染引起的呼吸不通畅、肠道寄生虫、发热等。

2. 症状表现　梦魇又称噩梦,指做一些内容恐怖的梦,并引起儿童梦中极度的恐惧、焦虑,儿童常大声哭喊着醒来,醒后仍感到惊恐,并因此难以入睡。梦魇常发生在眼快动睡眠期,容易被唤醒,儿童醒后意识清晰,能较清楚地回忆并叙述梦中经历,表达恐惧和焦虑的体验。

3. 应对方法　当发现孩子有正在做噩梦的表现时,可叫醒孩子,并给予适当的安慰。检查是否有易引发梦魇的因素,予以避免。

(三) 睡行症

俗称的梦游,指在睡眠过程中起床行动或行走。

1. 病因　睡行症与大脑抑制过程的发育有关,有睡行症家族史的儿童,睡行症的发生率较无家族史的儿童高。

2. 主要症状表现　儿童在熟睡中突然起床,有的儿童只是坐起来,做一些刻板、无目的的动作,如捏弄被子、做手势、穿衣服;有的儿童则下床行走甚至开门走到室外,同时还可以做一些较复杂的活动,如开抽屉拿东西、倒水,有时口中似乎在说些什么,但口齿不清。

儿童在睡行过程中意识不清醒,睁眼或闭眼,目光和表情呆板,对环境只有简单的反应,如在熟悉的环境中可以避免碰撞墙或桌椅，对他人的干涉和招呼缺乏应有的反应，即使回答别人的提问也多是答非所问。发作后自己上床又继续正常的睡眠。

睡行发生在深睡眠期，所以在活动中难以叫醒，而且无论是叫醒还是清晨自己睡醒后都不能回忆发作的经过。多数孩子随年龄增长而不再发生。

3. 应对方法　家长避免在有睡行症的孩子面前显得紧张。在孩子正发生睡行的时候，注意防止意外事故，不一定非要将其叫醒，以免孩子受到惊吓，可将其牵回床上继续睡眠，如果难以制止其活动则设法叫醒。偶尔发作无需治疗，发作频繁者则短期使用药物治疗。

资料链接

过度嗜睡

1. 病因　病理性的过度嗜睡与大脑发育问题、脑神经系统的疾病及某些躯体因素有关，如先天性大脑觉醒不足、睡眠呼吸暂停-过度嗜睡综合征。先天性大脑觉醒不足往往还伴有在清醒时注意不集中、活动过多。睡眠呼吸暂停-过度嗜睡综合征，或是因为呼吸肌松弛或阻塞了呼吸道，常伴有夜间打鼾，多见于肥胖儿童。

2. 主要症状表现　过度嗜睡突出的表现是白天睡眠时间过多、睡眠次数过多，幼儿经常是玩一会儿就打瞌睡。有的儿童是因为夜间未睡好，但有的即使夜间睡眠充足也表现出白天过度嗜睡。

3. 处理和治疗原则　不同原因采用不同的方法。对于大脑觉醒不足的儿童难以去除病因，可应用中枢兴奋剂治疗。对于呼吸道阻塞的儿童则针对原因可尽量消除病因，如腺样体肥大切除术、肥胖儿减肥等。孩子由于嗜睡经常会出现意外事故，所以要多加防范。

四　功能性遗尿症

幼儿 5 岁以后在白天或夜间发生不自主的排尿，称为遗尿症，分为器质性遗尿症和非器质性遗尿症。其中非器质性遗尿症也被称为功能性遗尿。

（一）病因

（1）器质性因素，如脊柱裂及尿道狭窄等先天性异常、泌尿系统反复感染、糖尿病、尿崩症、慢性肾衰竭、神经系统损害、癫痫发作、病后虚弱和智力发育障碍等。

（2）控制排尿的神经功能的成熟落后，如发育落后的儿童中常有遗尿。

（3）睡眠障碍，夜间遗尿往往由于睡眠过深，即使有尿意也不能醒来。

（4）婴幼儿期的排尿训练不当，过早排尿训练，排尿训练时过于粗暴或频繁。

（5）强烈的心理刺激，如与父母突然分离、入托、意外事故后、受到惊吓等。

（二）症状表现

发生于白天或黑夜的排尿失控现象，与患儿的智龄不符，年龄在 5 周岁以上或智龄在 4 岁以上，每周至少有 2 次遗尿，至少已 3 个月。遗尿可作为正常婴儿尿失禁的异常伸延；也可在学会控制小便之后才发生。不是由于器质性疾病所致，也没有严重的智力低下或其他精神病。

（三）应对和处理方法

1. 查明原因采取相应的措施　针对非器质性遗尿症首先要了解原因，解决精神因素，然后考虑行

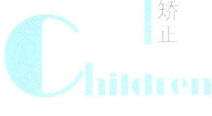

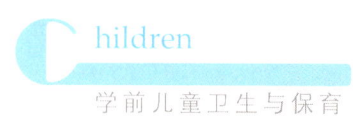

为训练和药物治疗。

2. 常用的行为训练方法

（1）睡前少喝水，睡后使用闹钟，在幼儿经常夜尿的时间唤起幼儿，使幼儿清醒地排尿，养成习惯，不尿床后逐渐延长闹钟唤醒的时间，延长睡眠时间。

（2）使用"叫醒尿垫"也能获得有较好的效果。

（3）忍尿训练，增加膀胱括约肌的控制功能，白天当幼儿有尿意时，令幼儿有意地忍尿，一开始忍尿时间可短至 5 分钟，以后逐渐延长达到 15 分钟或更长，以膀胱有胀满的感觉为限，在训练过程中需对幼儿进行口头或实物的鼓励。

3. 药物治疗 频繁遗尿可以适当用药物治疗。

五 精神发育迟滞

精神发育迟滞又叫智能低下，在国内外曾有过很多同义词，如精神幼稚症、精神发育不全、低能、弱智、愚鲁等。精神发育迟滞是由于先天的或后天的种种有害因素，在胎儿期、围产期或出生后直至 18 岁前损害了大脑的结构、功能，造成精神发育受阻或不完全，临床表现为显著的智力低下伴儿童学习困难及社会适应能力欠缺。一般认为是不可逆的，也不大会进行性发展恶化。

精神发育迟滞必须满足 3 个条件才能诊断：①智力低于平均水平；②适应行为受损；③在发育阶段（18 岁以前）起病。

由于农村卫生保健条件较差，造成脑损害的因素较多，且在偏远地区，近亲婚配较多，使得农村患病率显著高于城市。就男女性别比而言，男童患病率略高于女童。

（一）病因

精神发育迟滞的病因十分复杂，任何影响大脑发育的因素都可以造成，多种致病因素可共同出现。常见病因如下：遗传代谢病，如苯丙酮尿症、脂质沉积症、粘多糖病、脑白质营养不良等。染色体异常，如唐氏综合征、脆性 X 综合征、Turner 综合征等。先天性颅脑畸形，如先天性脑积水、神经管闭合不全、脑膜脑膨出等。

母亲在妊娠期中感染巨细胞病毒、风疹病毒、弓形虫感染、先天性梅毒，妊娠前 3 个月时受感染对胎儿脑发育危害更大。母亲酗酒、吸烟、吸毒、接受放射线、营养不良、内分泌异常、缺氧、妊娠中毒症、严重躯体疾病、高龄初产、先兆流产、多胎妊娠等。

出生过程中早产、难产，出生后中枢神经系统感染、缺氧、外伤、中毒。幼年时重度营养不良，缺乏受教育机会。

（二）主要症状表现

心理测试的发展使智力水平有了量化的工具。精神发育迟滞可分轻、中、重、极重 4 个等级。IQ 值：50～69 为轻度；35～49 为中度；20～34 为重度；低于 20 为极重度。

仅按 IQ 值划分病情轻重是不够的，精神发育迟滞常有社会行为异常，表现为适应环境能力、处理人际关系能力及适应职业能力等欠缺，且可伴有精神行为异常，如冲动行为、易激动、刻板动作、强迫行为等。

以下就不同程度精神发育迟滞的表现简要介绍。

1. 轻度 早年发育较正常儿童差，语言发育迟缓，但仍有一定表达能力，往往在幼儿园后期或入学后才发现有学习困难，领悟力低，分析综合能力欠缺，思维较简单，经过努力勉强可达小学毕业水平，有一定社交能力，成年后具有低水平的职业能力和适应能力，温驯，缺乏主见，对环境变化缺乏应付能力。

2. 中度 自幼语言及运动功能发育都较正常儿童缓慢，而且语言发育不完全，词汇贫乏，不能完整表达意思，学习能力低下，经过耐心训练可以从事简单非技术性工作。

3. 重度 多在出生不久即被发现精神及运动发育明显落后，成年后亦仅能学会说简单词句，生活不能自理，不能接受学校教育，不能接受训练以学会简单技能，无社会行为能力。

4. 极重度　完全没有语言能力，对周围环境及亲人不能认识。对危险不知躲避，仅有原始情绪反应，如以哭闹、尖叫表示需求食物或不乐意。有时有暴发性攻击或破坏行为，全部生活需人照料。

（三）治疗和注意事项

教育及训练：对于大多数智商在 50～70 的精神发育迟滞患者，随着年龄增长，脑功能亦有缓慢改善，故特殊教育及耐心辅导，能帮助其智力及运动功能提高，以适应简单职业需要，不少患者仍能自主。对此类患儿，最好能进行特殊教育，通过长期、耐心的教育和辅导，很多患者成年后仍可过接近正常的社会生活。对重症及极重症患者，则终身需要照料，但仍可通过长期训练，教会其简单卫生习惯及基本生活能力。

加强孕期保健，做好儿童保健，早期对婴幼儿及儿童进行语言及智力教育，重视儿童入学学习，及时诊治可以治疗的遗传性或内分泌障碍疾病，开展遗传咨询及产前诊断防止精神发育迟滞患儿出生，加强宣传教育，禁止近亲结婚，适当晚婚晚育，避免高龄妊娠，这些对预防精神发育迟滞都是重要的。

精神发育迟滞患者一般无颜面和躯体异常，但某些特殊病因所致者则可有躯体、颜面五官、皮肤、手指、足趾甚至内脏异常。亦可有视力、听力障碍、癫痫发作、肢体瘫痪等。

应注意，儿童慢性躯体疾病、病后虚弱状态、营养不良、服用镇静药物或环境不良、学习条件欠缺等，都可造成儿童思维贫乏，易被误认为智力低下或精神发育不良，改善其生活、学习条件或身体康复后，其智力可迅速恢复。

早年耳聋严重者有语言发育障碍、阅读障碍、书写障碍等也会影响学习及语言能力，但其一般智力良好。儿童注意缺陷多动障碍常有注意力不集中、学习差、不守纪律，适应社会能力差等，但经督促可显著改善，治疗可好转。

正常儿童中亦有部分儿童语言能力、运动功能都发育缓慢，但一般理解及适应环境能力则仍正常；一旦功能发育，能迅速赶上正常儿童，在各方面都不显落后。

六　抽动障碍

抽动是一种不随意的、快速、反复出现的身体某部位肌肉或肌肉群的非节律性运动或发声。抽动总体上可分为运动抽动和发声抽动。根据涉及肌群的多少和症状的复杂程度，又可分为简单抽动和复杂抽动。

抽动多起病于儿童时期，一般 5～7 岁起病，可早至 2 岁发病，10 岁达到高峰。曾经有过暂时性抽动症状的人数比例可高至百分之十几，多数儿童的抽动症状到青春期减轻或完全消失，少数可持续至成年。

（一）病因

抽动障碍的病因及发病机制尚不清楚，涉及遗传、神经生物、神经免疫和社会心理等各种因素。起病年龄越小，越与生物学因素有关。有些儿童在发生症状前有局部躯体因素疾病造成的不适（如炎症）、疲劳、某些药物、发热可加重抽动，属于过敏性体质的儿童容易发生抽动。但经常是原发问题缓解后抽动仍然持续。在心理因素中，各种原因造成的紧张、压力大、焦虑、兴奋、应激都会引起或加重抽动，放松可以缓解抽动动作或发声。

（二）主要症状表现

抽动症状多样，单纯性抽动如眨眼、耸肩、歪头、皱额、转颈、鼓肚子、抽鼻子、喉咙发声、清嗓子、吼叫、干咳等，复杂抽动如跳跃、单脚蹦、控制不住打自己、重复特别的音节、词句（有时是秽语）、重复言语等。抽动症状是不自主的，可能短时间受意志控制，但很快又会出现。多数在睡眠时明显减轻或消失，也有少数因抽动而导致明显的睡眠问题。

（三）处理和注意事项

短暂而轻度的抽动无需药物治疗，避免抽动加重的因素。慢性或有慢性趋势的抽动需要药物治疗。治疗慢性抽动的总原则：①以改善最严重的症状为治疗导向；②治疗目标是长期受益而非不惜代价迅

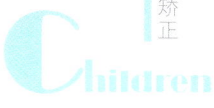

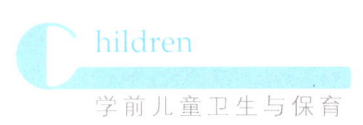

速改善；③不论是否在治疗，症状在任何一个时期都可能缓解或加重。

除外药物治疗，还应加强支持性心理治疗，正确对待抽动带来的相关问题，消除环境中对患儿症状产生不利影响的各种因素，改善患儿情绪，增强自信。在行为治疗中，习惯逆转训练、放松训练对抽动也有一定帮助。

抽动是一种疾病，对儿童的态度是既不歧视，也不过分关注。过分关注或阻止患儿症状，反而可能导致儿童紧张不安，从而加重抽动症状。平时注意合理安排生活，避免过度兴奋、紧张、劳累等诱发因素即可。

七　孤独谱系障碍

孤独症，又称自闭症，多发病于3岁前，是一种较为严重的发育性障碍。

（一）发病原因

孤独症是多种生物学原因引起的广泛发育障碍所致，不是任何单独的社会心理因素引起的，可发生在任何阶层的家庭中。

（二）主要症状表现

主要症状为：①社会交流障碍：一般表现为缺乏与他人的交流或交流技巧，与父母亲之间缺乏安全依恋关系等；②语言交流障碍：语言发育落后，或者在正常语言发育后出现语言倒退，或语言缺乏交流的性质；③重复刻板行为。

典型的孤独症主要体现为在社会性和交流能力、语言能力、仪式化的刻板行为3个方面同时都具有本质的缺损，就是所谓的"三联症"。不典型孤独症则只具有其中之一或之二。

还有很多疑似孤独症儿童不一定在3个方面都有明显的缺损，够不上典型孤独症标准，但是在社会性和交流能力方面还是有比较明显的缺陷，难以用一个特定的"标签"来命名，所以引入"孤独症谱系障碍"这个概念，把孤独的相关行为表现看成是一个谱系，程度由高到低，从典型孤独症到仅仅表现为社会性和交流能力方面的缺陷。

除了核心症状的表现，孤独症还有一些外围症状，比如：消化系统、免疫系统、感觉系统等方面的问题往往存在感觉异常，表现为痛觉迟钝、对某些声音或图像特别恐惧或喜好等；存在便秘、尿频或小便失控、消化不良和营养偏差、皮肤易生湿疹、易感冒、睡眠障碍等；其他常见的行为问题包括多动、注意力分散、发脾气、攻击、自伤等。

（三）需要鉴别的其他情况

将近3/4的孤独症合并精神发育迟滞，但精神发育迟滞的儿童社会化相对较好。选择性缄默的儿童仅仅在某些环境或公共场合拒绝讲话或与人交往，有时仅以点头、摇头和单音进行交流，但在家中则可正常交流。

（四）应对和处理方法

教育治疗是孤独症的主要治疗方法之一，教育的目标是教会他们社会交往、自助能力、与环境协调配合及行为规范、利用公共设施等基本的生存技能。在交流交往的训练中，注视和注意力训练是最基本的，要及早进行。训练还要注意个别化，针对具体情况制定详细的计划和步骤，将要达到的目标分解成非常小的步骤一步一步让患儿掌握，做到坚持和长期性。

行为治疗能让孤独症儿童学会社会适应、认知以及运动方面的特殊技能。重点应放在促进孤独症儿童的社会化和语言发育上。治疗方案应个别化，帮助其尽量把在医院或学校习得的技巧移植到家里或其他场合。通过训练父母和特殊教育老师来实施行为治疗可取得最佳效果。

药物治疗尚无法改变孤独症的基本症状，但可通过用药改善情绪、注意力、多动、刻板行为。

八　对立违抗性障碍 ●●●●●●●●●

对立违抗障碍多见于 10 岁以下儿童,在学前期即可出现。主要为明显不服从、违抗,或挑衅行为,品行已超一般儿童的行为变异范围,但没有更严重的违法或冒犯他人权利的社会性紊乱或攻击行为。只有严重的调皮捣蛋或淘气不能诊断本症。

（一）病因

对立违抗障碍的发病机制是复杂的,既涉及个体生物学素质,又涉及儿童的生理-心理-社会特征,还受到家庭、社会等环境的很大影响。其中,家庭环境因素是儿童对立违抗障碍的成因中最为关键性的原因,主要因素包括:家庭严重不和睦,缺乏友爱和温暖的亲子关系,父母对孩子缺乏监督或监督无效,父母对孩子的管教过严或不当,不良的社会交往等。

（二）主要症状表现

对立违抗障碍的常见表现是:①常与成人争吵,与父母或老师对抗;②经常暴怒,好发脾气;③常拒绝或不理睬成人的要求或规定,长期严重的不服从;④故意招惹干扰他人;⑤把自己的错误或不良行为归咎于别人;⑥易被别人激怒;⑦常怨恨他人;⑧常怀恨在心,心存报复。

（三）处理和治疗原则

针对对立违抗障碍的处理,通常采用个体化的教育、心理治疗、行为治疗及药物治疗相结合的综合治疗模式。①行为矫正治疗:治疗目的是改变不良行为,治疗前要与儿童讨论目前存在的问题、问题的危害及治疗的理由,取得其理解和配合是治疗的第一步。行为矫正主要是操作性条件反射原理,采用阳性强化疗法和惩罚疗法,改变儿童的行为方式,逐渐减少其不良行为。②问题解决技巧训练:通过训练孩子交流技巧,解决问题技巧,改变其容易发怒、对抗的认知,掌握控制情绪和冲动的技巧,从而改善症状,提高能力。③父母培训/家庭治疗:儿童的家庭系统对对立违抗的预防和治疗很重要。这类儿童的家长有某种基本的教养方法缺陷,帮助他们发展有效的教养方法是改变儿童独立违抗的主要机制,包括学习恰当的强化和纪律要求技术、与孩子有效的沟通和问题解决、协商策略。行为管理包括如何使用简单而有效的行为矫正技术、意外管理等,鼓励家长与孩子的积极互动。对于很多问题家庭还需要有其他的支持,如抑郁、生活压力和婚姻危机干预。④社区治疗:发展以学校和社区为基础的方案,借助社会的力量来帮助这些患儿。

药物治疗一般作为辅助治疗,主要用来缓解对立违抗障碍儿童伴随的其他症状。

由于对立违抗障碍的治疗比较棘手,预防就变得更为重要。预防的重要任务之一就是改善和加强儿童的家庭教育。家长在抚养孩子时,避免管教不一致,既不要过于粗暴,也不要过于纵容溺爱。要善于教育和引导,使得孩子顺利完善社会化过程,学会社会规范和行为准则,确立正确的是非道德观。其次,幼儿园和学校环境是孩子进一步发展社会意识的重要基地,注意培养良好行为习惯,加强恰当的道德培养。良好的社会环境氛围也起到重要的作用。

 ## 九　刻板性运动障碍 ●●●●●●●●●

刻板性运动障碍是一种随意的、反复的、刻板的无意义（常为节律性）运动,不属于任何已知的精神或精神科病态。

（一）主要症状表现

刻板性非伤害性动作包括摇摆身体、拔毛、捻发、作态地弹指和拍手,刻板性自伤行为包括反复撞头、打耳朵、戳眼睛、咬唇或身体其他部位。常伴发精神发育迟滞,需要与广泛发育障碍鉴别。

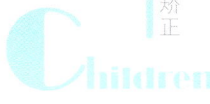

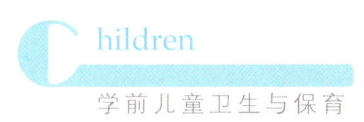

刻板性运动在幼儿中最常见的是咬指甲、吮手指,这是儿童时期较常见的现象,原因并不很清楚,长期存在则成为一种行为问题,对生活带来不利。正常婴儿约90%的有过一段时间吮手指的现象,但仅5%的儿童在4岁后仍保持这种行为,6~11岁的儿童有2%仍有吃手指的习惯。吮手指可能与要求获得一种自我安慰的心理有关,正如吸吮奶头或奶嘴一样,可以给婴儿带来一种满足,正常的需要若得不到,如饥饿、缺乏母爱、不被关注,则以吸吮手指来获得安慰,时间长了形成习惯,即使年龄大了,但当受到挫折、内心矛盾或恐惧不安时仍然用小时候的办法来获得自我安慰。

诊断要点:刻板运动达到躯体受损的程度或显著干扰幼儿的正常活动;症状至少已经1个月;不是由于任何其他精神病或行为障碍所致。

(二)应对和处理方法

短时间内一过性的刻板行为不需特别纠正,会随年龄增长而自然消失。如果刻板行为持续较久,后者对孩子平时的生活、学习、身体健康产生了影响,则需要干预。干预以行为矫正为主要方式,可用转移注意、游戏的方式减少孩子的刻板行为,或者寻找替代物,学习无伤害性的替代行为。

以吮手指为例,从孩子婴儿时期就给予适度的关爱,孩子大了以后避免给孩子造成紧张、孤独的情况;不要老是盯着孩子吃手的行为而指责甚至打骂,这样虽然孩子表面上减少了吃手,但背着父母却更加严重地吃手。应让孩子手中多做一些有趣的事情,以丰富多彩的活动和与同伴的交往吸引孩子的注意,让孩子的生活充实起来,达到逐渐减少吃手的目的。

咬指甲的干预原则也一样,注意消除紧张因素,多进行手工活动,学会放松技巧,如在紧张要咬指甲时双手紧握拳或是手中拿个玩具。在行为矫正过程中,要持之以恒,家长不要在孩子面前表现出过分担心着急。必要时可予以一定的药物治疗。

第三节　儿童行为矫正技术

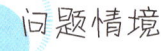
问题情境

情境1　4岁的强强是个调皮的孩子,尤其是在户外活动的时候总是喜欢推周围的人,看到别人被他推倒在地,他就会高兴地大笑。老师们该做些什么来改变强强的不良行为呢?

情境2　丽丽在幼儿园途中遇见熟人,主动打招呼,爸爸夸奖丽丽懂事,丽丽以后每次碰到熟人都会主动打招呼。但是,丽丽跟妈妈逛商场,哭吵着要买玩具,妈妈拧不过终于同意了,以后每次逛商场丽丽都会哭吵着要买东西。这一前一后两个事例中丽丽的行为变化为什么会有这么大的差别?

儿童的行为形形色色,相比儿童的父母,幼教老师更有条件对他们的行为进行集中观察,儿童的行为有好有坏,有的甚至偏离正常轨道,如何来规正不良行为,鼓励孩子已有的好行为,进而在现有行为的基础上帮助他们塑造全新的行为方式,让他们养成良好的习惯,是广大父母积极关注、热切需求的重点,也是幼教工作的一个重大课题。

 一 行为矫正的定义 •••••••••

在儿童教育中，我们常常会发现如果儿童的某种行为得到肯定和奖赏，这一行为就会持续反复出现。而当某种行为出现后没有奖赏或者甚至得到惩罚，这一行为就会减弱甚至不再出现。这些现象体现了行为矫正的基本原理。

行为学说强调教育与环境在儿童心理和行为的发展中起重要作用，认为不良行为是错误学习的结果。通过一定的技术手段，加强训练，改变问题行为、重塑新健康行为就叫行为矫正。行为矫正关注人的外在行为，其程序和方法以行为学原理为基础，强调观察行为的改变，不对引发行为的原因加以强调，不对行为的可能原因进行假设。

 二 儿童行为矫正技术 •••••••••

常用的儿童行为矫正技术可大致分为强化、消退与行为塑造。

(一) 强化

为培养良好的行为习惯，所采用的最常用、最有效的手段就是正性强化法，又称阳性强化法。如果行为得到奖励，那么该行为就会增加，故又称奖励强化法。比如节首情境 2 提到丽丽的事例，丽丽在幼儿园途中遇见熟人，主动打招呼，爸爸夸奖丽丽懂事，丽丽以后每次碰到熟人都会主动打招呼，这就是行为的正性强化；但是，丽丽跟妈妈逛商场，哭吵着要买玩具，妈妈拗不过终于同意了，以后每次逛商场丽丽都会哭吵着要买东西，这就是正性强化被误用的情况。

1. 正性强化的具体操作 首先，确认目标行为，目标行为应该是可从程度上进行观察与评价的，可被控制且能够反复强化的具体行为，所以"不听话"不是一个合适的目标行为，"吃饭时离开座位"则是一个合适的目标行为。

确认目标行为后，则应选择有效强化物，也叫奖励物。强化物一般大致分为 3 大类：物质性、活动性和社会性。①物质性强化物包括零食、玩具、拼图、少量零花钱、儿童读物等；②活动性强化物包括到特定的地方去玩、和父母一起做游戏、看动画片、看电影、请朋友到家里来玩等；③社会性强化物包括口头表扬、点头、微笑、拥抱、亲吻、握手、拍背、关注等。针对儿童具体情况，选择有效强化物，能达到确实有效的强化与矫正的目的。

在开始实施之前，应与儿童进行沟通，取得理解和积极配合。沟通的方面有：要改变什么具体行为、采用何种矫正形式和方法、确定应用何种强化物等。

矫正过程中，每当良好行为出现，应立即给予强化物，不能延搁时间，并要向儿童讲清楚奖励的是什么具体行为，使其明确今后该怎么做。一旦良好行为建立，应逐渐撤除可见的奖励物，而以社会性强化物及间歇强化的方法，使良好行为得以巩固和维持，并防止出现强化物过度使用而失效。

2. 惩罚 假若做了某件事之后，儿童得到的结果是失去了享用的奖赏物；或者得到了惩罚物，则再做这件事情的可能性就会降低，它可以部分减少或暂时抑制不良行为，不能完全消除。

惩罚可以是剥夺权利的形式，也可以是直接施加的惩罚。在实施中应多使用剥夺式惩罚，少使用施与式惩罚。

在实施前应让儿童知道惩罚的行为标准，让儿童明白对事不对人。应避免戴有色眼镜，或者盲目相信棍棒底下出好人，避免讽刺挖苦挫伤儿童自尊。

惩罚应慎用，使用不当会激起不良情绪，破坏双方的关系，对儿童本身及旁观者都是不良的示范，内向的儿童会更退缩，有攻击倾向的儿童则容易模仿。

3. 条件强化、代币制 代币制是指出现良好行为后使用贴五角星、记分数、积卡片等代币作为强

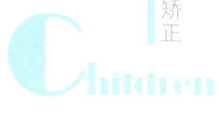

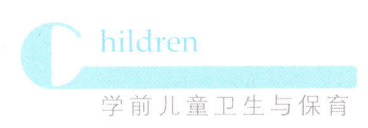

化物,稍后可以换取某种活动、某种物品或某种特许,以发挥其正性强化作用而实施的行为矫正技术。代币制不但可以个别实施,也可用于团体的每个成员,且较少产生由原始强化物所带来的饱和现象。代币制的基本步骤如下。

(1) 确定目标行为,目标行为必须可操作、可观察:何时、何地、何事、何种标准。

(2) 选择适当的代币,代币必须是立即可以使用的,不容易复制,不可转让的。

(3) 选择奖赏方式,通过"报偿问卷"让儿童表达自己所喜欢换取的活动、特权、物品的意愿,如在特定时段里看电视、自由活动、新玩具、喜欢的食品、喜爱的衣服或鞋子、涂鸦、当小老师、免除几次作业、参加竞赛、周日睡懒觉等。

(4) 将上述要素整合,指出何种行为可以获得多少代币,代币必须立即兑现;给所有的特许、活动、物品规定一个价值,儿童知道须赚取多少代币才能获得;指定时间和地点进行交换,并有郑重的监督。

另外,要注意随时调整目标,从易到难,逐渐增加换取代币的良好行为的数量或难度。期待行为出现后立即兑现代币。作为强化物的奖赏决不能自由享用。代币系统不能太复杂。经常调整强化物清单,以防止饱和与厌倦。一旦目标行为日益稳定,应逐渐延长交换的时间。在交换时同时给予表扬。

(二) 消退

所谓消退是指若儿童的某一不当行为连续发生多次,都未能带来其满意后果,这一行为就会逐渐减弱直到消失。简言之就是有意忽视不当行为,对之不直接作反应。行为消退的例子:丽丽晚上上床看不到妈妈就大哭,妈妈置之不理,丽丽大哭的行为就会慢慢减少。消退法使用不当也会让儿童的良好行为消失或让其不良行为恶化,比如,睡觉时间到了童童向妈妈道晚安,妈妈没有反应,时间一长童童就不再跟妈妈道晚安了。又如,涛涛欺负小同学,老师熟视无睹,涛涛欺负同学的行为就会愈演愈烈。

消退应与强化结合,对不满意行为不予理睬,而对满意行为给予奖励,消退才能取得最佳效果。但是,当儿童的行为具有危险性,如玩火,这样的行为应该予以控制而不是选择故意忽略。

相关的现象:①消退暴发行为:一旦行为不再得到强化,其频率、持续时间或强度经常在减少和最终停止前会暂时地增加,即暴发行为。消退暴发会使问题行为的频率、持续时间或者强度可能暂时地增加,可能发生异常行为和情绪反应,甚至是攻击行为。②自发恢复行为:问题行为可能在停止发生一段时间后又再次发生,这被称为自发恢复行为。这是在与问题行为消退之前类似环境的条件下再次发生问题行为的倾向。如果行为消退过程仍然在进行,一般自发恢复行为就不会持续很长时间。

(三) 行为塑造

良好的社会适应能力和行为习惯,都是由细小的行为累积而成的,在儿童发展任何新行为的过程中,逐步强化与目标行为有关的一连串反应,循序渐进,以养成目标行为的整个过程就叫行为塑造。具体步骤如下。

(1) 确定目标行为,也就是目标行为明确,容易引发,应以能在生活中应用者为主。

(2) 确定与目标行为有关的初始行为,也就是最接近目标行为的具体行为。

(3) 细分目标,也就是尽可能详尽,以免实施困难。

(4) 选择奖励物,也就是个体化因地制宜选择奖励物,保证量少有效,多用社会性奖励物,可结合代币制进行。

(5) 实施行为塑造,也就是行为塑造过程中应注意只有接近目标行为的反应才应被强化,若出现接近目标行为的细小行为都应被强化,小步循序渐进,使其更接近所期望的终点行为。在每个步骤训练成功后,才可进入下一步骤,不可操之过急。如果无法建立次一步骤的新行为,须即刻回到前一步骤,然后再继续训练。也不宜进展太缓慢,如某一步骤训练时间太长过分强化,反而使得下一步骤的行为不易出现。目标行为建立后,奖励物可间歇性给予,逐渐增加时间间隔,直至完成行为塑造。

本章小结

本章阐述的基本问题有：
1. 幼儿心理行为发育偏异的概念和成因。
2. 幼儿常见心理行为偏异或障碍的病因、临床症状、治疗原则和应对方法。
3. 行为矫正技术的原理和方法。
4. 强化、消退和行为塑造等的工作步骤。

基本要点：本章在肯定儿童心理行为发育中正常行为的多样性的前提下，强调认识问题行为及异常行为的必要性，因而全面介绍了常见的心理行为偏异或障碍(注意缺陷多动障碍、睡眠障碍、儿童遗尿症、精神发育迟滞、抽动障碍、孤独症谱系障碍)的病因、症状特点、治疗和应对方法，尤其是儿童情绪问题(焦虑、抑郁、恐怖、入园适应困难、强迫、癔症)的识别和处理。这样可以帮助广大幼儿教师在跟学前儿童的日常接触中及早发现问题，及时处理或建议家人送诊进行系统评估和干预。鉴于学前期儿童身心快速发展，语言、情感和思维虽不成熟但具有极大的可塑性，正确了解和掌握行为矫正技术的原理和方法，在工作中按步骤实施并及时调整和总结，必将有利于幼教工作开展并最终促成儿童心理行为的健康发展。

思考与探索

1. 作为托幼机构教师，如何正确判断儿童心理行为发育偏异或障碍？
2. 如果发现幼儿对幼儿园生活适应不佳，你该在日常保教活动和家校联系工作中如何应对？
3. 注意缺陷多动障碍对儿童学业、交往和家庭生活都有重大影响，日益引起父母和学校的重视，在学龄前期这一问题有哪些表现？ 如果确诊是注意缺陷多动障碍，目前有哪些主要的干预方法？
4. 精神发育迟滞影响儿童的学业和环境适应，如何判断儿童是否存在精神发育迟滞？ 不同程度的精神发育迟滞的表现和教育要点有哪些？
5. 行为矫正技术中正性强化的操作步骤是什么？

第六章　学前儿童膳食营养和卫生

本章将帮助你

◆ 了解营养学基础知识。
◆ 掌握学前儿童的营养需要、膳食特点和要求。
◆ 熟悉学前儿童带量食谱编制方法。
◆ 熟悉学前儿童膳食评价方法。
◆ 能够协助幼儿园负责人做好学前儿童膳食管理。

问题情境

　　小明今年快3岁,到了上幼儿园的年龄,奶奶很担心孩子在幼儿园吃不好,造成营养不良等,认为在幼儿园不像在家,想吃什么就做什么,什么有营养就吃什么。谈及什么叫有营养,奶奶脱口而出:"鱼啊,肉啊有营养。"

　　难道儿童膳食有鱼有肉就可以了吗? 其实小明奶奶担心的问题,也是很多家长所担心的,具有普遍性。这反映出多数家长的营养常识不够,对幼儿营养需求和对幼儿园膳食的不了解。

第一节　学前儿童营养要求

 营养素的基本概念 ● ● ● ● ● ●

营养素是指维持机体基本生理活动,提供体力活动所需能量,并能促进机体生长发育的各种食物中的化学物质。人体所需的营养素主要包括蛋白质、脂肪、碳水化合物(糖类)、维生素、矿物质(无机盐)和水等6大营养素。

这6大营养素对人体的作用归纳起来主要包括以下3个方面。

1. 提供人体所需要的热能　人的一生,从初生的婴儿到即将离世的老人,每时每刻都需要利用从食物中摄取能量,以供生长、发育、维持正常生理功能和从事体力活动等的需要。

2. 构成机体的成分　营养素是我们身体的"建筑材料。"人体内数以万计的细胞其基本成分是水、蛋白质、脂肪,其次是少量的碳水化合物、矿物质等,这些物质主要来源于食物中的营养素。

3. 调节人体的生理功能　人体各组织、器官、系统功能的正常运行,受众多生物化学物质(包括神经递质、生物酶、内分泌激素等)的调节和控制。这些生物化学物质的合成、分泌也有赖于多种营养素的摄入。

 学前儿童对各种营养素的需要量 ● ● ● ● ● ●

> 平均需要量(EAR)是某一特定性别年龄、生理状况群体中对营养素需要量的平均值。
>
> 推荐摄入量(RNI)是指可以满足某一人群中绝大多数个体的需要量。
>
> 适宜摄入量(AI)是指通过观察或实验获得的健康人群某种营养素的摄入量。

(一) 蛋白质

蛋白质是生命的物质基础,没有蛋白质就没有生命。蛋白质除了能产生热量以外,还构成、更新、修补机体组织,形成酶和激素,构成抗体,维持体液与酸碱平衡。

膳食中的蛋白质的主要来源是畜禽类、瘦肉、鱼类、蛋类、奶类等动物性食物,以及豆类、谷类、干果类等植物性食物。动物蛋白质和大豆及豆制品中含有的氨基酸种类齐全、比例合适、数量丰富,是优质蛋白质。

根据中国营养学会推荐的每日营养素摄入量,学前儿童每日膳食中蛋白质的推荐摄入量见表6-1,其中优质蛋白不应少于蛋白质总量的50%。

表6-1　学前儿童每日蛋白质推荐摄入量RNI(g)

年龄	0岁～	1岁～	2岁～	3岁～	4岁～	5岁～	6岁～	7岁～
摄入量	1.5～3 g/(kg·d)	35	40	45	50	55	55	60

表中数据引自:杨月欣. 中国食物成分表(2004.1版).北京:北京大学医学出版社.2005

膳食中若长期缺乏蛋白质,会导致儿童生长发育迟缓,体重减轻,易疲劳,贫血,抵抗力下降,创伤不

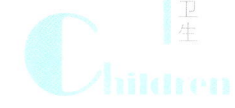

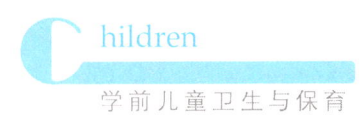

易愈合等,营养不良性水肿,甚至智力发育障碍。本世纪初的劣质奶粉"大头娃娃事件"就是一个活生生的例子。反之,若长期过量供应,会加重肝肾负担,便秘及代谢紊乱等。

(二)脂肪

脂肪是重要的产热营养素,是人体热能的储存库,也是构成人体细胞和组织的重要成分,可以保护人体,促进脂溶性维生素的吸收,增进食欲和饱腹感等。

脂肪的主要食物来源是各种植物油和动物脂肪。一般动物性油脂如牛油、羊油、猪油、鸡鸭油等主要含饱和脂肪酸,营养价值较低,海鱼油除外;植物性油脂如花生油、大豆油、橄榄油、葵花籽油、芝麻油等主要含不饱和脂肪酸,营养价值较高,椰子油、棕榈油、可可油除外。

要注意的是,必需脂肪酸是人体生命活动必不可少,但机体自身又不能合成,必须由食物供给的多不饱和脂肪酸。主要包括两种,即亚油酸和亚麻酸。表6-2为常见食物中必需脂肪酸占脂肪酸总量的百分比。

表6-2　常见食物中必需脂肪酸占脂肪酸总量的百分比(%)

食物名称	亚油酸	亚麻酸	食物名称	亚油酸	亚麻酸
豆油	52.2	10.6	鸡肉	24.2	2.2
芝麻油	43.7	2.9	鸡蛋黄	11.6	0.6
花生油	37.6	—	猪肝	15.0	0.6
菜籽油	14.2	7.3	瘦猪肉	13.6	0.2
鸡油	24.7	1.3	羊肉	9.2	1.5
猪油	8.3	0.2	牛肉	5.8	0.7
牛油	3.9	1.3	牛奶	4.4	1.4
羊油	2.0	0.8	鲤鱼	16.4	2.0
奶油	3.6	1.3	鲫鱼	6.9	4.7

引自:麦少美,高秀欣.学前卫生学.1版.上海:复旦大学出版社.2009

根据中国居民膳食营养素参考摄入量,学前儿童每日膳食中脂肪的适宜摄入量见表6-3。其中,必需脂肪酸的摄入量应占每日总热能的2%。美国儿科科学院在婴儿期食谱中推荐为热量的3%,350~380 mg/kg为必需脂肪酸。

表6-3　学前儿童每日膳食中脂肪的适宜摄入量 AI

年龄(岁)	脂肪占总热能的百分比(%)
0~	45~50
0.5~	35~40
2~6	30~35
7~	25~30

表中数据引自:杨月欣.中国食物成分表(2004.1版).北京:北京大学医学出版社.2005

膳食中长期脂肪摄入不足,会导致脂溶性维生素缺乏,甚至生长发育落后。但脂肪摄入过多会加重肝脏负担,引起超重和肥胖,同样有害身体。

(三)碳水化合物(糖类)

食物中的碳水化合物分成两类:一类是人体可以吸收利用的有效碳水化合物;另一类是不能消化的无效碳水化合物,主要指纤维素。

碳水化合物是热能的主要来源,人体从中获得能量的方式最经济、最直接,脑细胞功能活动时最直接的能量来源就是糖类物质。此外,它还构成人体的细胞和组织,可以保护肝脏,节约蛋白质和促进消化与排泄。

促进消化与排泄的功能主要是由纤维素发挥的。它也叫膳食纤维,能促进肠道蠕动,增大食物残渣的体积,吸收和保留水分,缩短粪便在肠道停留时间和肠内代谢所产生的毒素,利于排便和预防便秘。

碳水化合物一般来自植物性食物。富含碳水化合物的食物主要有粮谷类(米、面、粗粮等)、根茎类(薯类、山药等)、蔬菜水果类、食糖等。膳食纤维在蔬菜中含量较丰富,表6-4为几种食物中膳食纤维的含量。

表6-4　几种食物中膳食纤维的含量(g/100 g)

食物名称	小麦标准粉	馒头富强粉	荞麦面	莜麦面	豆腐干	玉米粒(黄、干)	玉米糁(黄)	胡萝卜	紫菜头
膳食纤维含量	3.7	4.4	5.5	5.8	6.8	14.4	14.5	3.2	4.5
食物名称	四季豆	荷兰豆(甜脆)	小红尖椒	小红尖椒(干)	茶树菇(干)	裙带菜(干)	元蘑(干)	无花果(干)	山核桃(熟)
膳食纤维含量	4.7	7.6	14.6	50.5	15.4	40.6	49.6	13.3	20.2

表中数据引自:杨月欣.中国食物成分表(2004.1版).北京:北京大学医学出版社,2005

儿童对碳水化合物的需要量相对比成人大。由于碳水化合物来源广泛,而且不同种类碳水化合物在代谢过程中的糖化率也不同,所以其推荐摄入量就按三大供热营养素供给热能的比例考虑,儿童膳食中碳水化合物的热能应占总热能的50%~60%为宜。

膳食中若碳水化合物摄入不足,可导致体重减轻、营养不良、发育缓慢。膳食纤维不足,易导致便秘、肠道疾病的发生。若摄入过量,又会转化为脂肪在体内积存,会导致肥胖以及由肥胖引发的一系列问题。膳食纤维过量会影响矿物质的吸收。

(四) 维生素

维生素可分为脂溶性维生素和水溶性维生素两大类。水溶性维生素溶于水,主要包括维生素 C、维生素 B_1、维生素 B_2、维生素 B_6、维生素 B_{12}、叶酸、烟酸等。脂溶性维生素溶于脂肪,主要包括维生素 A、维生素 D、维生素 E、维生素 K 等。

维生素不构成机体的成分,也不产生热量,但却是维持生命的要素,在人体生命活动中起着重要的调节作用。

1. 维生素 A　又称视黄醇,可以促进视觉细胞内感光物质(视紫红质)的合成与再生,维持正常视觉,尤其是暗光下的视觉功能;能维持全身皮肤和黏膜的上皮细胞结构完整;有助于人体细胞的增殖和生长,提高机体免疫力。长期缺乏的话,可导致夜盲症(雀蒙眼)、眼干燥症(干眼病)、皮肤粗糙。

维生素 A 主要来源于动物性食物,如动物肝脏、肾脏、乳类、禽蛋等;植物性食物中含有胡萝卜素,又称维生素 A 原。胡萝卜素广泛存在于深绿色和红黄色的植物性食物中。深绿色叶片,如甜菜、菠菜、萝卜叶等含丰富的胡萝卜素,而浅色叶片如卷心菜和莴苣含量甚微;黄色蔬菜和水果如胡萝卜、杏、桃、南瓜、西葫芦、甘薯和黄玉米含丰富的胡萝卜素,以胡萝卜含量最高。一般食物的色素越深,胡萝卜素的含量越高。

2. 维生素 D　维生素 D 能促进钙、磷在肠道的吸收和在肾小管内的再吸收与骨中钙的沉积,有利于骨的钙化。对骨骼、牙齿的代谢起着极为重要的作用。长期缺乏的话,可引起维生素 D 缺乏性佝偻病。

鱼类、蛋类和肝脏等食物含有较多的维生素 D。人体大量的维生素 D 是通过内源性获得的,即皮肤中 7-脱氢胆固醇在阳光紫外线下,可以转化成维生素 D,因此,晒太阳是最经济、最主要的来源。紫外线受大气中的云、烟、雾、灰尘、窗户玻璃、衣服、皮肤色素和季节的影响。

3. 维生素 C　又称抗坏血酸,参与体内的氧化还原过程,是维持体内正常代谢很重要的一种维生素。同时,也是胶原蛋白合成必不可少的辅助物质,可促进膳食铁的吸收,增强机体的免疫力,促进生长发育。长期缺乏的话,可导致牙龈出血、贫血、坏血病等。

维生素 C 主要来源于新鲜的蔬菜(辣椒、苦瓜、花椰菜、油菜、蒜苗、菠菜、西红柿等)、水果(酸枣、山楂、柑橘、柠檬、橙、草莓、猕猴桃等)。一般来说,蔬菜的叶部比茎部含量高,新叶比老叶含量高,有光合

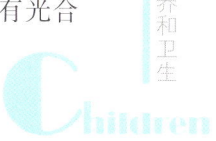

作用的叶部含量最高。干的豆类和种子不含维生素 C,但发芽后可产生维生素 C。

4. 维生素 B₁ 又称硫胺素,能维持胃肠道的正常蠕动和消化腺的分泌。也作为一种辅酶参与能量代谢和葡萄糖转化;在末梢神经功能方面,以及在维持食欲、肌肉弹性、健康的精神状态方面的功能中都是必不可少的。长期缺乏的会引起脚气病。

全麦、糙米、新鲜瘦猪肉、向日葵籽、豆类、花生等都含有丰富的维生素 B₁。

5. 维生素 B₂ 又叫核黄素,是机体中许多重要辅酶的组成成分;能维护皮肤和黏膜的完整,参与蛋白质、脂肪和糖类的代谢过程,与热量代谢直接相关。若缺乏,则物质代谢紊乱,可出现口角炎、舌炎、口腔溃疡等。

维生素 B₂ 在动物性食物中含量较高,尤其脏器肉(肝脏、肾脏、心脏);其次是奶类、蛋类;许多绿叶蔬菜和豆类含量也较多。

6. 维生素 B₁₂ 参与碳水化合物、蛋白质、脂肪的代谢,对骨髓的造血功能、神经系统的功能都有关。缺乏的话,会引起巨幼红细胞性贫血。

维生素 B₁₂ 主要存在于动物性食物中,其中肝脏、肾脏和心脏含量丰富;此外,瘦肉、鱼、贝蟹类、蛋类也是维生素 B₁₂ 的重要来源。谷类、蔬菜、水果中含量很少。

7. 叶酸 叶酸在细胞分裂和繁殖中起重要作用。与巨幼红细胞性贫血、小儿神经管畸形(无脑儿、脊柱裂)、心血管疾病和肿瘤发生有关。

叶酸广泛存在于普通食物中,尤其是蔬菜(蚕豆、甜菜、芹菜、芦笋、花椰菜、圆白菜、莴苣、菠菜)和水果(鳄梨、柑橘、橘汁),动物肝脏、肾脏、鱼、蛋、大豆和全麦制品也是重要来源。

根据中国居民膳食营养素参考摄入标准,学前儿童每日膳食中主要维生素的推荐摄入量如表 6 - 5 所示。

表 6 - 5　学前儿童对几种维生素的每日推荐摄入量 RNI

	0 岁～	0.5 岁～	1 岁～	4 岁～	7 岁～
维生素 A(μg)	400(AI)	400(AI)	500	600	700
维生素 D(μg)	10	10	10	10	10
维生素 B₁(mg)	0.2(AI)	0.3(AI)	0.6	0.7	0.9
维生素 B₂(mg)	0.4(AI)	0.5(AI)	0.6	0.7	1.0
维生素 B₁₂(μg)	0.4(AI)	0.5(AI)	0.9(AI)	1.2(AI)	1.2(AI)
维生素 C(mg)	40	50	60	70	80
叶酸(μg)	65(AI)	80(AI)	150	200	200

表中数据引自:杨月欣.中国食物成分表(2004.1 版).北京:北京大学医学出版社,2005

虽然维生素是人体所必需的营养素,但长期过量服用也会给学前儿童带来不良影响。例如,一次口服维生素 C 过量可能会出现腹泻、腹胀。脂溶性维生素 A、D 若长期或一次性摄入过多会出现中毒症状。儿童一次性超过推荐量的 20 倍摄取维生素 A,就会出现恶心、呕吐、眩晕、囟门突起等急性中毒症状;长期超过推荐量 10 倍摄取维生素 A,可出现头痛、脱发皮肤瘙痒等慢性中毒症状。儿童每天摄入维生素 D 超过推荐量 5 倍的话,就可能出现食欲不振、恶心、呕吐、血钙过高、组织钙化等中毒症状。因此,无论哪种维生素的摄入,都不是多多益善,要注意合适的量。

(五)矿物质

矿物质是构成人体的重要成分,在人体生理活动中起着特别重要的调节作用,同样也是人体必需的营养元素之一。通常学前儿童较易缺乏的矿物质有钙、铁、锌、碘等。

1. 钙 钙是构成骨骼和牙齿的主要成分,人体中 99% 的钙存在于骨骼、牙齿之中;1% 存在于血液中,维持正常神经和肌肉的兴奋性,参与血液凝固并促使某些脂肪酶和蛋白酶的活动。缺乏的话,易致佝偻病、手足搐搦症。

膳食中的钙只有 20%～30% 可以在肠道内被吸收。这是因为,食物中的某些因素阻碍了钙的吸收,例如:食物中的植酸、草酸与钙形成不溶性的钙盐;未被吸收的脂肪与钙形成钙皂,影响钙的吸收;膳食纤维过多会使食物加速通过肠道,减少钙的吸收。不过,膳食中也有促进钙吸收的因素,例如:维生素 D 能促进钙的利用;膳食中蛋白质供给充足的话,可使蛋白质消化产生的氨基酸与钙形成可溶性钙盐,从而促进钙的吸收。

乳类及其制品是食物中钙的最好来源,易于被人体吸收。虾米、虾皮、紫菜和海带等海产品中含量也较为丰富,比如每 100 g 虾皮含钙达 2 000 mg,每 100 g 干海带含钙 1 177 mg。豆类及其制品、杏仁、花生酱等的钙含量也较丰富。

2. 铁　人体中的铁 60%～75%存在于血红蛋白,3%存在于肌红蛋白,1%为含铁酶类,其余存在于肝、脾及骨髓中。

铁与蛋白质结合形成血红蛋白,参与氧的转运、交换和组织呼吸过程。铁还有助于形成肌肉中的肌蛋白,肌蛋白负责将氧输送到肌肉细胞中,通过化学反应,供肌肉细胞收缩之用。铁还是一些与能量代谢有关的酶的组成成分。缺乏的话,常引起缺铁性贫血。

铁主要存在于动物性食物如动物瘦肉、血、肝脏、蛋黄等,每 100 g 猪肝含铁 22.6 mg。植物性食物如黑木耳、芝麻酱、海带、豆类、绿叶蔬菜、有色水果等含铁也比较丰富,每 100 g 干黑木耳含铁 97.4 mg,每 100 g 芝麻酱含铁 58.0 mg。

值得注意的是,动物性食物中的铁吸收、利用率较高,原因在于动物性食物中的铁与血红蛋白、肌红蛋白结合,可被肠黏膜直接吸收。植物性食物中的铁吸收率低,原因在于植物性食物中的铁多以三价铁的形式存在,需在酸性介质如胃酸、食物有机酸的作用下,还原成二价铁,才能被肠黏膜吸收。维生素 C、乳糖、氨基酸等可以促进三价铁还原成二价铁,有利于铁的吸收。而植酸、草酸在肠道内与铁形成不溶性的铁盐,不利于铁的吸收。

3. 锌　锌是人体中多种酶的组成成分、酶的激活剂,在组织呼吸和蛋白质、脂肪与糖类的代谢中起重要作用,参与核酸及蛋白质的合成及细胞的生长、分裂和分化等过程,能改善味觉,增进食欲,还能增强对疾病的抵抗力。缺乏的锌会引起味觉减退、厌食、身材矮小、异食癖等。

人体内的全部锌含量为 2～3 g,主要存在于骨骼、皮肤和头发中。发锌含量通常能够反映膳食锌的长期供应状况。

海产品(鲜牡蛎、墨鱼卵)、肉、蛋、奶等动物性食物是锌的重要来源,不仅含量丰富,而且吸收率高,每 100 g 牡蛎含锌 100 mg 以上。植物性食物一般含锌较少。锌主要在小肠内被吸收,膳食中的植酸、草酸、过量的食物纤维同样会降低锌的吸收率。此外,膳食中过量的钙、铁也会降低锌的吸收率。

4. 碘　碘是人体必需的微量元素之一。成人体内碘含量为 20～50 mg,其中 20%在甲状腺中。碘的唯一功能就是用于合成甲状腺素。甲状腺素可在细胞内调节氧化速率,影响身体的体格生长和智力发育、神经和肌肉组织的功能、循环活动和各种营养素的代谢。处于生长发育阶段的儿童若缺乏碘,就会导致身体发育迟缓、呆小症。

碘主要存在于海带、紫菜等海藻类食物,每 100 g 干海带含碘 24 000 μg;其次为海贝类、鲜海鱼。食盐中加碘也是预防碘缺乏症的重要措施之一。要注意的是,碘不耐热,烹调时应尽量在出锅前放入加碘盐。

根据中国居民膳食营养素参考摄入量标准,学前儿童每日膳食中几种主要矿物质的适宜摄入量如表 6-6 所示。学前儿童膳食中若长期缺乏这些矿物质,会影响到学前儿童的正常生长发育,并导致多种疾病。但是,某些矿物质摄入过多,也会带来不良后果,比如锌过量摄入,会引起铜的继发性缺乏,损害免疫器官和免疫功能,影响中性粒细胞及巨噬细胞活力。

表 6-6　学前儿童对几种矿物质的每日适宜摄入量 AI

	0 岁～	0.5 岁～	1 岁～	4 岁～	7 岁～
钙(mg)	300	400	600	800	800
铁(mg)	0.3	10	12	12	12
锌(mg)	1.5	8.0	9.0	12.0	13.5
碘(μg)	50	50	50	90	90

表中数据引自:杨月欣.中国食物成分表(2004.1版).北京:北京大学医学出版社,2005

（六）水

水是生命的源泉，是人类第一需要的营养素。水在人体内含量最高，是维持人体正常活动的重要物质。除了不能产生热量以外，水既是构成细胞和体液的主要成分，又起着调节体温及运输等调节作用。水的重要性仅次于空气，如果机体失水 20%，人就不能维持生命。

儿童对水的需要量主要取决于活动量的大小、外界气温的高低、空气的干燥程度以及食物性质和量的多少。同时，由于学前儿童新陈代谢旺盛，体表面积相对较成人大，因而水分从身体表面蒸发得也比较多，如果按千克体重计算，需水量相对比成人高，而且年龄越小，需水量相对越大。所以，不同年龄儿童对水的需要量也不同（表6-7）。

表6-7 学前儿童每日每千克体重水的需要量(ml)

年 龄	1岁以下	1~3岁	4~6岁	7~12岁
需要量	110~155	100~150	90~110	70~85

引自：朱家雄，汪乃铭，戈柔. 学前儿童卫生学. 第2版. 上海：华东师范大学出版社，2006

如果儿童每日水的摄入量过少，就会影响正常的代谢，因此托幼机构应当每天保证供给学前儿童充足的饮用水，做到让幼儿按需饮水，及时满足幼儿的饮水需求。但是，水的摄入也不是多多益善，饮水太多，可能加重心肾负担。

理想的饮用水应该是符合卫生要求的、价格低廉的白开水。学前儿童应以白开水为主，辅助一些自制饮料，如绿豆汤、酸梅汤、稀粥等。

 ## 三 学前儿童对热能的需要量

热能是人体维持生命、进行活动和保证正常生理功能所需要的能量。热量的单位一般用千卡(kcal)或千焦耳(kJ)表示。1千卡(kcal)＝4.184千焦耳(kJ)，1千焦耳(kJ)＝0.239千卡(kcal)

人体每时每刻都在消耗热能。学前儿童的热能消耗主要体现基础代谢、食物的特殊动力作用、生长发育、动作消耗与排泄的损失上。

（一）学前儿童的热能需要量

一般情况下，机体的热能需要与其食欲相适应，当正常食欲得到满足时，其热能需要一般得以满足，对儿童来说则表现为生长发育和身心活动正常。学前儿童每日膳食中热能推荐摄入量见表6-8。

表6-8 学前儿童每日膳食中热能推荐摄入量 RNI(kcal)

	0岁~	1岁~	2岁~	3岁~	4岁~	5岁~	6岁~
男	95/kg体重	1 100	1 200	1 350	1 450	1 600	1700
女		1 050	1 150	1 300	1 400	1 500	1 600

表中数据引自：杨月欣. 中国食物成分表(2004.1版). 北京：北京大学医学出版社，2005

生长发育中的儿童对热能的要求较高，一日膳食要保证充足的热能。若总热能不足，则会造成体重减轻、消瘦，影响蛋白质修复机体组织的新陈代谢作用，抵抗力下降，甚至影响儿童的智力和行为的正常发育。但是，如果总热能摄入过多，又会以脂肪的形式储存在体内，引起肥胖及由肥胖引起的系列问题。

（二）热能来源

蛋白质、脂肪和碳水化合物是产热的三大营养素，其产热比分别为 4：9：4，也就是说，1 g 蛋白质/脂肪/碳水化合物可以分别产生 4 kcal/9 kcal/4 kcal 的热量。三者在一日总能中的供给地位也不尽相同。

对于学前儿童来说,碳水化合物是应该作为热能的主要来源,应占每日总热能的 50%～60%。蛋白质对于生长发育确实至关重要,但不应作为主要热能来源,过多的蛋白质摄入反而会加重肾脏的工作负担,因此学前儿童膳食中蛋白质供应的热能应占其每日总热能的 12%～15%。脂肪的产热效能很高,也是身体热能的储存库,但是学前儿童膳食中脂肪的热量供应不能超过每日总热量的 30%～35%。

第二节　学前儿童的合理膳食要求

前一节中,我们已经系统学习了各类营养素的作用、学前儿童对各种营养素的需要量。事实上,营养素的摄入都需要通过日常食用各种食物来实现。而人类的食物又是多种多样的,每一种食物所含的营养素成分也不尽相同,各有其营养特点。除了母乳以外,任何一种天然食物都不能提供人体所需的全部营养素。为了保持身体健康,人们必须将膳食中的食物进行合理选择和搭配。

一　合理膳食的基本概念

(一) 合理膳食

合理膳食又叫平衡膳食,是指膳食中所含的营养素种类齐全、数量充足、比例适当;膳食中所供给的营养素与机体的需要保持平衡。这就要求,膳食中应该有多样化的食物,同时各种食物的比例要合适;各种营养素摄取的量与机体需要量相当,既不缺乏,也不宜过量。

现存最早的中医理论著作《黄帝内经》就已经提出了"五谷为养、五果为助、五畜为益、五菜为充"的平衡饮食的指导思想,其中五谷指的是粳米、小豆、麦、大豆、黄黍;五果为桃、李、杏、栗、枣;五畜为牛、羊、豕、犬、鸡;五菜是葵、藿、薤、葱、韭。

营养工作者通常根据食物的营养价值和在膳食中的地位,将食物分成以下 5 大类。

(1) 谷类及薯类。其中,谷类食物主要有粳米、小米、玉米、小麦等;薯类包括马铃薯、甘薯和木薯等。

(2) 动物性食品。包括畜肉(猪、牛、羊肉等及其制品)、禽肉(鸡、鸭、鹅肉等及其制品)、鱼类(各种海水鱼、淡水鱼及其他水产动植物)、蛋类(鸡蛋、鸭蛋、鹅蛋、鹌鹑蛋等及其制品)和奶类(牛奶、羊奶和马奶及其制品如奶粉、奶酪、酸奶等)。

(3) 豆类及其制品。包括大豆、其他干豆类、各种豆制品。

(4) 蔬菜水果类。蔬菜按照其结构和可食部分不同,分为鲜豆类、叶菜类、根茎类和茄果类。水果又有鲜果类和干果类之分。

(5) 纯热能食物。包括动植物油、淀粉、食用糖和酒类。

(二) 中国居民膳食指南

《中国居民膳食指南》是我国营养学家根据营养学原则,以科学研究成果为客观依据,针对我国居民的营养需要及膳食中存在的主要问题而制定的,是教育广大民众坚持平衡膳食,摄取合理营养,促进健康的指导性意见。2011 修订版的《中国居民膳食指南》,对中国居民膳食提出以下 10 条建议。

(1) 食物多样,谷类为主,粗细搭配。

(2) 多吃蔬菜水果和薯类。

(3) 每天吃奶类、大豆或其制品。

(4) 常吃适量的鱼、禽、蛋和瘦肉。

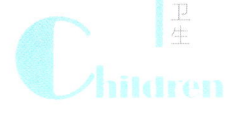

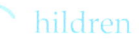

(5) 减少烹调油用量,吃清淡少盐膳食。

(6) 食不过量,天天运动,保持健康体重。

(7) 三餐分配要合理,零食要适当。

(8) 每天足量饮水,合理选择饮料。

(9) 如饮酒应限量。

(10) 吃新鲜卫生的食物。

为了直观地告诉老百姓每天应吃的食物种类及相应的数量,特别制作了中国居民平衡膳食宝塔(图6-1)。利用这一膳食宝塔,每一个健康成人都可以确定自己日常生活中各类食物的需要,也可以为了满足口味享受而在同一类食物中互换,以调配丰富多彩的膳食,兼顾充分利用当地的特产资源。

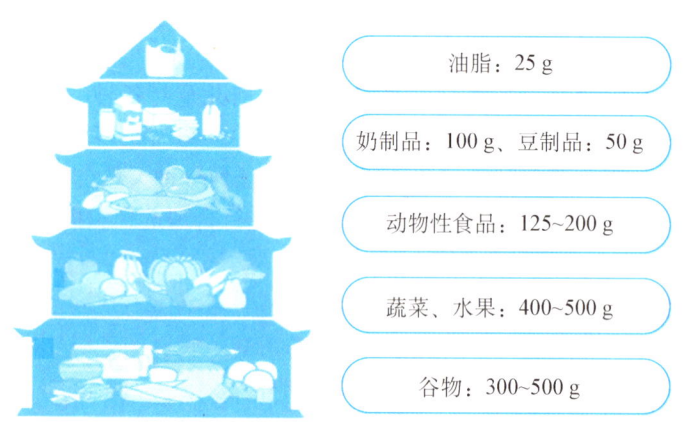

油脂:25 g

奶制品:100 g、豆制品:50 g

动物性食品:125~200 g

蔬菜、水果:400~500 g

谷物:300~500 g

图6-1 中国居民平衡膳食宝塔

(三)学前儿童膳食指南

2011年修订版的《中国居民膳食指南》中特别提到了学前儿童膳食指南,包括以下内容。

(1) 食物多样,谷类为主。

(2) 多吃新鲜蔬菜和水果。

(3) 经常吃适量的鱼、禽、蛋、瘦肉。

(4) 每天饮奶,常吃大豆及其制品。

(5) 膳食清淡少盐,正确选择零食,少喝含糖高的饮料。

(6) 食量与体力活动要平衡,保证正常体重增长。

(7) 不挑食、不偏食,培养良好饮食习惯。

(8) 吃清洁卫生、未变质的食物。

二 当前我国学前儿童的常见膳食问题 ●●●●●●●●●●

(一)过度重视优质蛋白

有调查显示,现代家庭膳食中过于重视蛋白质的供给,尤其是优质蛋白质的供应过高,而谷物、粗粮、豆类及豆制品摄入不足,而且,碳水化合物提供的能量不足,没有达到推荐量。主要是家长总认为大鱼大肉才有营养,炒菜多油腻。因此,学前儿童的膳食中往往摄入更多的肉类,蔬菜较少;粗粮食用少。

(二)水果代替蔬菜,饮料代替白水

水果和蔬菜虽属同类,但是他们的营养成分不同,不能相互替代。现在,家庭生活中用水果代替蔬菜,饮料代替水的情况比比皆是,使得儿童营养单一,不全面,影响其正常的生理功能。

中国居民膳食指南指出:饮料多种多样,需要合理选择。乳饮料和纯果汁饮料含有一定量的蛋白质、维生素和膳食纤维成分,适量饮用可以作为膳食的补充。有些饮料由于添加了矿物质和维生素,仅适合热天户外活动和运动后饮用。而有些饮料只含糖、香精、香料等添加剂,营养价值不高。经常利用含糖碳酸饮料代替白水,是一种不利于健康的习惯,应当及时纠正。

(三)餐次安排问题

三餐安排不合理,如早餐一点点,晚餐大鱼大肉。餐次过多或过少,有的家庭孩子一日三餐,外加3次奶和2~3次点心;有的家庭孩子仅一日三餐,和大人吃的一样,没有考虑儿童的生理特点,使得孩子营养不良或造成孩子积食,没有食欲。

(四)零食选择问题

所谓零食,是指非正餐时间食用的各种少量的食物和饮料。从营养与健康的角度,学前儿童的食物摄入要以正餐为主,上下午两次点心为辅,零食不可以代替正餐。

然而,根据有关调查,现在学龄前儿童的零食过多选用虾条、薯片等膨化食物,薯条、雪糕、果冻、蜜饯、冰淇淋、巧克力、糖果等高糖食物,这是造成孩子偏食、厌食甚至营养不良的原因之一。并且,零食的食用时间也不合理,饭前吃零食、睡前吃零食的现象比较普遍。

2007年8月,中国疾病预防控制中心营养与食品安全所编制出台《中国儿童青少年零食消费指南》,该指南适用于3~17岁的城乡儿童青少年。对于学前儿童而言,如果有吃零食的需要,则有以下的建议。

(1)零食应是合理膳食的组成部分,不要仅从口味和喜好选择零食。学龄前儿童在定时定量吃"三餐两点"或"三餐一点"的基础上,还可以选择适当的零食作为正餐必要的营养补充。选择零食时,不要一味满足儿童的口味和喜好,以防止儿童养成乱吃零食,只吃零食,不吃或少吃正餐的习惯。

(2)选择新鲜、易消化的零食,多选奶类、果蔬类、坚果类的食物。奶类食物含丰富优质蛋白质和钙,新鲜水果蔬菜类零食含有多种维生素、矿物质和膳食纤维。多选此类食物有益儿童的健康。

(3)吃零食不要离正餐太近,不应影响正餐的食量,睡觉前半小时避免吃零食。每次吃零食的量应以吃完零食后不影响规律正餐的食量为准,不要养成睡觉前吃零食的习惯,以免影响肠胃及牙齿的健康。

(4)少吃油炸、含糖过多、过咸的零食。经常吃油炸的零食易导致儿童肥胖;含糖过多的零食容易引起龋齿;常吃含盐高的零食会增加患高血压的危险。应注意引导他们少吃此类零食。

(5)多喝白开水,少喝含糖饮料。含糖饮料含有较多的能量,经常饮用容易引起儿童超重和肥胖,并可腐蚀牙齿。应引导学龄前儿童少喝含糖饮料,多喝白开水。

(6)吃零食前要洗手,吃完零食要漱口。吃零食时应注意卫生,养成吃零食前洗手的好习惯。吃完零食后还要漱口或刷牙,以防发生龋齿。

(7)选择零食时要注意零食的性状,其大小、硬度和形状等应符合学龄前儿童的生理特点。食用零食时要注意安全,防止由于食物呛入呼吸道引发的危险。如吃烤豆、花生米、瓜子和核桃等零食,应在家长的看护和指导下进食,切忌一边玩耍一边吃,或在孩子哭闹时给予零食。

三 学前儿童的膳食配置要求

学前儿童由于其生理特点较为特殊,因而对营养和膳食的要求也就比较高。

合理的学前儿童膳食应该是平衡膳食。要做到儿童平衡膳食,首先做到食物多样化,各种食物种类齐全,供应量适宜,从而获得充足的营养和热量。同时,还要做到食物搭配的科学、合理,一般要做到主副食、粗细粮、荤素菜、干稀搭配合理。表6-9为不同年龄学前儿童各类食物的每日参考摄入量。

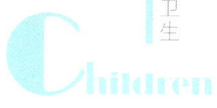

表6-9　不同年龄学前儿童各类食物的每日参考摄入量

食物种类	1～3 岁	3～6 岁
谷类	100～150 g	180～260 g
蔬菜类	150～200 g	200～250 g
水果类	150～200 g	150～300 g
鱼虾类		40～50 g
禽畜肉类	100 g	30～40 g
蛋类		60 g
液态奶	350～500 ml	300～400 ml
大豆及豆制品	—	25 g
烹调油	20～25 g	25～30 g

引自:中国孕期、哺乳期妇女和0～6岁儿童膳食指南.中国营养学会妇幼分会,2010

　　同时,要注意各种营养素供给的均衡性和三餐比例。学龄前儿童由于正处在身心发育的重要时期,膳食中要保证充足的热量和优质蛋白以满足其新陈代谢旺盛、生长发育迅速的需要。一般来说,优质蛋白应不低于蛋白质总量的50%。由于碳水化合物燃烧快而完全,又是脑组织需要的热源,所以学前儿童的膳食要多选用富含碳水化合物的食物。三餐热能比也应符合要求,早餐含早点应占全天热能的30%,午餐含午点占40%,晚餐占30%。

　　另外,食物烹调中应讲究促食欲、利消化。如果食品外形美、色诱人、味可口、香气浓、花样多,则有利于增进学前儿童的食欲。学前儿童消化功能仍未发育完善,经历从牙齿逐步长出到开始换牙,咀嚼能力相对较差,加之胃肠道蠕动及调节能力较低,各种消化酶的活性远不及成人,因此在食物制作中应注意碎、细、烂、软、嫩,避免油腻、辛辣、刺激性食物,便于学前儿童对食物的消化。

第三节　托幼机构的膳食营养管理

　　对托幼机构的膳食营养进行科学的管理,是保障幼儿健康饮食的重要手段。做好托幼机构的膳食管理工作,首先体现在制定膳食计划上。

一　膳食计划

　　对食物的种类、数量、搭配和烹调作出计划叫做膳食计划。膳食计划是保证合理营养的一种科学管理方法,是合理使用托幼园所伙食费,为学前儿童提供平衡膳食的首要环节。制订膳食计划的依据是学前儿童的年龄特点和对各种营养素的需要,以及不同的饮食习惯、市场供应情况、气候条件和伙食标准等。

　　膳食计划的具体表现就是编制食谱。食谱是一日内定量的各种食品的配制和烹调方法,是膳食计划的具体实施。

(一) 儿童食谱编制的原则

　　(1) 首先应满足儿童需要的能量、蛋白质、脂肪需要。
　　(2) 各营养素之间的比例要适宜。
　　(3) 食物的搭配要合理。注意主食与副食、杂粮与精粮、荤与素等食物的平衡搭配。
　　(4) 膳食制度要合理。学龄前儿童以3餐2点制为宜。

（5）注意制作和烹调方法。学龄前儿童咀嚼和消化能力仍低于成人，他们不能进食一般家庭膳食和成人膳食。此外，家庭膳食中的过多调味品，也不宜儿童使用。食物烹调注意色、香、味形，讲究烹调技术，尽可能保存食物中的营养素，减少维生素损失，食物外形美观能增进食欲。

（6）根据季节变化，冬季可多用高热能的食物，夏季应多用清淡爽口的食物。

（二）食谱编制步骤

（1）确定儿童膳食能量和三大营养素（蛋白质、脂肪、碳水化合物）膳食目标。

（2）根据餐次比计算每餐营养素参考摄入量：早餐、早点占全天总能量的30％；午餐加午点占总能量的40％左右；晚餐占总能量的30％。

（3）根据碳水化合物的量确定谷类主食的数量。

（4）根据蛋白质的量确定动物类副食的数量（包括豆类）。

（5）添加蔬菜水果以满足维生素和矿物质需要量。

（6）确定油和食盐的量。

（7）设计出一日食谱及用料。

（8）食谱营养分析计算（能量、蛋白质、脂肪、碳水化合物及矿物质和维生素）。

（9）食谱的调整和评价（与中国居民膳食营养师参考摄入量RNI或AI比较）。

（三）食谱编制举例

1. 确定全日能量需要　根据儿童性别、年龄查《中国居民膳食营养素参考摄入量》，5岁男童能量的参考摄入量为1 600 kcal。

2. 确定三大营养素需要

（1）膳食中蛋白质需要：根据儿童性别、年龄查《中国居民膳食营养素参考摄入量》表，5岁男童蛋白质的参考摄入量为55 g，供能比为12％～15％。

（2）膳食中脂肪需要量（g）＝全日能量参考摄入量（kcal）×脂肪占总能量比重（30％～35％）÷脂肪的产能系数9（kcal）＝全日能量参考摄入量×30％÷9＝1 600×30％÷9＝53 g。

（3）膳食中碳水化合物参考摄入量（g）＝全日能量参考摄入量（kcal）×碳水化合物占总能量比重（50％～60％）÷碳水化合物的能产系数4（kcal/g）＝全日能量参考摄入量×55％÷4＝1 600×55％÷4＝220 g。

3. 根据餐次比计算每餐三大营养素目标　学龄前儿童餐次比以早餐、早点占总能量的30％，午餐加午点占总能量的40％，晚餐占总能量的30％计算。

（1）早餐、早点

能量 ＝ 全日能量参考摄入量×30％ ＝ 1 600×30％ ＝ 480 kcal

蛋白质参考摄入量 ＝ 全日蛋白质参考摄入量×30％ ＝ 55×30％ ＝ 16.5 g

脂肪参考摄入量 ＝ 全日脂肪参考摄入量×30％ ＝ 53×30％ ＝ 15.9 g

碳水化合物参考摄入量 ＝ 全日碳水化合物参考摄入量×30％ ＝ 220×30％ ＝ 66 g

（2）午餐、午点

能量 ＝ 全日能量参考摄入量×40％ ＝ 1 600×40％ ＝ 640 kcal

蛋白质参考摄入量 ＝ 全日蛋白质参考摄入量×40％ ＝ 55×40％ ＝ 22.0 g

脂肪参考摄入量 ＝ 全日脂肪参考摄入量×40％ ＝ 53×40％ ＝ 21.2 g

碳水化合物参考摄入量 ＝ 全日碳水化合物参考摄入量×40％ ＝ 220×40％ ＝ 88 g

（3）晚餐

能量 ＝ 全日能量参考摄入量×30％ ＝ 1 600×30％ ＝ 480 kcal

蛋白质参考摄入量 ＝ 全日蛋白质参考摄入量×30％ ＝ 55×30％ ＝ 16.5 g

脂肪参考摄入量 ＝ 全日脂肪参考摄入量×30％ ＝ 53×30％ ＝ 15.9 g

碳水化合物参考摄入量 ＝ 全日碳水化合物参考摄入量×30％ ＝ 66 g

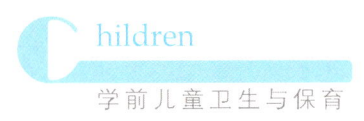

4. 主食品种、数量的确定 已知能量和三大营养素的膳食目标,根据食物成分表食物含量的多少,就可以确定主食的品种和数量了。

主食的品种主要根据用餐者的饮食习惯来确定,北方习惯以面食为主,南方则以大米居多。由于粮谷类是碳水化合物的主要来源,因此主食的数量主要根据各类主食原料中碳水化合物的含量确定。

假如,主食只吃一种,根据《食物成分表 2004》查出所选食物含碳水化合物的百分含量。

主食数量 = 膳食中碳水化合物目标量 ÷ 某种食物碳水化合物的百分含量

根据上一步的计算,早餐、早点中应含有碳水化合物 66 g,若以小米粥和馒头为主食,并分别提供 20% 和 80% 的碳水化合物。查食物成分表得知,每 100 g 小米含碳水化合物 77.7 g,每 100 g 富强粉含碳水化合物 74.9 g,则

$$所需小米质量 = 66\,g \times 20\% \div 77.7 \times 100 = 17\,g$$
$$所需富强粉质量 = 66\,g \times 80\% \div 74.9 \times 100 = 70.5\,g$$

5. 副食品种、数量的确定 蛋白质广泛存在于动植物性食物中,除了谷类食物能提供的蛋白质,各类动物性食物和豆制品是优质蛋白质的主要来源。因此副食品种和数量的确定应在已确定主食用量的基础上,依据副食应提供的蛋白质数量确定。

计算程序如下:

(1) 计算主食中提供的蛋白质数量。

(2) 蛋白质摄入目标量减去主食中蛋白质数量,即为副食应提供的蛋白质量。

副食应提供蛋白质量 = 摄入目标量 55 g − 主食提供量

(3) 设定副食中蛋白质的 2/3 由动物性食物供给,1/3 由豆制品供给,据此可求出各自的蛋白质供应量的食品。

(4) 查表并计算各类动物性食物及豆制品的数量。

(5) 设计蔬菜的品种和数量,要考虑重要微量营养素的含量。

(6) 确定纯能量食物的量。

油脂的摄入应以植物油为主,并有一定量动物脂肪的摄入。因此,以植物油作为纯能量食物的来源。由食物成分表可知每日摄入各类食物提供的脂肪量,将需要的总脂肪量减去主、副食物提供的脂肪数量即为每日植物油数量。

● 实例计算

仍以上一步的计算结果为例,已知该 5 岁男童午餐、午点含蛋白质 22.0 g、脂肪 21.2 g、碳水化合物 88 g。

(1) 主食:假设以米饭(大米)为主食,查食物成分表得知,每 100 g 粳米含碳水化合物 78.1 g,按上一步的方法,所需大米质量 = 88 ÷ 77.7 × 100 = 114 g。可算得米饭所需粳米数量为 114 g。

(2) 副食:计算主食中含有的蛋白质参考摄入量。查食物成分表得知,100 g 粳米含蛋白质 6.4 g。

主食中蛋白质提供量 = 114 g × 6.4 ÷ 100 = 7.3 g

副食应提供的蛋白质量 = 蛋白质摄入目标量 − 主食中蛋白质含量 = 22.0 g − 7.3 g = 14.7 g

设定副食中蛋白质的 2/3 由动物性食物供给,1/3 由豆制品供给,因此,

动物性食物应含蛋白质数量 = 14.7 g × 66.7% = 9.8 g

如动物性食品由瘦猪肉供给,查食物成分表可知,每 100 g 猪肉(通脊,良杂猪)含蛋白质 20.7 g,每 100 g 豆腐(北豆腐)含蛋白质 9.2 g,则

瘦猪肉数量 = 9.8 ÷ 20.7 × 100 = 47.3 g

豆制品应含蛋白质数量 = 14.7 g × 33.3% = 4.9 g

$$豆腐数量 = 4.9 \div 9.2 \times 100 = 53.3\ g$$

6. 蔬菜量确定 确定了动物性食物和豆制品的数量,就可以保证蛋白质的摄入。最后选择蔬菜,以补齐矿物质、维生素的量。蔬菜的品种和数量可根据不同季节市场的蔬菜供应情况,以及考虑与动物性食物和豆制品配菜的需要来确定。

7. 油和盐 首先要考虑以上已经含有多少脂肪,如查食物成分表得知午餐中 100 g 瘦猪肉含脂肪 6.4 g,100 g 豆腐含脂肪 8.1 g,100 g 粳米(极品)含脂肪 1.2 g。

$$植物油 = 21.2 - 114 \times 1.2 \div 100 - 53.3 \times 8.1 \div 100 - 47.3 \times 6.4 \div 100 = 12.5\ g$$

早、晚餐以此类推。

8. 食谱编制 根据计算的每日每餐的饭菜用量,编制一日食谱,早餐、午餐、晚餐的能量分配在 30%、40%、30% 左右即可,具体见表 6 - 10。

表 6 - 10 该名男童一日食谱

餐次	食物名称	可食部用量	市品
早餐	小米粥	小米 20 g	小米 20 g
	面包	面包 40 g	面包 40 g
	韭菜炒蛋	韭菜 50 g	韭菜 56 g
		鸡蛋 30 g	鸡蛋 34 g
		植物油 5 ml	植物油 5 ml
早点	牛奶	牛奶 200 ml	牛奶 200 ml
	饼干	饼干 15 g	饼干 15 g
午餐	米饭	粳米 75 g	粳米 75 g
	番茄豆腐	番茄 50 g	番茄 52 g
		豆腐 30 g	豆腐 30 g
		植物油 7 ml	植物油 7 ml
	肉片炒鲜蘑菇油菜	瘦猪肉 30 g	瘦猪肉 30 g
		鲜蘑菇 50 g	鲜蘑菇 51 g
		油菜 50 g	油菜 57 g
		植物油 5 ml	植物油 5 ml
	玉米稀粥	玉米 10 g	玉米 10 g
午点	蜜桃	蜜桃 100 g	蜜桃 128 g
	面包	面包 50 g	面包 50 g
晚餐	馒头	特一粉 75 g	特一粉 75 g
	红烧带鱼	带鱼 50 g	带鱼 68 g
	耗油西兰花	西兰花 75 g	西兰花 90 g
	莴苣蛋花汤	莴苣 25 g	莴苣 25 g
		鸡蛋 10 g	鸡蛋 11 g
		植物油 10 ml	植物油 10 ml

9. 食谱能量和营养素计算 从食物成分表中查出每 100 g 食物所含营养素的量,计算出每种食物所含营养素的量,计算公式:

$$食物中某营养素含量 = 食物量(g) \times 可食部分比例 \times 100\ g\ 食物营养素含量 \div 100$$

将所用食物中的各种营养素分别累计相加,计算出一日食谱中各种营养素的量和产生的热能,一日摄入总热能也可以这样计算:蛋白质摄入量(g) × 4 + 脂肪摄入量(g) × 9 + 糖类摄入量(g) × 4(表 6 - 11,仅以热能和三大营养素为例,重要矿物质和维生素的含量计算方法同)。然后算出三餐热量比及三大营养素热量比(表 6 - 12 和表 6 - 13)。

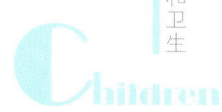

表 6-11 膳食能量及三大营养素计算(g)

餐次	名称	可食部用量	能量(kcal)	蛋白质	脂肪	碳水化合物
早餐	小米	20 g	71.0	1.8	0.6	15.5
	面包	40 g	113.2	3.3	2.1	20.4
	韭菜	50 g	9.0	1.2	0.2	2.3
	鸡蛋(煮)	30 g	45.3	3.6	3.2	0.03
	植物油(花生)	5 ml	45.0	0	5.0	0.01
早点	牛奶(完达山)	200 ml	120.0	5.8	6.4	9.8
	饼干(夹心)	15 g	67.4	0.9	2.4	11.3
午餐	粳米	75 g	252.8	4.8	0.9	58.6
	番茄	50 g	5.5	0.5	0.1	1.7
	豆腐(北)	30 g	33.3	2.8	2.4	0.9
	植物油	7 ml	63.0	0	7.0	0.01
	瘦猪肉	30 g	42.0	6.2	1.9	0
	鲜蘑菇	50 g	14.0	1.8	0.2	1.9
	油菜	50 g	5.0	0.7	0.3	1.0
	植物油	5 ml	45.0	0	5.0	0.01
	玉米面(黄)	10 g	33.9	0.9	0.2	7.8
午点	蜜桃	100 g	45.0	0.6	0.1	11.0
	面包	50 g	141.5	4.2	2.6	25.6
晚餐	特一粉	75 g	270.8	9.2	1.1	56.2
	带鱼	50 g	50.4	8.8	2.1	0
	西兰花	75 g	14.3	2.6	0.5	2.8
	莴苣	50 g	6.0	0.5	0.1	1.5
	鸡蛋(红壳)	10 g	14.3	1.2	1.1	0.0
	植物油	10	90.0	0	10.0	0.01
	合计		1597.8	61.4	55.5	228.3
	RNI		1600.0	55.0	53.0	220.0
	百分比(%)		100	111	100	104

表 6-12 餐次热量比

餐次	能量(kcal)	占一日总热能的百分比(%)
早餐、早点	471	29.5
午餐、午点	681	42.6
晚餐	445.8	27.9
合计	1597.8	100.0

表 6-13 三大营养素热量比(%)

餐次	蛋白质	脂肪	碳水化合物
早餐、早点	4.2	11.2	14.8
午餐、午点	5.6	11.7	27.2
晚餐	5.6	8.4	15.1
合计	15.4	31.3	57.2

10. 检查差距和调整　根据以上程序设计出营养食谱后,还应对食谱进行核对,确定编制的食谱是否科学合理。参照食物成分表初步核算该食谱提供的能量和各种营养素的含量;参照中国居民膳食营养素参与摄入量 RNI 或 AI 数值,按允许的变化范围增减或更换食品的种类或数量。值得注意的是,制

订食谱时,不必严格要求每份营养餐食谱的能量和各类营养素均与营养目标保持严格一致,保持一段时间平衡,并检查体重变化等评价即可。

一日食谱确定以后,可根据食用者饮食习惯、市场供应情况等因素在同一类食物中更换品种和烹调方法,编排成一周食谱。

 二 膳食调查与评价 ● ● ● ● ● ● ● ●

为了了解托幼园所儿童的营养状况,了解拟制的食谱是否有利于儿童的生长发育,幼儿从中真正摄取的各大营养素及能量获取情况,就需要在膳食调查的基础上对托幼园所的膳食进行评价计。

(一) 膳食调查

常用的膳食状况的调查方法如下。

1. 称量法

(1) 先将一日中每餐各种食物的未处理前重、可食部重、熟重以及儿童吃剩的重量称重记录。

未处理前重:米在未淘前,面粉发面或压面条前,蔬菜、肉鱼等副食未经清洗去除不可食部分前的重量。

可食部重:去除不可食部分后的重量。

熟重:烹调出锅后的重量。

剩余重:餐后各种主副食的剩余重量。

(2) 求出平均每人每天的食物消耗量,将一周内各项所消耗的食物加以分类和综合。

实际吃量 = 熟重 − 剩余量

生熟比值 = 可食部 / 熟重

总摄取量 = 实吃量 × 生熟比值

平均每人净食量 = 总摄取量 / 就餐人数 × 500 克

(3) 最后查食物成分表,就能得出一周内平均每人每天所摄取的各种营养素含量和热量总和。

称重法所需时间至少一周,时间较长,比较麻烦,但获得的数据比较准。

2. 记账法 也叫查账法。它是指先查阅过去一段时间托幼园所食堂的食物消耗总量,根据这段时间进餐的儿童人数,计算出平均每人每日各种食物的摄入量,然后再查食物成分表计算每人每日所摄取的各种营养素和热量的一种方法。这种方法简便、快速,但获得的数据不够精确。

(二) 膳食评价

食谱质量的好坏可以通过观察食谱,儿童对食物的反应作粗略了解,也可通过定期测量幼儿身高、体重、血色素等指标反映膳食情况,但最科学、准确的评价莫过于进行营养测算。目前已被计算机软件所替代,获得数据方便而且准确。一般幼儿园每年在 3 月、6 月、11 月进行三次营养测算,示范幼儿园要求每个月进行一次营养测算。

营养测算的主要指标有各营养素的摄入量、一日总热能、优质蛋白质占蛋白质总量的比例、蛋白质、脂肪和碳水化合物的供热比例、三餐热量比例。

1. 各种营养素的摄入量 在进行称重法、记账法等调查方法计算出儿童每日各种食物的摄入量基础上,查食物成分表即可得出每人每日摄入的各种营养素。再与参考摄入量标准进行比较。

儿童蛋白质平均摄入量全日制托幼机构应当达到参考摄入量的 80% 以上,寄宿制托幼机构应当达到参考摄入量的 90% 以上。维生素 A、B_1、B_2、C 及矿物质钙、铁、锌等应当达到参考摄入量的 80% 以上。

2. 一日总热能

幼儿一日摄入总热能 = 蛋白质摄入量(g) × 4 + 脂肪摄入量(g) × 9 + 糖类摄入量(g) × 4

一般寄宿制幼儿要求达到参考摄入量的 90% 以上。全日制幼儿达到参考摄入量的 80% 以上。

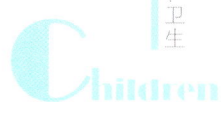

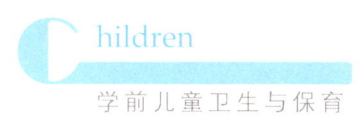

3. 计算蛋白质、脂肪和碳水化合物的供热比例　将每日每人摄入的蛋白质、脂肪、碳水化合物的量分别相加,然后分别乘以 1 g 蛋白质、脂肪、碳水化合物产生的热量,便得出三者产生的热量,再除以摄入的总热量,所得结果乘以百分之百。[1 g 蛋白质、脂肪、碳水化合物在体内氧化产生得热量系数分别是:4、9 和 4 kcal 或者 16.74、37.66 和 16.74 kJ]用公式表示为:

$$蛋白质的供热比例 = [蛋白质摄入量(g) \times 4 / 热量摄入量(kcal)] \times 100\%$$
$$脂肪的供热比例 = [脂肪摄入量(g) \times 9 / 热能摄入量(kcal)] \times 100\%$$
$$糖类的供热比例 = [糖类摄入量(g) \times 4 / 热能摄入量(kcal)] \times 100\%$$

然后与三者在膳食中应占的供热比进行比较。三大营养素热量占总热量的百分比分别是蛋白质 12%~15%,脂肪 30%~35%,碳水化合物 50%~60%。

4. 计算优质蛋白质占蛋白质总量的比例　将动物性蛋白质总量与大豆蛋白总量相加得出优质蛋白质总量,再除以一日食物中获得的总蛋白质量,乘以百分之百,即可得出优质蛋白占总蛋白质的比例。公式表示为:

$$优质蛋白所占比例 = [动物蛋白摄入量 + 大豆蛋白摄入量 / 蛋白质总量] \times 100\%$$

优质蛋白一般应不低于蛋白质总量的 50%。

5. 三餐热量比　每餐所摄入的热能除以一日总热能,即得各餐热能所占比例。与三餐应占一日总热量的百分比进行比较。每日早餐、午餐、晚餐热量分配比例为 30%、40% 和 30%。

三　班级进餐管理与保育 ● ● ● ● ● ● ● ● ●

(一) 进餐管理

(1) 教师可根据情况,让幼儿轮流担任餐前准备。

(2) 教师要善于激发幼儿食欲。例如:保持幼儿情绪愉快,适当的体育锻炼,食物的色香味以及教师积极的情绪感染等。

(3) 教会幼儿正确使用餐具,独立进餐。

(4) 教师应仔细观察,精心照顾幼儿,及时给予帮助,鼓励幼儿吃完自己定量的饭、菜、汤。

(二) 进餐的保育

(1) 进餐前后不做剧烈运动。因为剧烈运动时,大部分血液涌向骨骼肌肉,胃肠等消化器官的血液量少,而且,剧烈运动时,交感神经兴奋性增强,使消化器官的功能减弱,不利于消化食物。饭后也不能进行剧烈运动,因为饭后胃肠内充满食物,剧烈运动将牵拉胃肠系膜,导致胃下垂、腹痛等疾病发生。

(2) 创设良好的进餐环境,让幼儿愉快进餐,进餐中不处理幼儿的行为问题。

(3) 注重良好饮食习惯和文明进餐行为的培养。例如:饭前洗手,饭后漱口、擦嘴;定时定量;不偏食;细嚼慢咽;不用手抓饭;不吃汤泡饭;不掉饭粒;不说笑打逗;不边玩边吃;饭后把餐具放到指定地点等。

(4) 关注个别特殊儿童。如:进餐慢的、肥胖和体弱的幼儿要分别对待。

第四节　托幼机构食品卫生管理

托幼机构食品卫生的科学管理是保证幼儿膳食安全的重要保障。近年来,幼儿园集体食物中毒的案例屡见不鲜,食品卫生安全问题必须引起重视。

 一 食物中毒的基本概念 ●●●●●●●●●●

食物中毒是指食用了被生物性、化学性有毒有害物质污染的食品,或者食用了含有有毒有害物质的食品后出现的急性、亚急性食源性疾病。

不包括以下这些情况:
- 食入非可食状态(未成熟水果等)食物、暴饮暴食所引起的急性胃肠炎。
- 因摄入食物而感染的传染病、寄生虫病、人畜共患传染病等食源性疾病。
- 摄食者本身有胃肠道疾病、过敏体质者食入某食物后发生的疾病。
- 以慢性毒害为主要特征。

食物中毒的特征如下。

(1)发病与食入某种食物有关。病人在近期同一段时间内都食用过同一种"有毒食物",发病范围与食物分布呈一致性,不食者不发病,停止食用该种食物后很快不再有新病例。

(2)潜伏期短,一般由几分钟到几小时,食入"有毒食物"后于短时间内几乎同时出现一批病人,来势凶猛,很快形成高峰,呈暴发流行。

(3)病人临床表现相似,且多以急性胃肠道症状为主。

(4)一般人与人之间不传染。

 二 食物中毒的分类 ●●●●●●●●●●

(一)细菌性食物中毒

学生集体食堂引起的食物中毒多为细菌性。可分为感染中毒和毒素中毒两类。

1. 感染中毒 食入含有大量活菌的食物所致的中毒,是食物被致病菌污染,并有一定的时间和温度条件使细菌在食品中大量繁殖达到可引起发病的数量,如沙门菌属中的某些细菌,蜡样芽孢杆菌等。

2. 毒素中毒 由于食品受到细菌污染后,在食品中繁殖并在适宜条件下产生大量的外毒素所引起的食物中毒,如由葡萄球菌肠毒素、肉毒梭菌毒素引起的食物中毒。

资料链接

　　变质的剩饭剩菜易中毒 变质的剩饭、剩菜中含有大量的蜡样芽孢杆菌,人们食用变质的剩饭、剩菜就会导致食物中毒。造成剩饭、剩菜变质的原因多为食品存放温度较高(20℃以上)和放置时间较长。

　　变质的奶及奶制品易中毒 变质的奶及奶制品中含有大量的葡萄球菌,人们食用后容易引起食物中毒。造成奶及奶制品变质的主要原因是,在较高温度下存放时间过长(如在25～30℃环境中存放5～15小时),导致产生足以引起中毒的细菌毒素。

　　变质的鱼虾易中毒 变质的鱼虾类食品含有大量的副溶血性弧菌和其他细菌,人们食用后极易引起食物中毒。造成鱼虾变质的原因多为在淡盐水中存放时间较长或烹调时未烧熟煮透。

　　凉拌菜加工和存放不当易中毒 凉拌菜如果加工和存放不当均可导致细菌污染及大量细菌繁殖,人们食用后就会引起食物中毒。凉拌菜加工不当的原因多为:存放生、熟食品的工具、容器未严格分开使用;凉拌菜原料未彻底清洗干净;凉拌加工人员个人卫生习惯不良;冷菜制作间卫生状况差等。学生集体食堂一般不准供应凉拌菜。

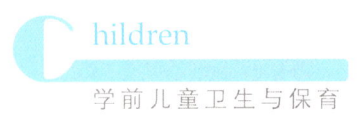

（二）真菌性食物中毒

真菌在谷物或其他食品中生长繁殖，产生有毒的代谢产物，人和动物食入这种毒性物质而发生的中毒，称为真菌性食物中毒。真菌生长繁殖及产生毒素需要一定的温度和湿度，一般的烹调方法加热处理不能破坏真菌毒素。

资料链接

霉变甘蔗中毒　霉变甘蔗中存在甘蔗节菱孢霉，其毒素为 3 - 硝基丙酸，是一种神经毒。中毒症状最初为一时性消化道功能紊乱，如恶心、呕吐、腹疼、腹泻、黑便，随后出现神经系统症状，如头昏、头痛、眼黑和复视。

（三）化学性食物中毒

化学性食物中毒是由于食用了受到有毒有害化学物质污染的食品所引起。有以下特点。
（1）发病与进食时间、食用量有关。
（2）发病急、潜伏期短，多在几分钟至几小时内发病。
（3）临床表现与毒物性质不同而多样化。
（4）季节性与地区性不明显，亦无特异的中毒食品。剩余食品、呕吐物、血和尿等样品中均可检出有关化学毒物。

资料链接

谨防亚硝酸盐对人体的伤害　亚硝酸盐俗称"工业用盐"，为白色粉末，常因管理不当，误作为食盐、食用碱或白糖食用而引起中毒。另外，刚腌不久的蔬菜含有大量亚硝酸盐；新鲜蔬菜煮熟后若存置过久，或不新鲜蔬菜中，亚硝酸盐的含量会明显增高；腌肉制品中也会加入硝酸盐或亚硝酸盐。口服摄入 0.2～0.5 g 亚硝酸盐就可以出现中毒症状，3 g 可导致死亡。主要表现为口唇、舌尖、指尖青紫等缺氧症状，重者面部及全身皮肤青紫。

小心蔬菜农药残留　主要中毒物质为有机磷农药残留的苹果、桃子、葡萄、枣等水果，以及圆白菜、韭菜、油菜、小白菜等蔬菜，以葡萄和韭菜、小白菜中毒居多。中毒的轻重取决于摄入和吸收残留药量的多少。

毒鼠强中毒　毒鼠强毒性很大，对人致死量仅为 5～12 mg。一般在误食 10～30 分钟后出现中毒症状。集体食堂应加强安全管理，谨防人为投毒。

（四）有毒动植物中毒

某些动植物在外形上与可食的食品相似，但含有天然毒素，比如河豚含有河豚毒素。某些动植物食品由于加工处理不当，没有去除不可食的有毒部分，或没有去除其毒素引起中毒，常见的有四季豆、发芽马铃薯、未煮熟的豆浆等引起的食物中毒。

　　河豚是带毒的鱼　河豚是一种味道鲜美、但含有剧毒素的鱼类,有毒物质为河豚毒素,是一种神经毒。对热稳定,220℃以上方可分解,盐腌或日晒也不能被破坏。鱼体中的含毒量在不同部位和季节有所差异,卵巢和肝脏有剧毒,其次为肾脏、血液、眼睛、腮和皮肤。鱼死后,内脏毒素可渗入肌肉,而使本来无毒的肌肉也含毒。

　　没烧熟的四季豆易中毒　四季豆又名菜豆,俗称芸豆,是普遍食用的蔬菜。一般不引起中毒,但食用没有充分加热、彻底熟透的豆角就会中毒,主要与四季豆中的皂素、植物凝血素、胰蛋白酶抑制物有关。烹调时,要先在开水中烫煮 10 分钟以上再炒。

　　发芽的马铃薯不能吃　马铃薯发芽或部分变绿时,其中的龙葵碱大量增加,一般烹调加热时又不能去除或破坏,进食后就会发生中毒。春末夏初季节多发。因此,马铃薯要低温储藏,避免阳光照射,防止生芽;不吃生芽过多、黑绿色皮的马铃薯;生芽少的要彻底挖去芽眼,并把芽眼周围的皮消掉一部分。

　　饮用豆浆也要防中毒　生豆浆中含有一种胰蛋白酶抑制剂,如果加热不彻底,进入机体后抑制体内胰蛋白酶的正常活性,并对胃肠有刺激作用。进食后 0.5～1 小时出现症状,主要是恶心、呕吐、腹痛、腹胀和腹泻等。生豆浆烧煮时应将上涌的泡沫除净,煮沸后再以文火维持煮沸 5 分钟左右。

三　集体食堂内食物中毒产生的常见原因 ●●●●●●

　　食品本身一般不会对人体造成危害。但是,食物从种植到收获、捕捞、屠宰,以及加工、贮存、运输、销售、烹调直到食用的整个过程的各个环节,都有可能使食物受到有害因素的污染,以致降低食品卫生质量、对人体造成不同程度的危害。

　　大多数情况下,食物中毒和食源性疾病的发生是由于食品生产和经营单位,特别是食堂和饮食服务单位,在加工、运输、贮藏、销售环节疏于食品卫生管理,使食品受到污染。一般可以概括为以下几个方面。

　　(1) 过早地烹调食物,煮熟的食物保存在室温条件下(25～40℃)超过 2 小时。

　　(2) 熟食或剩余食品重新加热的温度和时间不够,未能杀死病菌。

　　(3) 肉、奶、蛋、豆类及其制品加热不彻底或不均匀,未烧熟煮透。

　　(4) 冷冻肉及家禽在烹调前没有充分解冻。

　　(5) 由于人员操作或者食品存放不当等造成生熟食品交叉污染。

　　(6) 误食有毒的动植物或者烹调加工方法不当(如四季豆或豆浆未煮透)没有去除其中的有毒物质。

　　(7) 生吃水产品及其他可能被寄生虫细菌、病毒污染的食品。

　　(8) 食物的体积过大,烹调的温度和时间不够。

　　(9) 食品从业人员健康状况和卫生习惯不良。

　　(10) 使用不洁净的水。

四　托幼机构集体供餐单位的食品和饮用水卫生要求 ●●●●●●

　　食品卫生就是在食品生长、培育、生产或加工直至消费等各个阶段,为保证其安全符合卫生和良好感官性状所采取的一切必要措施。托幼机构集体为幼儿供餐,理应作好食品和饮用水的卫生工作。

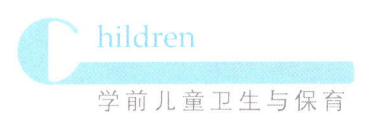

（一）食品卫生要求

有关膳食卫生管理要求，将在第十章第二节中详述。世界卫生组织（WHO）也提出了安全食品制备的 10 条规则，可供参考，具体如下。

（1）选择经过安全处理的食品。

（2）烹调食品要彻底加热。

（3）做好的熟食品要立即食用。

（4）注重熟食品的贮存。

（5）经贮存的熟食品食前一定要彻底加热。

（6）防止生食品污染熟食品。

（7）反复洗手。

（8）注意保持厨房用具表面的清洁。

（9）防止昆虫、鼠类和其他动物污染食品。

（10）使用洁净水。

（二）饮用水卫生要求

托幼机构必须为幼儿提供充足、卫生安全的饮用水，饮用水的标准必须符合《生活饮用水卫生标准》（GB5749—2006）。

供托幼机构生活用水的自备井、二次供水的储水池（罐），应有安全防护和消毒设施，自备水源必须远离污染源。二次供水设施必须进行日常维护，包括加盖、加锁，防止异物进入。

选购专业单位生产销售的桶装水供幼儿饮用时，必须向供应商索取桶装水生产单位有效食品生产许可证或食品卫生许可证、同批次的桶装水水质检验合格报告、饮水机有效涉水产品卫生许可批件或食品卫生许可证，并留档备案。桶装水饮水机使用期间至少每月由持有健康证并经培训的专业人员进行一次清洗消毒并做好记录。

烧煮开水供幼儿饮用时，原水水质应符合生活饮用水卫生标准，开水必须烧开。保暖桶、电加热器和锅炉等相关贮水容器应加盖上锁，安排专人负责开水烧煮、运送和灌装，及时清除贮水容器中的隔夜水和水垢，并至少每周进行一次清洗并做好记录。

若使用水处理设施设备向幼儿供应净化水、过滤水和现制现售水等各类直饮水时，应至少每月一次将水质送有资质机构进行卫生检测，符合国家有关标准后方可供幼儿饮用。使用期间及时更换水处理材料。

应建立饮用水卫生管理规章制度，制订饮用水突发污染事件应急处置工作预案，配备接受过专业知识培训的专兼职人员，负责饮用水卫生管理工作，定期开展饮用水卫生自查，鉴别水的感官质量。合格的饮用水应该无色、透明、清澈、无异味、无异臭，没有肉眼可见物。颜色发黄、浑浊、有絮状沉淀或杂质，有异味的水一定不能饮用。

五　托幼机构集体性食物中毒的预防和应急处置方法

（一）预防措施

1. 保持清洁

（1）拿食品前要洗手，准备食品期间经常还要洗手，便后洗手。

（2）清洗和消毒用于准备食品的所有场所和设备。

（3）避免虫、鼠及其他动物进入厨房和接近食物。

2. 生熟分开

（1）生的肉、禽和海产食品要与其他食物分开。

（2）处理生的食物要有专用的设备和用具，如刀具和切肉板。

（3）使用器皿储存食物以避免生熟食物互相接触。

3. 做熟煮透

（1）食物要彻底做熟，尤其是肉、禽、蛋和海产食品。

（2）汤、煲等食物要确保煮开。肉类和禽类的汁水要变清，而不能是淡红色的。最好使用温度计。

（3）熟食再次加热要彻底。

4. 安全温度

（1）熟食在室温下不得存放 2 小时以上。

（2）所有熟食和易腐烂的食物应及时冷藏（最好在 5℃ 以下）。

（3）熟食在食用前应保持滚烫的温度（60℃ 以上）。

（4）即使在冰箱中也不能过久储存食物。

（5）冷冻食物不要在室温下化冻。

5. 安全材料

（1）使用安全的水或进行处理以保安全。

（2）挑选新鲜和有益健康的食物。

（3）选择经过安全加工的食品，例如经过低温巴氏消毒的牛奶。

（4）水果和蔬菜要洗干净，尤其如果要生食。

（5）不吃超过保鲜期的食物。

资料链接

做好食堂的卫生管理工作

第一，人员关。幼儿园的食堂必须符合相应的资质，取得卫生许可证，从业人员必须经过体检，取得健康证之后才能够上岗。同时幼儿园还要加强对从业人员的管理与教育。

第二，设施关。幼儿园应当按照有关的要求，配齐幼儿园食堂说需的各种器材和设备，保证食堂的硬件达标。

第三，采购关。食堂确保采购的原材料新鲜干净，符合卫生标准。

第四，储藏关。食堂在储藏原材料或者熟食的时候，一定要按照有关的标准和要求进行，防止食物腐败变质。

第五，加工关。食堂在加工食物的过程中，要保证严格按照操作程序，确保食物加工到位，防止因为加工失误引发的食物中毒。

第六，食用关。食物从加工好到幼儿食用的过程中，食堂工作人员和保教人员一定要确保整个过程符合卫生标准，做好餐具的清洁和消毒工作，防止幼儿在进餐过程中发生意外。

（二）食物中毒的应急处理

食物中毒事件是大家不愿看到的。但是，一旦发生中毒事件，及时采取正确的应对措施，无疑会减少中毒事件的危害。

为了及时处理和控制食物中毒事故，保障人民身体健康，我国卫生部于 2000 年颁布并实施了《食物中毒事故处理办法》，具体给出了以下处理原则。

1. 对中毒者采取紧急处理

（1）停止食用可疑中毒食品，并对可疑中毒食物及其有关的加工工具、设备和现场采取临时控制措施。

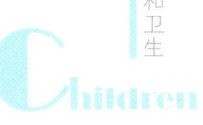

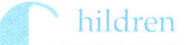

（2）采集病人排泄物等标本，以备检验。

（3）对中毒人员开展救治，及时送医进行催吐、洗胃或洗肠，接受对症治疗和特殊治疗。

资料链接

　　在托幼园所中，保教人员一旦发现有多个幼儿发生上吐下泻、腹痛等食物中毒症状，不要惊慌失措，在紧急送医的过程中，要针对引起中毒的食物以及吃下去的时间长短，先采取应急措施，争取救治时间。

　　1. 催吐　食用时间在1～2小时内采取催吐方法。

　　（1）食盐20 g，加开水200 ml，冷却后一次喝下，如不吐多喝几次，迅速促进呕吐。

　　（2）鲜生姜100 g，捣碎取汁用200 ml温水冲服。

　　（3）用手指等刺激咽喉，引发呕吐。

　　为防止呕吐物阻塞气道造成窒息，病人要侧卧，便于呕吐物吐出。呕吐时不要喝水，但呕吐停止时，要尽早补充水分，预防脱水。出现脱水症状及时就医。用塑料袋子留好呕吐物，以备医院检查，利于诊断。

　　2. 导泻　食用时间超过2小时，且精神尚好，可服用泻药，促使有毒食物尽快排出。其方法是：大黄30 g，一次煎服。

　　用塑料袋子留好大便样本，以备医院检查，利于诊断。及时补充水分，预防脱水。

　　3. 解毒　如果吃了变质的鱼虾蟹等引起的食物中毒，可以利用解毒的方法加以应对，其方法是：

　　（1）食醋100 ml，加水200 ml，稀释后一次服用。

　　（2）紫苏30 g，生甘草10 g，一次煎服。

　　（3）若误食了变质的饮料或防腐剂，最好的急救方法是用鲜牛奶或其他含蛋白质的饮料灌服。这些物质可起到保护胃黏膜、延缓吸收的作用。

2. 对中毒食品的控制处理

（1）保护现场，封存造成食物中毒或者疑似导致食物中毒的食品及原料。

（2）为控制食物中毒事故扩散，责令食物生产、经营者收回已售出的造成食物中毒的食品，或者有证据证明可能导致食物中毒的食品。

（3）经检验，属于被污染的食品，应当予以销毁或监督销毁。

3. 对中毒场所采取相应的消毒处理

（1）封存被污染的食品加工、贮存用工具及用具，并进行清洗、消毒。

（2）对微生物性的食物中毒，要彻底清洁、消毒接触过的中毒食物餐具、容器、用具，以及贮存食物的冰箱等设备，工作人员的手也要进行消毒处理。

（3）对化学性的食物中毒，要用热碱水彻底清洁接触过的容器、餐具、用具等，并用清水冲洗干净。

4. 食物中毒的报告制度　出现食物中毒后，特别是集体性食物中毒事件，保教人员或食堂工作人员应当在第一时间及时向幼儿园领导报告。幼儿园方面要及时向所在地的卫生和教育主管部门反映情况，及时联系，确保信息通畅。如果是人为投毒可能的事件，要及时向公安机关报案，同时保留关键证物，交警察立案调查。

（1）发生食物中毒或者疑似食物中毒事故的单位应当及时向所在地人民政府的卫生和教育行政部门报告发生食物中毒事故的单位、地址、时间、中毒人数、可疑食物等有关内容。

（2）县级以上地方人民政府卫生和教育行政部门接到食物中毒或者疑似食物中毒事故的报告，应当及时进行调查分析，并报告同级人民政府。

（3）县级以上地方人民政府卫生行政部门对发生在管辖范围内的下列食物中毒或者疑似食物中毒

事故,实施紧急报告制度:①中毒人数超过 30 人的,当于 6 小时内报告同级人民政府和上级人民政府卫生行政部门;②中毒人数超过 100 人或者死亡 1 人以上的,应当于 6 小时内上报卫生部,并同时报告同级人民政府和上级人民政府卫生行政部门;③中毒事故发生在学校、地区性或者全国性重要活动期间的应当于 6 小时内上报卫生部,并同时报告同级人民政府和上级人民政府卫生行政部门。

(4)任何单位和个人不得干涉食物中毒或者疑似食物中毒事故的报告。

(5)县级以上地方人民政府卫生行政部门应当在每季度末,汇总和分析本地区食物中毒事故发生情况和处理结果,定期向有关部门通报食物中毒事故发生的情况,并及时向社会公布。

本章小结

本章阐述的基本问题有:

1. 各类营养素的基本作用及学前儿童的营养素要求。
2. 平衡膳食的概念以及学前儿童的膳食配置要求。
3. 托幼机构的膳食计划与营养评估办法。
4. 食物中毒的概念与分类。
5. 托幼机构集体性食物中毒的预防和应急处置方法。

基本要点: 民以食为天,合理膳食是保证儿童健康成长的重要因素。本章在介绍热能及各大营养素基本功能和食物来源的基础上,重点强调学前儿童的营养素摄入需要量,学前儿童合理膳食的配置要求;详细介绍了如何编制学前儿童带量食谱,如何对学前儿童膳食营养摄入量进行评价,以及如何协助幼儿园做好学前儿童膳食管理。当然,食物中毒的预防和紧急应对也是非常必要的,本章介绍了食物中毒的概念与分类,以及常见的食物中毒原因,以及托幼机构集体性食物中毒的预防和应急处置方法。

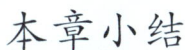

思考与探索

1. 简述各营养素的主要食物来源及摄入过多与过少对学前儿童的影响。
2. 目前学前儿童普遍存在的膳食问题有哪些? 应该如何合理配置学前儿童的膳食?
3. 三大营养素的供热特点如何?
4. 请试着为幼儿园中班小朋友编一份春季某一天的带量食谱,并对这一食谱进行营养学评价。
5. 根据学过的知识,在某一所幼儿园内,尽可能地查找幼儿食物和饮用水安全卫生方面的隐患,并提出整改建议。

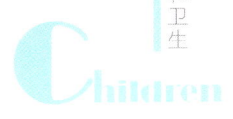

第七章　托幼机构保教活动安排的卫生

本章将帮助你

◆ 了解托幼机构制订幼儿一日生活制度的意义和卫生学依据。
◆ 了解托幼机构一日生活制度的安排及注意事项。
◆ 掌握托幼机构幼儿日常生活照料的基本环节和卫生保育操作要求。
◆ 掌握托幼机构幼儿学习教育活动过程中卫生保育的操作要求。

问题情境

　　通过前面几个章节的学习,晓慧了解和掌握了学前儿童体格生长的特点和规律,幼儿常见的生理疾病的表现、护理与预防,儿童膳食营养管理和配制以及儿童心理行为发育特点和保育要求等一系列知识。之后学校就安排他们进行了阶段性的幼儿园实习。晓慧认为,凭借自己的理论知识和钢琴、唱歌、舞蹈等技能到幼儿园实习是件很轻松和容易的事情,不就是和儿童玩玩、唱唱、跳跳、教一些简单的知识吗?

　　可一到幼儿园,晓慧才发现自己对幼儿园的好多工作和要求一无所知,比如,如何接待来园的孩子?如何照顾孩子进餐和喝水?在室外活动时教师该做些什么?如何为孩子做好睡眠准备?如何做好班级卫生工作?幼儿园一日生活各个环节的安排有什么依据?教师在教育活动中应该注意哪些卫生?如何有效贯彻保教结合的原则?等等。

　　其实有这种观点的学生不在少数。如果你也有这样的想法,那么请你认真学习本章内容,它会系统全面地告诉你托幼机构保教活动组织安排的具体要求及其理论依据。

　　托幼机构是对学前儿童实施保育和教育(简称保教)的机构,坚持保教结合是我国托幼机构教育工作的基本原则。我们要培养幼儿的生活能力,要发展幼儿的心理能力,这些都需要在对幼儿进行保教的过程中逐渐实现。只有将对幼儿的保教紧密地、有机地联系在一起,互相兼顾、相互渗透以及互相促进,才能最大限度地促进幼儿身心和谐、健康的发展,才能有效完成幼儿教育的任务。而托幼机构正确、合理地组织和安排好学前儿童日常的生活和学习教育活动,是完成保教任务的前提和基础。

第一节　托幼机构一日生活制度的卫生

一　合理组织安排幼儿一日生活制度的意义

托幼机构的一日生活制度是指按科学的依据把学前儿童一日在园的主要环节,如入园、早操、进餐、盥洗、睡眠、游戏、户外活动、教育活动、离园等,在时间、顺序、次数和间隔上给予合理的安排并固定下来,形成一种制度。

托幼机构制订并实施科学合理的一日生活制度,不仅能促进学前儿童的生长发育和健康,还有助于培养学前儿童有规律的生活习惯,也为保教人员顺利有效地做好保育和教育工作提供了重要条件。

(一)促进生长发育

托幼机构制订并实施合理的生活制度,可以使学前儿童在园内的生活既丰富多彩又有规律,劳逸结合,动静交替,有利于儿童的生长发育和健康。例如,充足的睡眠可以使儿童脑垂体分泌更多的生长激素,促进儿童骨骼的生长。

(二)形成动力定型

合理的作息时间,每天按顺序重复进行,就会在大脑皮质上形成一系列的条件反射,此即动力定型的形成过程。动力定型建立后,可使幼儿的各种活动形成一定的规律,到什么时间就知道干什么。吃饭时食欲好,就寝时入睡快,游戏时体力充沛,学习时精力集中,从而节省神经细胞的功能消耗,起到"事半功倍"的效果。

(三)实现劳逸结合

随着活动内容和形式的变换,幼儿大脑皮质工作区和休息区也相应变换,从而避免大脑皮质的过度疲劳。合理安排和组织幼儿的一日生活,不仅可使幼儿生理上和生活上的各种需要得到满足,也使幼儿的脑力活动和体力活动交替进行,不同性质的活动穿插安排,实现劳逸结合,预防过度疲劳。

(四)保证教育活动

合理组织安排幼儿的一日生活,不仅能使幼儿身体健康、精神愉快、精力充沛,还能保证保教人员能有更多的时间通过教育活动、游戏和其他活动,使幼儿养成良好的生活、卫生、学习和行为习惯,是进行学前教育活动的重要保证。

二　制订幼儿一日生活制度的卫生学依据

(一)大脑皮质功能活动特点

神经系统是人体生理功能的主要调节机构,大脑是神经系统的最高级部位,大脑皮质的活动有其自身的规律。适应大脑皮质活动规律而制定的生活制度,可以更有效地利用和发挥其功能,促进幼儿的健

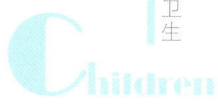

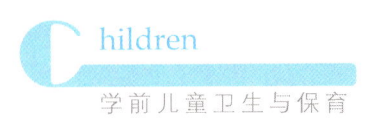

康成长以及形成良好的学习状态。

1. 优势法则 人能从作用于自身的大量刺激中,选择出最强的或最重要的符合本身目的、愿望和兴趣的少数刺激,这些刺激在大脑皮质所引起的强烈兴奋区域称为优势兴奋灶。优势兴奋灶可以将大脑皮质其他区域的兴奋吸引过来,一方面加强自身的兴奋性,另一方面又使其他部位处于抑制状态。

人们学习和工作的效率与有关的大脑皮质区域是否处于"优势兴奋"状态有关。当外界事物如游戏、看电视引起幼儿兴趣时,大脑皮质相应的区域就会产生兴奋灶,表现为注意力集中,思维活跃,理解力、创造力增强,因此优势兴奋灶的形成可明显提高学习和合作的效率。

幼儿期的优势兴奋灶容易建立,也容易消失,表现为年龄越小,有意注意的时间越短,因此在制订生活制度时,各年龄段幼儿的教育活动时间安排应有所不同。

2. 动力定型 当身体内外部的条件刺激按照一定顺序多次重复不变以后,大脑皮质的兴奋和抑制过程在时间、空间上的关系就固定下来,这种相对固定的神经联系就是动力定型,也就是我们常说的"习惯"。

大脑动力定型的形成,使神经细胞能以最经济的损耗收到最大的工作效果。每到一定时间,大脑就"知道"某种活动该干了,干起来很自然;每当前一个刺激出现,大脑就"知道"下面该干什么,并提前做好准备。

幼儿一切技能和习惯的训练和培养,都是动力定型的形成过程。年龄越小,神经系统可塑性越大,动力定型越容易建立。幼儿园定时作息即可形成幼儿良好的生活习惯,使幼儿起床、睡眠、学习、进餐等生活有规律地进行。动力定型一旦形成不应轻易改变,尤其对于幼儿,生活作息的过度变化,会增加神经系统的工作负荷,甚至可导致中枢神经系统的病理反应。

3. 镶嵌式活动 当人在从事某一活动时,只有相应区域的大脑皮质的神经元处在工作(兴奋过程)状态,与此项活动无关的其他区域则处于休息状态(抑制过程),而且在工作区也存在着部分神经元处于兴奋、部分神经元处于抑制过程的现象。因此,大脑皮质经常呈现兴奋区与抑制区、工作区与休息区相互镶嵌的活动方式,并且随着活动性质的不断转换,工作区和休息区不断轮换,新的镶嵌形式不断形成。这种"镶嵌式活动"方式,使大脑皮质的神经细胞能有劳有逸,以逸待劳,维持高效率。

根据大脑皮质镶嵌式活动的原理,在制订幼儿一日生活制度方面,应注意游戏、进餐、睡眠、不同课程的轮换,脑力和体力活动的交替进行,使大脑皮质保持较长时间的工作能力,减少疲劳的发生。

4. 始动调节 人在学习工作开始时,大脑皮质的功能活动性较低,然后逐步提高,这种现象称为始动调节。这是因为神经细胞本身的功能启动及神经系统对其他器官、系统的调节,都需要一定的时间;在活动开始后的一段时间内,由于工作而增加了的功能损耗会引起恢复过程加强,所以工作能力逐渐上升。

这种始动调节在一节课、一天、一周、一年的开始都能见到。因此,在安排幼儿教育内容、一日活动以至周活动、年计划时,应遵循这一特点。

5. 保护性抑制 人在从事体力和脑力活动时,大脑皮质兴奋区域的代谢逐步加强,血流量和氧耗量不断增加,使脑的工作能力逐渐提高。但人的工作能力有限,在长时间的紧张活动中,如果消耗过程超过恢复过程,机体活动性逐渐降低,大脑皮质产生保护性抑制。这是因为神经系统的细胞兴奋有一定的极限,当受到长时间的或者过分强烈的刺激时,兴奋就会被抑制所代替,这是一种生理性保护功能。在抑制过程中,细胞、组织或全身的功能活动暂时降低,皮质处于休息状态以防进一步的功能损耗,并加强恢复过程,使皮质的工作能力得以恢复。

长时间的紧张学习会导致机体的疲劳,表现为注意力不集中,精神涣散,兴趣降低,反应迟钝,记忆力减退,运动时动作欠灵巧等。如果大脑皮质疲劳后缺乏必要的休息,则疲劳常常会变为"过劳",出现头痛、失眠等症状。儿童年龄越小,大脑皮质越容易进入抑制状态,越容易产生疲劳。但是,由于幼儿兴奋占优势,常无疲倦感觉,因此容易发生过劳。

防止幼儿疲劳以至过劳是保护大脑的必要措施,合理组织休息和足够的睡眠是最好的方法。因此,在制订幼儿一日生活制度方面,要保证幼儿的休息和睡眠时间。

(二)幼儿身心发育特点

婴幼儿期是生长发育十分迅速的时期,托幼机构的生活制度必须首先满足幼儿生长发育的需要。因此,在制订生活制度时,应合理地安排婴幼儿的进餐时间,保证婴幼儿有充足的睡眠以及户外活动的时间。

不同年龄阶段幼儿生长发育情况、身体各器官系统功能、成熟的程度有所不同,需要照顾的程度也不同,因此各年龄班生活制度的安排应有所区别。

年龄越小的幼儿,身体和神经系统的耐力越弱,有意注意的时间也越短,容易疲劳,不能长时间地坚持一种活动,所以在组织幼儿进行各种活动时,时间应随年龄增长而增加。例如教学活动,小班 15 分钟,中班 20~25 分钟,大班 30~40 分钟。在睡眠方面,同样要注意幼儿的年龄特点,幼儿年龄越小每天所需的睡眠时间越长。

(三)季节气候等环境因素

我国地域辽阔,具有较大的南北气候差异和东西时间差异。因此,不同的地区和季节,幼儿园一日生活制度应有不同的安排和调整。秋冬季节日照时间短暂,早晚气温偏低,中午较为暖和,应安排幼儿早上迟一点起床,晚上早一点上床,缩短午睡时间,适当减少户外活动时间;春夏季节日照时间较长,早晚较为凉爽,中午气温较高,昼长夜短,天气炎热而易疲倦,应提早起床入园并增加午睡时间。进餐和其他活动的时间也应作相应的调整,春天可以做早操,冬天可以做课间操。

(四)家长需要

幼儿的年龄特点和身心发育特点决定了幼儿来园和离园都必须要由家长亲自接送,因此,托幼机构在制订生活制度时,还应该考虑到家长的实际情况和需要来安排,以便更好地为家长服务,也使幼儿的家庭生活和托幼机构的生活相衔接。例如,幼儿入园的时间,可以根据家长的需求适当地提前,而幼儿离园的时间则可以适当地推迟,或者开办晚托班等措施。另外,城市与乡村差异也是考虑的因素。

三 一日生活制度安排举例 ●●●●●●●●●

学前儿童在托幼机构的一日生活包括来园和离园、喝水、洗手和漱口、如厕、睡眠、进餐、游戏和户外活动、教学活动、劳动等环节。

托幼机构要在充分认识学前儿童身心发展规律和状况的基础上,依据卫生学原则,制订和实施适合学前儿童身心发育特点的生活制度和各项制度,在每一个环节切实有效地贯彻其卫生要求,才能有效地促进和增进学前儿童的身心健康。表 7-1 和表 7-2 列举了全日制和寄宿制幼儿园的一日生活制度安排。

表 7-1　全日制幼儿园儿童一日生活制度(4 月 1 日~10 月 30 日)

	小班	中班	大班	备注
入园晨检、早操	7:00~8:00	7:00~8:00	7:00~8:00	
早饭、游戏	8:00~9:00	8:00~8:45	8:00~8:45	饭前 10 分钟做餐前准备
教育活动(一)	9:00~9:15	8:45~9:10(休息 10 分钟)	8:45~9:10(休息 10 分钟)	
教育活动(二)	9:15~9:35(喝水、如厕)	9:20~9:40(喝水、如厕 15 分钟)	9:25~9:50(喝水、如厕 10 分钟)	
游戏、户外活动	9:35~11:10	9:55~11:15	10:00~11:15	
准备吃饭	11:10~11:30	11:15~11:30	11:15~11:30	

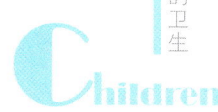

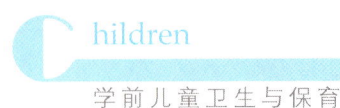

(续表)

	小班	中班	大班	备注
午饭	11:30～12:00	11:30～12:00	11:30～12:00	
午后散步	12:00～12:15	12:00～12:15	12:00～12:15	
午睡	12:15～15:00	12:15～14:30	12:15～14:30	
起床、盥洗、午点	15:00～15:45	14:30～15:00	14:30～15:00	
游戏、户外活动	15:45～17:15	15:00～17:15	15:00～17:15	
准备吃饭	17:15～17:30	17:15～17:30	17:15～17:30	
晚饭	17:30～18:00	17:30～18:00	17:30～18:00	
离园回家	18:00	18:00	18:00	

本资料选自麦少美、高秀欣主编. 学前卫生学. 复旦大学出版社,2009

表 7-2　寄宿制幼儿园儿童生活制度(4 月 1 日～10 月 31 日)

	小班	中班	大班	备注
起床、早操、盥洗	7:00～8:00	7:00～8:00	7:00～8:00	
早饭、游戏	8:00～9:00	8:00～8:45	8:00～8:45	饭前 10 分钟做餐前准备
教育活动(一)	9:00～9:15	8:45～9:10(休息 10 分钟)	8:45～9:10(休息 10 分钟)	
教育活动(二)	9:15～9:35(喝水、如厕)	9:20～9:40(喝水、如厕 15 分钟)	9:25～9:50(喝水、如厕 10 分钟)	
游戏、户外活动	9:35～11:10	9:55～11:30	10:00～11:30	
准备吃饭	11:10～11:30	11:30～11:45	11:30～11:45	
午饭	11:30～12:00	11:45～12:15	11:45～12:15	
午后散步	12:00～12:15	12:15～12:30	12:15～12:30	
午睡	12:15～15:00	12:30～14:30	12:30～14:30	
起床、盥洗、午点	15:00～15:45	14:30～15:15	14:30～15:15	
游戏、户外活动	15:45～17:30	15:15～17:30	15:15～17:30	
准备吃饭	17:30～18:00	17:30～18:00	17:30～18:00	
晚饭	18:00～18:30	18:00～18:30	18:00～18:30	
游戏	18:30～20:00	18:30～20:00	18:30～20:00	
入睡	20:30	20:30	20:30	

本资料选自麦少美、高秀欣主编. 学前卫生学(第二版). 复旦大学出版社,2009

四　一日生活制度实施中的注意事项

(一) 严格执行,持之以恒

幼儿一日生活制度一旦建立,就必须严格加以执行,以保证幼儿在园内生活的规律性,并持之以恒,才能起到预期的效果。但是幼儿在园内的活动不是一成不变的,有时会有一些时事性和常规性活动的介入,例如,幼儿运动会、组织幼儿春游或秋游、进行健康检查等。因此,在安排幼儿一日生活时,在保证一定的稳定性和规律性的前提下，也可以有相对的灵活性。

（二）保教结合，培养习惯

托幼机构的教师在实际工作中，既要做好在保育过程中对幼儿进行必要的教育，又要在教育的过程中实施一定的保育，做到保中有教，教中有保，保教结合。例如，在进餐过程中使幼儿养成良好的进餐习惯和文明的进餐行为；在音乐活动中要保护幼儿的嗓子；在绘画活动中要培养幼儿良好的坐姿和握笔姿势等。

（三）个别照顾，因人制宜

幼儿之间存在着较大的差异，在生活制度的具体实施过程中，还要兼顾到幼儿的个体差异，适当加以区别对待，满足幼儿的不同需要。对个别体弱或病后的幼儿要给予照顾，如延长睡眠时间，减少活动时间；每周的第一天，要考虑全班幼儿的精神状态，可以适当地延长午睡时间，使幼儿得到充分的休息，保持旺盛的精力。

（四）家园结合，同步实施

托幼机构生活制度与学前儿童家庭生活有着密切的联系，托幼机构应与儿童家庭保持接触，加强联系，尽可能在生活安排上保持一致。这样既能促进学前儿童家庭生活符合卫生学要求，又能保证托幼机构生活制度的正常执行。有许多孩子因节假日贪食、贪玩，到周一时发烧、消化不良、感冒等，影响孩子的健康。因此，幼儿园要争取家长做到在节假日也要安排好幼儿的一日生活，保持良好的卫生习惯，饮食、起居要有规律。

学前儿童入园后，托幼机构可定期或不定期地召开家长会，或用"告家长书"的形式，宣传托幼机构的作息制度，宣传合理、科学、健康的婴幼儿教养方法，使家长配合托幼机构建立合理的家庭作息时间。指导家庭，在任何情况下，都要保证学前儿童定时睡眠、定时起床、每天有足够的睡眠时间，并使睡眠有足够的深度，这是托幼机构生活制度能得以顺利执行的基本保证。

第二节　托幼机构幼儿日常生活照料的卫生

幼儿一日生活中的日常生活照料工作十分重要和艰辛。幼儿园一般一个班级有2名教师和1名保育员负责。教师除自身要做好幼儿的教育和保育结合工作外，更要指导保育员做好幼儿一日生活中的保育卫生工作。

一　清洁

（一）洗手

1. 幼儿洗手的时间　①幼儿入园时；②饭前便后；③使用蜡笔、油泥或玩沙等活动后；④体育锻炼后，尤其是使用或接触过体育器械后。此外，传染病高发期应适当增加洗手次数。

2. 幼儿洗手的组织　幼儿集中洗手时，盥洗室一定要有教师，教师应做到：①帮助幼儿卷起衣袖；②督促幼儿正确湿手、涂肥皂、洗手、擦手，正确使用毛巾；③防止幼儿意外事故的发生，如把水弄到衣袖里，在盥洗室里摔倒等；④在盥洗室的教师必须等最后一位幼儿洗完手后方可离开。

3. 幼儿洗手的步骤　①卷袖子（小班幼儿及中大班部分衣袖难卷的幼儿由教师帮助卷袖子）。②流动水洗手，从手指洗到手腕，双手必须搓出泡沫后用流水冲洗干净；提醒幼儿在打肥皂的时候节约用

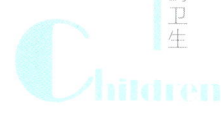

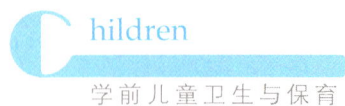
水。③洗完后双手在水池内甩三下,防止水滴在地上。④擦手时应打开自己的毛巾将手心手背擦干。⑤教师帮助洗完手的幼儿拉下袖子。

　　注意点:指导幼儿使用流动水洗手。洗手时,要求幼儿双手略向下,避免水倒流入衣袖。教育幼儿认真洗手,不玩水,不敷衍。冬天还可以指导幼儿洗手后涂护手霜。

资料链接

七步洗手法

　　第一步:洗手掌。流水湿润双手,涂抹洗手液(或肥皂),掌心相对,手指并拢相互揉搓。

　　第二步:洗背侧指缝。手心对手背沿指缝相互揉搓,双手交换进行。

　　第三步:洗掌侧指缝。掌心相对,双手交叉沿指缝相互揉搓。

　　第四步:洗拇指。一手握另一手大拇指旋转揉搓,双手交换进行。

　　第五步:洗指背。弯曲各手指关节,半握拳把指背放在另一手掌心旋转揉搓,双手交换进行。

　　第六步:洗指尖。弯曲各手指关节,把指尖合拢在另一手掌心旋转揉搓,双手交换进行。

　　第七步:洗手腕、手臂。揉搓手腕、手臂,双手交换进行。

(二)漱口和饭后漱口

　　漱口和饭后漱口虽是生活小事,但它关系到孩子今后良好生活习惯的确立。因此,指导幼儿学习和养成漱口和饭后漱口的习惯十分重要。孩子养成这个习惯可不是件容易的事,尽管在日常生活中,老师们会不厌其烦地提醒幼儿,但总是有个别孩子跟你"捉迷藏",能逃则逃,逃不脱则敷衍了事。

　　教师可以通过健康教育活动及日常生活,使幼儿知道漱口的意义和掌握漱口的方法,并注意幼儿漱口习惯的培养。

资料链接

《漱口歌》

手拿花花杯,

喝口清清水,

抬起头,闭着嘴,

咕噜咕噜吐出水。

 饮水

　　幼儿机体组织中的水分相对多于成人,年龄越小,体内水分的比例也越大。在幼儿饮水环节,教师和保育员要做到以下几点。

148

（一）保证幼儿足够的饮水量

不要让幼儿感到口渴时才饮水。在夏季、在早晨或午睡起床后，或在幼儿患病时，还要注意增加幼儿的饮水量。

（二）饮水时间和次数应根据季节变化和幼儿的实际情况而定

一般而言，幼儿每两餐之间至少饮水 2 次。

（三）培养幼儿良好的饮水习惯

1. 喝白开水　幼儿应尽量以白开水为饮料，减少或不喝甜饮料。不可让幼儿喝生水、净化器净化的生水、反复煮沸的水、刚烧开的水。

2. 渴了就喝、主动饮水　教师应按时提醒幼儿喝水，每次尽可能喝足量；还应帮助幼儿学会渴了就喝，主动饮水的好习惯。对体质差的幼儿、患病初愈的幼儿、经常嗓子肿痛的幼儿应多提醒他们喝水。

（四）指导幼儿科学安全喝水

教师和保育员应有意识地指导幼儿先洗手再拿自己的杯子接水，慢慢走回自己的座位坐下；开始喝时要小口尝试，避免烫嘴，若水较烫，应等凉了后再喝；喝水时不说笑、不洒水、不玩水；喝完后将杯子放回原位。养成剧烈运动后、吃饭时不喝水的习惯。进餐时饮水会冲淡消化液，引起饱腹感，降低食欲；剧烈运动后大量喝水，水会在胃部妨碍横膈肌运动，大量水分被吸收入血液后会增加循环血量而加重心脏负担。

（五）幼儿喝水的茶具应该专用

茶具要保持清洁，经常消毒，防止传播疾病。

资料链接

"小水库"里缺水了，我要去喝水

天气好的时候，小朋友都喜欢到户外活动，由于活动时间比较长，活动量加大，所以引导孩子多喝水是非常重要的。但在日常生活中，我发现许多孩子经常是在老师的提醒下，才去喝水，主动喝水的意识不强。那么，如何让幼儿主动喝水呢？

首先，我和孩子们一起做了一个小实验。请小朋友在如厕时观察自己小便的颜色，有的孩子发现自己的小便是白色的，有的孩子发现自己的小便是黄色的，孩子们之间就因为小便的颜色展开了讨论：为什么小便的颜色不一样呢？于是，我又请小朋友去多喝水，再次观察自己的小便颜色，当第二次观察时，许多小朋友都惊奇地发现自己的小便颜色变淡了。

结合健康教育活动，我让孩子了解自己身体的器官，懂得保护好自己的身体是非常重要的。小朋友的身体缺水的时候，会生病，并且小便还会变黄。只有多喝水，才能保护好自己的身体，不生病。

开始，小朋友觉得很新鲜，每次如厕总能听见他们在讨论小便的颜色。"呀，我的小便变黄了，我要去多喝水。""我的小水库缺水了，我要去喝水。"小朋友之间还能互相督促提醒，小便黄了一定要多喝水；渐渐的，孩子们有了自我保护的意识，并养成了勤喝水、多喝水的良好生活卫生习惯，老师整天在班级里追着小朋友多喝水的现象不见了。同时，许多家长在家中也配合老师共同引导孩子，收到比较好的教育效果。

（摘自《儿童与健康》2004 年第 7 期）

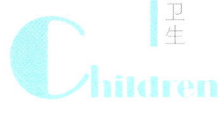

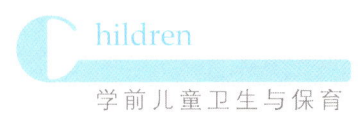

三 进餐

进餐是人的生理需要。幼儿对食物的偏好、摄取食物的方式以及进餐习惯会受到各种因素的影响。有些偏好和习惯对健康不利,一旦形成,便很难改变,甚至影响终身,因此幼儿的进餐需要成人的正确引导和培养。

(一) 餐前准备

学前幼儿胃排空时间为3～4小时,两餐间隔时间不少于3.5小时,不超过4～5小时,保证幼儿进餐时既有食欲,又不过分饥饿。

进餐前,教师可组织幼儿进行安静的游戏活动,也可对当天的菜肴作一简要介绍,激发幼儿的食欲。为幼儿创设舒适、安静、愉快的进餐环境。餐前不批评幼儿。指导幼儿如厕、洗手。

(二) 餐时组织

进餐时间不少于30分钟。进餐时,教师要仔细观察幼儿进餐时的情绪、进餐速度、进餐量以及对食物的偏好,发现问题及时处理。不催促吃饭、不比赛吃饭,不说教、不批评,不扫地。注意培养幼儿良好的进餐习惯和卫生习惯,如细嚼慢咽、不撒饭、不挑食、不偏食、不敲碗筷、咀嚼不出声等。

(三) 餐后整理

教师要求幼儿吃完碗里的饭后才可以离开餐桌;提醒幼儿擦嘴、漱口、洗手;指导幼儿收拾碗筷,放好椅子。饭后让幼儿安静活动15分钟。

照顾幼儿吃好一顿饭的要求是:吃饭过程中,幼儿情绪好,食欲好,食量够,饮食习惯好,吃得卫生安全。

资料链接

幼儿进餐教育中存在的问题

1. 催促吃饭。当幼儿安静地坐在桌旁,保育员将饭菜拎进教室时,催促吃饭似乎就开始了——"今天,我看哪个小朋友吃得最快。""谁第一个吃完饭,明天我就让谁当小班长。""吃完饭的小朋友,可以先去玩玩具。"幼儿进餐的过程中,教师又常常会提醒幼儿:"看,××都吃完了,老师最喜欢他了。""××,吃饭快点。"即使在大多数幼儿已经吃完,还有少部分幼儿仍在进餐时,老师仍然会说:"就你们几个吃饭磨蹭。"另外,教师在进餐方法的指导上也存在一些问题,比如:"大口大口吃。""大勺舀。"

催促幼儿吃饭,导致不少幼儿将迅速吃完作为第一目标,进餐——这种本该轻松愉快的事情,也就带有了目的性。因此,对有些幼儿来说,进餐成了一件痛苦的事情。

2. 强制吃饭。"再吃点。""吃完才是好孩子。""不行,饭菜都要吃完。""不许剩饭。"这些都是教师在强制幼儿多食时常用的话语,甚至为了幼儿多食,教师经常在不与幼儿商量的情况下给幼儿加饭。从年龄特征看,幼儿注意力容易转移,喜欢边吃边玩,况且有的幼儿有挑食偏食的习惯,因此教师的某种做法似乎有一定的道理。从家长角度分析,孩子的成长成了家长最为关心的事,所以在幼儿园我们经常可以看到这样的现象:早晨入园,幼儿一日(周)食谱公开栏前围看的家长总是最多;下午离园,家长与孩子交流的第一句话经常是:"今天吃的什么?"有的幼儿一旦回家说自己"在幼儿园没吃饱",那么家长在第二天一定会提醒老师"麻烦老师给我家孩子多加些饭"。可见,教师的做法有时是为了迎合家长的要求。

在教师强制幼儿多食的过程中，不少幼儿只能听从，无奈将食物吃完；也有不少幼儿"磨磨蹭蹭"，坚持到最后，老师无奈，得过且过。

3. 安静进餐。教师认为，幼儿进餐时说话容易呛咳，还会影响幼儿进餐速度。同时，受中国传统饮食文化的影响，"食不语"常常被作为幼儿进餐的常规，所以在幼儿园进餐时经常可以听到教师对幼儿说："现在小嘴巴是用来吃饭的，不是用来讲话的。""哪里发出的声音？""嘴巴闭上！"等。在这种情况下，幼儿就如同深夜的老鼠，悄悄进餐，偶尔趁老师不注意时窃窃私语，常常会受到教师的"警告"。话语权的剥夺，使幼儿之间、幼儿与教师之间彼此心灵的沟通机会，在教师制定的规则中给扼杀了。

4. 吃得干净。在幼儿园经常可以看见进餐中的另一个现象，就是幼儿将不小心洒落在桌面上甚至是地面上的饭菜细心捡起来，然后放进自己的小嘴。为什么会这样呢？观察发现，保教人员在幼儿进餐时，经常会强调这样的话语："要吃得干净。""不能将饭菜撒掉。""保持桌面、地面干净。""要做勤俭的好孩子。"等等，甚至常常对掉菜撒饭的孩子有意无意地批评。而不少孩子为了不被教师批评，常常会将饭菜捡起并吃掉。教师的愿望是从小培养孩子的良好习惯和勤俭意识，但是如果从心理学的角度考虑，幼儿精细动作的发展还处于较低水平，他们对勺子、筷子还不能运用自如，所以掉撒饭菜是经常的事。再从卫生学、健康学的角度看，为了"吃得干净"，捡拾撒落饭菜，其实会对幼儿的身体健康产生不良影响，因此正如有专家所言，有的幼儿园并不是次次在进餐前"洗干净手后擦桌子两遍，一遍用消毒水，一遍用清水。"

［摘自《早期教育》（教师版）2008 年第 1 期］

四　如厕

大小便是机体的生理需要。幼儿对排便的控制能力较差，因此托幼机构教师和保育员应照顾好幼儿如厕，并有意识的培养幼儿良好的如厕习惯。

（一）增强孩子对如厕的正确认识

老师利用综合活动，正确引导孩子认识到如厕是一种正常的生理需要和行为，不要害怕上厕所，不要憋屎或憋尿，要主动上厕所；如果不小心尿湿裤子或者拉在了裤子上，要大胆告诉老师；穿着湿裤子不但容易感冒，而且还不卫生。

（二）引导幼儿及时排便

在幼儿的一日活动中，一般每隔 25 分钟提醒幼儿上一次厕所；游戏活动前后、午睡前组织幼儿小便。在活动中有需要大小便的孩子要及时举手告诉老师并上厕所，以免膀胱过度充盈，引发排尿困难或尿路感染。

（三）培养幼儿如厕时的卫生习惯

（1）厕所里人多时应排队等候，做到不推挤，以防滑倒。

（2）专心排便；将大小便排入便池内。引导孩子不要在便池以外（公共地方）随地大小便，也不要把尿排到别人的身上，认识到这是一种不文明、不礼貌的行为。

（3）便后会用手纸擦拭。

（4）便后洗手、冲厕。特别是户外活动、体育游戏活动之后，手比较脏，有细菌产生，老师加强督促孩子先洗手后如厕。

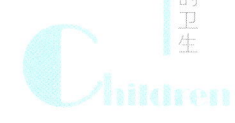

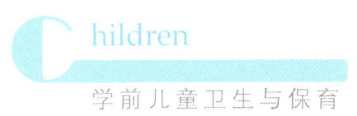

（四）厕所和便盆每天清洗消毒

每天应安排专人对厕所和便盆进行清洗和消毒。

（五）仔细观察幼儿排尿排便情况，发现问题及时处理

幼儿排尿的次数、数量与当日的饮食量、天气等有着密切的关系。若幼儿喝水不多却多次排尿，同时伴有血尿、尿痛的现象，应怀疑是泌尿系统感染，需及时请医务人员进行检查。

资料链接

小脚印让我们变勇敢

小班幼儿初入园时，由于从家庭来到幼儿园这个陌生的环境，在生活上、情感上和心理上均依赖成人的照顾，不安全感就产生了，尤其是惧怕幼儿园厕所里的蹲坑。有的幼儿一天尿湿裤子好几回；有的幼儿在幼儿园几天都不大便，引起大便干燥；有的幼儿因憋大便而经常拉在裤子里。

如何让孩子们不害怕上厕所呢？

我们认为，营造适合幼儿的如厕环境势在必行。既然孩子们害怕蹲坑，我们就在每个厕坑的两边选适中的位置用环保油漆画上了可爱的小脚印，孩子们看了既喜欢又感到新奇，都争着去踩自己喜欢的小脚印。这样一来既减轻了孩子们的心理压力，又激起了孩子们主动上厕所的欲望，而且当孩子们把自己的小脚和厕坑边的小脚印对准后蹲下来大小便时，不会弄到外面来，真的是一举多得。

后来，我们还试着用幼儿喜爱的小动物形象来营造"厕所文化"；如厕后，我们还为他们播放一些轻松的音乐，以缓解紧张情绪。孩子们在如厕时有了愉快的笑容，憋大便、拉裤子的现象渐渐消失了。

五 睡眠

睡眠对幼儿的健康十分重要。睡眠能消除幼儿疲劳，使身体各系统得到休息；睡眠有助于促进幼儿身高的增长和大脑皮质的发育。保证幼儿睡眠，一方面要保证幼儿的睡眠时间，另一方面要保证幼儿的睡眠质量。

资料链接

好睡眠，为健康加分

一、要想长得高，睡眠不能少——睡眠与身高

儿童睡眠过程中的慢波睡眠是生长激素分泌的高峰期，生长激素可以促进儿童的骨骼、肌肉等的生长发育，生长激素分泌过少或节律异常，会造成身高发育迟滞。生长激素的分泌多是在深睡一小时慢波睡眠时逐渐进入高峰，一般在22点至凌晨1点，如果睡得太晚或者睡眠时间不规律，生长激素分泌量和节律异常，对于正在长身体的儿童来说，身高就会受到影响。因此，学龄前期儿童睡眠时间应不晚于21:00，在20:30前睡觉最为适宜。已经有流行病学的调

查证实,存在睡眠问题的学龄前儿童,其身高每年平均增长会减少 0.5～1 cm,并容易引发身体疾病,如上呼吸道感染和腹泻等发病次数会明显多于同龄儿童。

二、想有好记性,睡眠不能少——睡眠与神经系统发育

快速眼动(REM)睡眠与儿童神经系统的发育密切相关,处于这一睡眠时相时,脑内蛋白质合成加快,其时间的长短与大脑内神经纤维与髓鞘的发生显著相关,同时快速眼动睡眠时相有助于神经元建立突触联系,从而促进学习和记忆功能。所以,儿童睡眠问题还会影响认知功能,若睡眠不足,儿童记忆能力会显著下降,并导致儿童注意力不集中、多动、冲动,影响解决问题过程中的决策和判断能力,长期如此会使儿童的智力受到影响,并且这一过程不可逆,会对认知造成永久性的损害。

三、要有好情绪,睡眠不能少——睡眠与情绪

研究发现,儿童睡眠问题常常容易引发各种行为问题和情绪问题,常见的包括内向性的焦虑、抑郁、外向性的易激惹、冲动、烦躁、攻击行为等,严重影响儿童的心理健康。当改善了睡眠后,这些行为和情绪的问题就会大大减少。所以,儿童的睡眠质量与儿童的身心健康息息相关。

(选自《家庭教育》2013 年第 2 期)

(一) 睡眠的时间需求

睡眠持续的时间与脑的发育程度有关,一般来说,幼儿年龄越小,所需睡眠的时间就越长,如表 7-3 所示。

表 7-3　婴幼儿日睡眠时间表(小时)

年龄	夜间	白天	合计
新生儿	睡～醒	睡～醒	18～20
2～6 个月	9～10	4～5	14～16
7～12 月	9～10	3～4	14
1～3 岁	9～10	2.5～3	12～13
3～6 岁	9～10	2～2.5	11～12

选自教育部师范教育司组编的《幼儿卫生保育教程》

(二) 睡眠前的准备

1. 睡眠环境的准备　寝室内空气清新流通,温度湿度适宜,但不能有穿堂风;无亮光刺眼;保持安静。如活动室兼做卧室,对活动室也要有此要求。

准备安全舒适的寝具,如床铺无杂物,特别是一些有可能伤害幼儿的物品如别针、发夹等;被褥厚薄适宜、干净松软;枕头长宽高低合适。

2. 睡眠前的身体准备　睡前不宜让儿童吃得过多,以免妨碍横膈肌的运动,加重心脏的负担,也不要空腹睡眠;不要让幼儿大量喝水,以免小便增多影响睡眠。睡前不做剧烈运动,可组织幼儿进行一些安静的活动,如户外散步、晒太阳、桌面游戏、听听轻松的音乐、念念儿歌等。睡前提醒幼儿如厕;检查衣袋,防止幼儿将小物品带到床上玩。

3. 睡眠前的心理准备　睡前,教师应保持幼儿愉快轻松的情绪状态,避免看或听惊险刺激的影视或故事,不批评或恐吓幼儿等。

4. 给予幼儿准备睡眠的信号　在睡前,托幼机构可以播放一段优美的催眠曲,或让幼儿在自己的

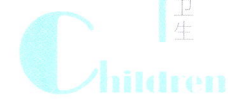

座位上静坐片刻,给幼儿一种睡眠的信号,长久以后可以让幼儿形成条件反射,到时就会自然地安静入睡。

(三)睡眠中的保育要求

幼儿睡眠保育的3个基本要求:①按时睡,睡得好,按时醒,醒后精神饱满愉快;②保证睡眠时间,要以孩子为主,不任意减少或增加睡眠时间;③保持良好的睡眠姿势和习惯。因此,托幼机构要在儿童睡眠时做好各项管理和保育工作,以保证儿童的睡眠质量和安全。

1. 培养幼儿良好的睡眠习惯

(1)独自入睡。对于初入托幼机构独自入睡困难的儿童,保育员要耐心,可以坐下来,轻拍幼儿,陪伴他们入睡,使他们对新环境产生安全感。以后老师和保育员可以逐渐减少陪伴的次数,让他们学会独自入睡。

(2)按时入睡,按时起床。托幼机构应严格执行一日生活作息制度,使幼儿逐渐养成按时睡眠、按时起床的习惯。同时也要促使家庭配合,在家中也能逐渐养成按时入睡、按时起床的习惯。

(3)睡眠姿势正确。学前儿童睡眠的姿势一般是向右侧卧睡,双腿稍稍弯曲,这样的睡姿会使较多的血液流向身体的右侧,从而相应减轻心脏负担,有利于心脏休息,有益于肝脏功能的发挥,利于胃中食物向小肠大肠移动。

发现儿童趴着睡、跪着睡、蒙头睡等不良睡眠姿势要及时纠正。

2. 掌握幼儿的排尿规律,及时提醒　教师要了解每一个儿童的排尿规律,特别是注意有尿床习惯的幼儿,掌握其尿床的具体时间,以便及时叫醒排尿。同时教师也应灵活掌握提醒全体和个别幼儿排尿的时间和次数。

3. 仔细观察,及时发现和处理异常情况　在儿童的睡眠过程中,教师要注意观察每一个幼儿的睡眠情况。如被子是否盖好、睡姿是否正确、是否有孩子在被子下玩玩具或玩弄生殖器等;还要注意及时发现突发疾病,观察幼儿的脸色是否正常、呼吸是否异常、体温是否正常、有无拉稀、流鼻血等现象。

4. 照顾个体差异　即使同龄儿童,对睡眠的时间长短需要也存在着很大的差异性。在制定生活制度时,安排幼儿集体上床睡觉、同时起床,这对于集体机构生活制度的管理是必需和必要的。但是,在具体的执行过程中,还应顾及幼儿对睡眠时间需要的差异性,允许部分早醒而不愿意继续睡眠的幼儿适当提前起床,将他们安排到其他地方进行安静的活动。

5. 注意环境的动态变化　在幼儿睡眠过程中,教师还要密切关注睡眠环境中气温、湿度、通风、噪音强度等动态变化,发现异常及时解决。要特别注意可能发生的意外事故,一旦火灾、地震等灾害发生,能使幼儿以最快速度从睡眠状态进入疏散、避灾状态。

6. 教会幼儿自己穿脱衣服　脱衣服顺序:坐在桌边或小椅子上,先解开上衣扣子,再解开鞋带(或扣子)、脱鞋、脱裤子、脱袜子,最后脱上衣,把脱下的衣服叠好,按脱下的顺序放在固定的地方和小椅子上。午睡可根据室温脱掉部分衣服。

穿衣顺序:先穿绒衣或毛衣,再穿袜子、裤子、棉衣或罩衣,最后穿鞋。

 六　来园和离园 ● ● ● ● ● ● ● ● ● ●

(一)来园

在幼儿来园之前,教师要事先做好活动室的通风和清洁工作。

每个幼儿来园时都要接受晨检,保健医生要掌握全园幼儿的健康状况,发现可疑情况及早诊治,必要时采取隔离措施。如若带了药物需要服用,一定要交由保健医生代为保管,并负责让幼儿服用。

要了解幼儿来园是否已经用餐,是否需要饮水和排便,然后安排幼儿到所在班级进行互动。各班当班教师和保育员要热情、亲切地接待幼儿,并相互问好,及时向家长了解幼儿的健康状况,让幼儿将所带衣物、日用品等整理好,放置在规定的地方。教师与幼儿亲切交谈,有计划地进行个别教育。

(二) 离园

在幼儿等待离园时,可组织幼儿进行一些室内较为安静的桌面游戏或户外活动;并经常清点人数,不要让幼儿擅自走出托幼机构的大门,更不可让陌生人将幼儿带走,确保安全。

离园前,要求幼儿将玩具收拾好,并穿好衣服,把幼儿交给家长,并向家长简要汇报幼儿的健康状况。如果幼儿当日或当周有身体不适或其他特殊情况,应立即向家长汇报。照顾好个别迟接的幼儿。

幼儿全部离园后,教师与其他工作人员应将室内打扫干净,关闭电源,关好门窗。

第三节　托幼机构幼儿学习教育活动的卫生

托幼机构是学前儿童最早加入的集体教育机构,为学前儿童提供良好的心理社会环境和物质环境,充分实现教育活动的保健价值,提高教育活动的效能,对促进学前儿童身心健康,特别是社会适应行为的形成具有深远的影响作用。

一　体育活动的卫生保健

(一) 体育活动对幼儿身体的影响

适合幼儿年龄特点的体育活动,能全面促进儿童的身体发育。体育活动能促进脑的发育,提高神经系统反应的灵敏性和准确性;可使肌肉更健壮有力;可刺激骨的生长,使身体长高,并促进骨中无机盐的积淀,使骨更坚固。户外活动时适量接受阳光照射,可使身体产生维生素 D 以预防佝偻病。

组织幼儿进行适合其年龄特点的体育活动,可以促进血液循环,增强造血功能;能提高心脏的工作能力,增加每搏输出量。经常参加体育活动,可以加强呼吸肌的力量,促进胸廓和肺的正常发育,增加肺活量。户外活动还能提高呼吸系统对疾病的抵抗力,预防呼吸道感染。体育活动时由于呼吸运动加强,膈肌活动范围因此加大,从而对腹壁、胃肠起到按摩作用,故锻炼可增强消化功能;运动后恢复过程中需要补充能量,机体有吸收更多营养物质的需求,又能增加吸收功能。体育活动使人心情愉快,这也有利于消化吸收。

体育活动对能量代谢的影响非常显著,锻炼时能量有所消耗。经常锻炼的人体内新陈代谢较为旺盛。

(二) 组织幼儿体育活动的卫生原则

1. 经常锻炼　一个动作从不会到会,再到技巧熟练,必须经过多次重复才能实现,只有通过反复练习,才能使大脑皮质建立巩固的条件反射,形成动力定型。体育锻炼增强机体的防御功能,也是通过不断形成暂时性的神经联系而逐渐适应经常变化的外界环境来实现的,所以体育锻炼必须经常进行。学前儿童正是长身体的时候,应保证每天有 1 小时以上的户外活动。

2. 全面锻炼　学前儿童身体各个器官、各个系统的发育均不成熟,而大多数的体育运动项目只对身体的某一项运动素质有特殊的促进作用,因此必须选择对学前儿童有益的多种项目进行科学的锻炼,只有这样才能达到全面促进儿童身体发展的目的。

3. 循序渐进　进行任何一项体育运动时,都要经历动作由简到繁或运动量的由小到大的过程。对

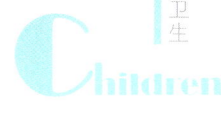

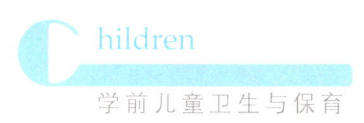

于学前儿童来说,其接受能力不及成人,学习生疏而复杂的动作需要较多的时间逐步适应,因此在体育活动中要有计划、有步骤地增加体育活动的运动量和运动的复杂程度,由易到难,由小量到大量,循序渐进地逐步提高,使学前儿童的机体有一个逐渐适应的过程。

4. 组织准备活动和整理活动　组织幼儿每天的体育锻炼,在运动前要做好准备活动,逐步提高心血管系统的活动水平、消除肌肉及关节的僵硬状态,减少外伤的发生。运动结束时要做好整理活动,如慢跑、散步、放松体操等,使机体逐步恢复到安静状态。在比较剧烈的运动后不宜立即停止,以免肌肉中的血液回流减少,使心输出量减少,血压降低,造成脑暂时缺血,引起恶心、呕吐、面色苍白、心慌甚至晕倒等后果。

5. 注意运动和休息的适当交替　幼儿的运动系统和神经系统都很容易疲劳,在体育锻炼过程中应及时组织幼儿适当休息,避免因为运动时间过长而导致身体功能不能及时恢复,或者因为生理负荷过重引起运动创伤。

6. 注意活动过程中对幼儿的安全保护　由于幼儿的运动功能不完善,认识水平较低,缺乏对外界事物的理解和判断,更不会推理事物间的因果关系,经常由于茫然无知的行为引来意外伤害事故;同时幼儿的自我保护意识和自我保护能力较差,加上幼儿好奇、好动、活泼、易冲动的特点,都要求在体育锻炼时,教师一定要做好安全教育和提供规范有效的保护措施。

7. 注意个体差异　每个幼儿的健康状况、体质条件、运动能力等各不相同,在实施体育教学时,需要区别对待。例如,对于体质虚弱的幼儿,要给予适当的照顾,减轻运动量和运动的复杂程度。对患慢性疾病的幼儿,应减低要求,或停止体育活动。

(三) 体育锻炼的基本途径和卫生要求

1. 体育活动

(1) 体育活动的基本构成。体育活动的组织包括 4 个部分。

1) 开始部分:1~2 分钟,在作简单的动员以后,将儿童组织起来,明确活动的任务和要求。

2) 准备部分:3~6 分钟,使大脑皮层的兴奋性逐渐提高,为儿童身体各器官生理功能迅速进入运动做好准备。如要进行跳跃练习,准备活动可先作下肢下蹲、压腿或原地上跳的活动。

3) 基本部分:小班 10~12 分钟,中班 16~17 分钟,大班 20~22 分钟。根据教学目标,让儿童学习和练习动作和技能。这部分活动持续时间较长,应注意儿童练习和休息的交替进行。

4) 结束部分:2~3 分钟,做放松运动,使儿童尽快消除疲劳,将运动状态逐渐恢复到相对的安静状态,最后做好结束工作。

(2) 体育活动的卫生要求。

1) 活动内容要因年龄而异。

2) 活动量适宜:活动量过小,达不到体育教学的目标;活动量过大,可造成儿童过度疲劳。体育活动的活动量取决于体育活动的强度、密度和时间 3 个因素。活动密度是儿童实际进行动作练习的时间与活动总时间的比值。

幼儿体育活动量一般要求低强度、高密度,时间不要太长。如果学前儿童在体育活动中精神振奋,心情愉快,注意力集中,活动后睡眠良好,食欲增加,没有出现面色苍白、大量出汗、恶心呕吐等现象,一般认为体育活动的活动量是适宜的。

3) 注意预防运动创伤。注意学前儿童体育活动场地、设备和器材的安全性能的检查;在体育活动前,加强对学前儿童身体和心理状态的调整,做好准备工作;在体育活动中,掌握适当的体育运动量,抓好儿童基本动作的训练,并做好运动保护工作。

4) 根据季节和气候情况,适当调整户外活动。如冬季可以适当晚一些组织户外活动,在上午 10 点左右;夏季就需要早一些,在 8 点左右。遇到雾霾天气,则应取消户外活动。

2. 利用自然因素的锻炼　又称三浴锻炼,是利用自然因素(日光、空气、水)锻炼身体,增进儿童健康的积极措施。

(1) 空气浴:利用气温与体表温度之间的差异作为刺激来锻炼身体,提高机体对气温变化的适应能力。空气浴一般先在室内进行,室温不应低于20℃。锻炼时逐渐减少衣服,最后只穿短裤。当室外气温适宜时转到室外。持续时间可视儿童体质状况,由3～5分钟逐渐延长至0.5～1小时。

空气浴时可结合活动性游戏进行。室外空气浴应从夏季开始,逐渐过渡到秋季;锻炼场所要求自然绿化、空气新鲜、气温、湿度和风速适宜;时刻注意气温的变化,遇大雾、大风、严寒时应暂时停止。

(2)日光浴:利用阳光中的紫外线、红外线增进儿童健康的措施,是在空气浴适应后的锻炼方法。

日光浴宜选择气温在24℃以上无大风的天气进行,夏季可安排在上午8～9时,其他季节在上午10～12时。场地应选择清洁、平坦、干燥、避风、空气新鲜的向阳地带,宜在有树荫的散射光下进行。锻炼时身体尽量裸露,先晒背部,然后是体侧最后是腹部,注意保护眼睛;持续时间由2～5分钟逐渐延长到30分钟。锻炼后应休息3～5分钟,用温水(28℃)冲淋,喝些水或饮料。

(3)水浴:水浴锻炼形式多种,如冷水盥洗、擦浴、冲洗、淋浴和天然浴场沐浴。这种锻炼主要是采用水的寒冷刺激,使机体产生一种耐寒能力。

1)冷水盥洗应每天坚持,可从温水逐步过渡到冷水。

2)冷水擦浴,毛巾要柔软,先用湿毛巾擦一遍,然后用干毛巾擦干全身,并摩擦皮肤,使之微微发红为止;每次1～2分钟。

3)冷水淋浴,先用湿毛巾擦遍全身,然后冲淋,边淋边擦;时间以20～40秒为宜;冲完后立即用干毛巾擦干至皮肤发红。

4)游泳应在水质较好、水温适当的浅水区进行;选择气温25℃,水温不低于23℃,晴朗无风的天气;空腹或饭后1.5小时内以及患病时不宜游泳;初次下水不宜超过5分钟,以后逐步延长到15分钟;离开水后立即擦干全身,穿好衣服,并做些跑步、跳跃动作。

三浴锻炼过程中,应仔细观察儿童的反应,发现异常要暂停锻炼。

 二 游戏活动的卫生保健

游戏是儿童喜爱的、自愿的、主动的一种活动。游戏活动具有自愿性、虚构性、非功利性、愉悦性等特点。游戏不仅能促进婴幼儿身心健康,预防疾病;也能增长知识,培养良好情感,增强意志,改善人际交往,提高认识社会的能力。

(一)游戏活动对幼儿身心健康成长的意义

1. 游戏能满足幼儿的各种需要 从生理方面看,游戏内容多样活泼,符合幼儿好动的天性,通过游戏活动,学前儿童的神经、心脏、呼吸、骨骼、肌肉等各系统都得到了锻炼。

游戏能满足幼儿追求快乐的需要,在游戏中没有压力,自由自在,可以与自己的好伙伴说笑、合作,感受到人际交往的乐趣;游戏中的各种玩具和各种活动材料可以任他们自由摆弄、操作和实验,充分发挥自己的能动性,积极控制和改变游戏情境,展示自己的才能,体验成功时的满足和自信;儿童的认识兴趣和行动的需要,以及自我实现和获得成功的需要在游戏中都得到了满足。

2. 游戏最符合幼儿身心发展的特点 幼儿身心发展的最大特点是心理活动的具体性和无意性。游戏的趣味性、生动性、活动性和变化性正是最符合幼儿身心发展特点的,最能引起幼儿有效学习的活动方式。

3. 游戏在幼儿心理发展中的积极作用 游戏对幼儿心理发展有着特殊的意义和作用。它能促进其智力发展,有助于培养和形成幼儿优良的个性品质。游戏有语言、有角色、有操作,可以满足幼儿好奇与模仿的心理,表达他们所熟悉的事物,并促进认知的发展。儿童在游戏中,共同商定主题、制定规则、互相影响、互相监督,增进互相理解,培养合作精神;同时在游戏中,儿童必须受到游戏规则的约束,有利于培养幼儿的自制力和自觉纪律,社会性得到发展。

4. 游戏能防治幼儿心理疾病 从情感角度来说,游戏能缓解幼儿由于受环境影响而产生的紧张心理,能消除受挫心理或抑郁的情绪,有一定的医疗效能。国外常用游戏来治疗儿童心理疾病,游戏是预防医学的一项内容,它能维护和促进儿童在身体、社会、情感、道德及认知上的良好发展。

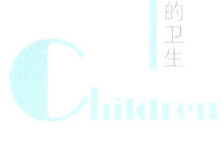

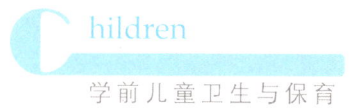

（二）游戏的卫生

托幼机构的游戏活动最主要的卫生学问题，是真正认识到学前儿童游戏的本质和特征，充分实现游戏活动的保健价值，并考察游戏的时间、场地、玩具材料、服饰以及游戏时的安全问题。

（1）游戏应符合幼儿的年龄特点，能促进幼儿的社会性、智力、情绪和身体技能的发展。

（2）游戏应尽量在户外进行。幼儿新陈代谢旺盛，特别需要阳光和新鲜空气。根据规定，全日制幼儿园的幼儿户外活动和游戏时间不得少于 2 小时，寄宿制的不得少于 3 小时。游戏前，教师可根据气候给幼儿增减衣服，以免感冒。

（3）避免幼儿负担过重。这包含几层意思：游戏前教师应将笨重玩具搬出，以免幼儿搬运劳累；游戏内容应生动多样，以免单一的刺激造成幼儿疲劳；游戏时间不要过长，以防幼儿过度兴奋。

（4）注意安全。游戏前应检查器械、场地是否牢固、干净；游戏时应向幼儿交代清楚游戏规则；加强照顾、观察，以防意外。

（5）使幼儿有愉快的情绪。通过游戏使幼儿能根据自己的爱好和兴趣玩耍，教师在分配角色材料时应考虑到幼儿的不同需要，使每个幼儿都能玩得开心，玩得有益。

三 绘画、阅读、唱歌、劳动等活动的卫生 ●●●●●●●●●●●●

（一）阅读活动的卫生

阅读时，由于眼球向下倾斜和睫状肌的收缩，影响眼内液体的循环，引起眼球充血，使眼内压增高，压迫眼球后壁；长期近距离用眼，易造成近视。因此，在阅读中保护幼儿视力极为重要。

（1）保证正确的姿势。阅读时正确的坐姿应是：脊柱正直，头不过于前倾，不歪头，不耸肩，前胸距桌缘约一拳，书与眼距离约 35 cm。将大腿放平，足着地，使身体的重心稳妥的落在坐骨和椅靠背的支撑点范围内，以减轻维持坐姿的肌肉疲劳。

（2）良好的采光。要求光线充足、分布均匀、不炫目，光线最好从左上方来。人工照明和桌面照度要求达到 300 lx。

（3）阅读时间不宜太长。每次 10～20 分钟为宜，看书后养成到户外活动和远眺的习惯。

（二）绘画活动的卫生

学前儿童在绘画时，除了有大脑皮质、视觉分析器官和维持姿势的肌肉群参加活动外，还有腕关节和指掌关节的肌肉活动，以及前臂和肩部的活动。

绘画是较细致的工作，需要手指和手腕细小肌肉群的参与，学前儿童的小肌肉发育较晚，腕骨骨化尚未完成，所以每次绘画、写字的时间不宜太长，每次以 5～10 分钟为宜。教育儿童不要将胸部压在桌缘，以免胸腔受到压迫。要让儿童在光照足够的环境中绘画、写字；光线应来自左上方，眼与纸之间应保持 35～40 cm 的距离。笔杆和纸成 60°角，食指比大拇指低些，距笔尖约 3 cm，握紧笔杆，靠腕关节活动。初学绘画以铅笔为宜，笔芯软硬适度。

学前儿童绘画所用的铅笔、蜡笔或其他用具应无毒、安全。铅笔以圆形笔杆为宜，不宜过细，以免增加握笔的困难。

（三）唱歌的卫生

（1）唱歌的地点要求空气新鲜、无尘；温度适宜，不低于 18～20℃。因为唱歌是声带和肺部的活动，唱歌时吸气快，张口呼吸，空气通过鼻腔的时间缩短，在鼻腔中的除尘、加温、加湿过程不完全，如果空气过冷或污浊，易引起呼吸系统的疾病。

（2）保持正确的姿势。唱歌以立姿为宜，昂首挺胸，以保证胸腔和横膈膜的充分活动。

正确的唱歌姿势是：身体重量均匀地分配在两腿上，重心稍前，挺胸，两肩稍向后，双手自然下垂在身体的两侧，头部保持正直。

（3）保护幼儿嗓子。学前儿童声带的弹性纤维、喉部肌肉发育尚未完善，声门肌肉容易疲劳；感染时易发生咽喉部充血水肿、声门狭窄而出现声音嘶哑、呼吸困难等；另外，学前儿童控制音量的能力较差，唱歌时容易喊叫，损伤嗓音。因此要加强保护。

保护学前儿童嗓子应注意：①选材要符合幼儿音域，小班音域一般为c1～a1，中班音域为c1～b1，大班音域一般为c1～c2。②音调适中，不过高过低。③鼓励幼儿用自然、优美的声音唱歌，避免高声喊叫。④唱歌时间不宜过长，一般4～5分钟为宜；特别要避免节日期间长时间排练节目的现象。⑤当儿童咽喉部疲劳或有炎症时，应停止唱歌，直至恢复。⑥冬季不在室外练声；避免食用过多的冷饮及辛辣食物。

（四）劳动活动的卫生

幼儿劳动主要是自我服务，年龄较大的幼儿可参加简单的种植，照顾自然界的动植物，值日生工作，帮助成人搬运用具等。劳动中应注意以下内容：

（1）环境安全清洁。幼儿参加劳动活动的环境必须是无传染病、无伤害、较清洁的地区。同时，劳动时应注意安全，如教会幼儿使用劳动工具，讲清劳动要求等。

（2）劳动要适量。小班可参加一些轻微的劳动，中、大班可以适当加重劳动量，负重不超过1.5千克。劳动时不宜采用单一姿势，如弯腰或单用一臂。劳动时间不应太长，每10～20分钟要休息一会儿，总时数不超过1小时。

（3）注意个体差异。幼儿在体质、体力上存在较大的个体差异，对小班及虚弱的幼儿应予以照顾。对于不爱劳动的幼儿应给予鼓励，激发他们的兴趣。

（4）严禁用劳动体罚幼儿。

（五）节日和娱乐卫生

欢度节日和娱乐节目对幼儿有一定的教育意义，也是幼儿最兴奋愉快的活动，但如果组织不合理，则会造成幼儿过分疲劳。节日活动和娱乐节目卫生包括：

（1）时间。一般幼儿园的节日活动组织要紧凑，最好是各年龄班分开进行，不超过1小时为宜。日常生活中的娱乐节目时间，小班约15分钟，中、大班约半小时，每周以1～2小时为宜；最好安排在星期三、星期五下午，不宜安排在星期一、星期六。

（2）场所。幼儿娱乐不论在园内还是在园外，都要求空气新鲜，无灰尘，通风照明良好，噪音低。

（3）内容。为幼儿选择有一定教育意义，形式多样，符合幼儿年龄特点的娱乐项目，如电影、电视、幻灯、木偶戏、录像、文艺表演等。

本章小结

本章阐述的基本问题有：

1. 托幼机构制定一日生活制度的依据。

2. 一日生活制度实施中的注意事项。

3. 托幼机构日常生活照料的卫生要求。

4. 托幼机构教育活动过程中的卫生要求。

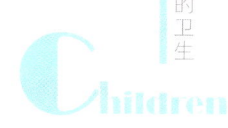

基本要点: 托幼机构是对学前儿童实施保育和教育的机构,其任务是实行保育和教育相结合的原则,对学前儿童实施全面发展的教育,促进其身心和谐、健康发展。托幼机构正确、合理地组织和安排好学前儿童日常的生活和活动,是完成保育和教育任务的前提和基础。

托幼机构依据学前儿童身心发展规律、大脑皮质功能活动特点、季节气候以及家长需要的基础上制订一日生活制度。

在实施一日生活制度时,要坚持严格执行,保教结合,家园同步,因人制宜的原则,才能有效地促进和增进学前儿童的身心健康。

托幼机构日常生活照料的具体卫生要求包括:清洁(洗手、漱口或饭后漱口)、饮水、进餐、如厕、睡眠、来园和离园等环节。

托幼机构的教育活动的具体卫生要求包括:体育活动、游戏、绘画、阅读、唱歌、劳动和娱乐等环节。

思考与探索

1. 安排好学前儿童的一日生活有什么意义?
2. 制定幼儿园一日生活制度的依据是什么?
3. 在实施一日生活制度时,托幼机构应该遵循的基本原则有哪些?
4. 学前儿童一日主要的生活环节各有哪些卫生要求?
5. 什么是动力定型? 在托幼机构中如何运用这一规律?
6. 什么是始动调节? 在组织和安排学前儿童活动时如何遵循这一规律?
7. 托幼机构的游戏活动应注意哪些卫生学问题?
8. 托幼机构开展体育活动的原则有哪些?
9. 托幼机构的阅读、绘画、唱歌等活动应注意哪些卫生学问题?
10. 见习幼儿园一日生活的安排和卫生要求,分析并提出符合卫生要求的意见和建议。

第八章　托幼机构环境卫生

本章将帮助你

◆ 了解托幼机构环境的内涵。
◆ 熟悉托幼机构的建筑卫生要求。
◆ 熟悉托幼机构的设备和用具卫生要求。
◆ 了解托幼机构的社会心理环境内涵。

问题情境

　　每当自己的孩子到了入园的年龄,家长们就开始考察各个幼儿园,对于让自己的孩子上什么样的幼儿园,总是权衡再三,面临着很多纠结和困惑。幼儿园环境是家长考虑较多的因素。我们经常听到这样一些说法:"某某幼儿园环境特别好,房舍漂亮、设施设备高档时髦","某某幼儿园老师特别好,学历都很高,就是条件差一些","某某幼儿园大型玩具等设备都是新的","某某幼儿园的饭菜好,暖气好",等等。到底什么样的幼儿园才是最佳选择? 什么样的幼儿园环境对幼儿的发展更有益? 选择幼儿园环境时应该考虑哪些主要因素?

　　这些问题是家长们困惑最多的方面,因为很多家长对于托幼机构环境的内涵和标准不了解,不能全面地认识和评价托幼机构的环境,甚至有些幼儿教师对于托幼机构环境内涵也是一知半解。本章旨在分析托幼机构环境的内涵,详细分析托幼机构环境内部各因素的各项教育卫生具体要求,帮助家长和幼儿教师全面地了解和认识托幼机构环境。

　　幼儿园环境指的是幼儿本身以外的、影响幼儿或者受幼儿发展所影响的幼儿园中的一切外部条件和事件。幼儿园环境既包括心理社会环境(人的因素),也包括物质环境(物的因素);既包括幼儿园内的小环境,也包括对幼儿教育产生影响的家庭、社会和自然的大环境。托幼机构物质环境主要指托幼机构内的建筑物以及室内外各种设施、设备和用具。托幼机构的社会心理环境主要指对幼儿教育产生直接

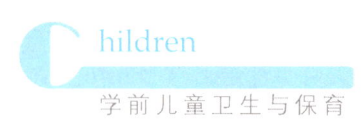

影响的幼儿园精神环境,它反映了幼儿园的园风、气氛和人际关系。物质环境是幼儿教育的基础,心理环境是幼儿教育顺利进行的重要保证,物质环境的教育价值只有通过良好的心理环境才能得以实现。广大幼教工作者必须全面地认识托幼机构环境的内涵,为幼儿创设和谐、安全、健康的活动环境,更好地促进幼儿的成长。

第一节 托幼机构的建筑卫生

幼托机构应以方便儿童就近入园为原则合理布点,服务半径不宜大于 500 m。幼托机构建设规模分为大、中、小 3 种基本类型,分别包括 10～12 个班级,6～9 个班级和 5 个班级以下;每班人数托班 15～20 人,小班 20～25 人,中班 26～30 人,大班 31～35 人。

托幼机构建筑宜独立设置,规模在 3 个班以下时,也可设于居住建筑物的底层,但应有独立的出入口和相应的室外游戏场地及防护设施,并符合安全卫生要求。

一 托幼机构的园址选择 ●●●●●●●●●●●●●

托幼机构园址选择应符合以下基本原则。

(一) 地质条件良好,基础设施完善

托幼机构园址应选择在地质条件较好、环境适宜、空气流通、日照充足、交通方便、场地平整、排水通畅、基础设施完善、周边绿色植被丰富、符合卫生和环保要求的地段。

托幼机构不宜建在附近有大量高层建筑,或与高层建筑距离太近的区域。应保证幼儿园每天有一定的光照面积,室外活动场地应保证有不少于 1/2 的面积在标准的建筑日照阴影线之外。

(二) 远离安全隐患、确保环境安静

托幼机构园址严禁建于有各种地质灾害发生可能性的地带,如地震、水灾、山体滑坡等;严禁与有传染、污染的建筑物及其场所毗邻;园内严禁高压输电线及架空燃气管道穿过。

托幼机构园址应与铁路、公路干道、机场及飞机起降航线有足够的安全、卫生防护距离;不应与集贸市场、娱乐场所、医院传染病房、太平间、殡仪馆、垃圾中转站及污水处理站等喧闹杂乱、不利于幼儿身心健康的场所毗邻;不应与生产经营贮藏有毒有害危险品、易燃易爆物品等危及幼儿安全的场所毗邻。

(三) 周边交通便利,方便家长接送

托幼机构园址宜选择在居民区适中的位置,周围交通便利,以便于家长接送。

城镇幼儿园宜靠近居住小区的绿化地带,应避开主要交通干道、高层建筑的阴影区等。农村幼儿园宜靠近集镇或村镇中小学设置,应避开养殖场、屠宰场、垃圾填埋场等。

二 托幼机构内部布局卫生要求 ●●●●●●●●●●●●

幼托机构用地包括园舍建筑用地、室外游戏场地和集中绿化用地 3 个部分。总平面设计应布局合理、功能分区明确、避免互相干扰、方便使用管理、有利于交通疏散,创造符合幼儿思维、心理特点的空间环境。

（一）园舍建筑

园舍建筑应由生活用房、服务用房和供应用房等部分组成，各用房占地面积大小应符合国家规定的相关标准。

生活用房是幼儿园建筑的主要部分，是幼儿一日活动的主要场所，由幼儿生活单元和若干公共活动用房组成。幼儿生活单元应设置活动室、卧室、卫生间、盥洗室、衣帽储藏间等基本房间。

服务用房是对外联系，对内为幼儿的保健和教育服务的房间。包括医务保健室、隔离室、晨检室、警卫室、储藏室、园长室、财务室、教师办公室、会议室、教具制作室等房间。

供应用房是保障幼儿园人员饮食、饮水、洗衣、后勤服务等使用的房间，包括厨房、消毒室、洗衣间、烧水间、车库、变电所等房间。

各类用房应分区明确、相对集中，方便使用，避免相互交叉干扰。

幼儿园的主体建筑朝向要适宜，最好坐北朝南并与周围建筑有一定的距离，保证活动室冬至日满窗日照的有效时间不少于连续3小时。严禁将儿童使用的房间设在地下室或半地下室。各种生活用房和供应用房具体设置应考虑使用的方便性和国家规定的相关卫生要求，与幼儿直接活动用房适度分开，避免各种不安全因素。厨房、保健室等不宜离生活用房太远。

（二）室外游戏场地

室外游戏场地分为共用游戏场地和分班游戏场地，供幼儿进行日常户外活动或节假日的大型集体活动。

室外游戏场地应设置软质地坪；场地地面应平整、防滑、无障碍、无尖锐突出物；应保证有不少于1/2的面积在标准的建筑日照阴影线之外。

共用游戏场地宜集中设置，面积应为 $S(m^2)＝180＋20×$（班级数－1）；场地内配置各种活动器械、沙坑、深度不超过0.3 m的嬉水池、30 m直跑道等设施及凉棚、亭子、长凳等服务设施。

分班游戏场地宜分布在建筑物的四周，每班室外活动场地面积不宜小于60 m^2。

（三）绿化地带

托幼机构要根据各自地域特点，确保有一定面积的草坪，种植相应的树木、花卉等绿化植物，美化幼儿园环境，创设空气清新的环境。

绿化地带包括园内专用绿地、自然生物园地、房前屋后和道路两旁的零星绿地，一般绿化面积不应低于全园占地总面积的30%。

园内严禁种植有毒、带刺、有飞絮、病虫害多、带刺激味的植物。

（四）道路用地及其他设施

幼儿园要注意修筑质量卫生良好、不积水不泥泞、符合相关面积规定标准的道路。

完善幼儿园其他配套服务设施，如在供应用房区设置单独杂物院，并设独立出入口，避免造成污染；基地周围、绿化带、游戏场地等尽量设置护栏，保证生活安全和环境美观。

幼儿园的主出入口不宜设在主要交通干道边，园门外应留有缓冲地带及家长接送幼儿时停留的空间。

幼儿园应有围墙（或安全隔离设施）、大门、车棚等服务设施。

 ## 三 托幼机构各室配置 ● ● ● ● ● ● ●

（一）托幼机构各室配置的卫生原则

托幼机构各室配置应全面考虑幼儿的身心发育特征和幼儿园的教育教学特点，要最大限度地满足

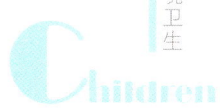

幼儿的各种需求,确保幼儿进餐、睡眠、如厕、洗手、教育游戏活动的顺利进行。

1. 确保基本生活用房的配置 生活用房是幼儿生活学习的主要场所,应确保为幼儿提供全面、合理、健康、卫生的生活用房。

生活用房宜按幼儿活动单元组合进行设计。幼儿活动单元是将幼儿日常生活中的主要使用房间组合在一起,形成每个幼儿班自成一体的格局,包括活动室、寝室、盥洗室、厕所、衣帽间或储藏室等。这种设计既能及时满足幼儿的各种生理心理需求,又能使各班幼儿活动单元使用具有相对独立性,各班之间互不干扰,符合有关卫生防疫要求,避免幼儿之间的交叉感染。

如果不具备组建活动单元格局条件,应确保每个班有单独的活动室和寝室,一个楼层的盥洗室和厕所可以协调共用(2个班级合用相对合理)。在配置各班活动室时应考虑将小班活动室安排在一楼或低层,中、大班可安排在楼上。

2. 公共活动室应临近各班活动室 公共活动室是幼儿特别教学活动使用的空间,包括音体活动室、图书室、美工室、科学发现室、建构游戏室等。

每个幼儿园宜设2间以上公共活动用房。若是多层楼房建筑应尽可能保证每个楼层都有公共活动室,以减少幼儿上下楼梯的频率。

公共活动室与各班活动室的距离要相当,并保证有通畅方便的通道,以保证各班幼儿的方便使用。

3. 配置基本的服务、供应用房 全日制幼儿园、寄宿制幼儿园等要根据不同需求设置基本的服务用房和供应用房,如厨房、储藏室、洗衣间、烧水间、办公室、医务室等。

配置时要考虑使用的合理和方便性,如医务室可设在门厅处,以便于每天的晨检和保健工作;厨房离幼儿生活用房不宜太远,并保证有通畅的通道连接。

(二)托幼机构基本房舍的卫生要求

托幼机构基本房舍的卫生要求主要参照《托儿所、幼儿园建筑设计规范》(JGJ39-87)和上海市《普通幼儿园建设标准》(DG/TJ08-45-2005)中的相关规定。因JGJ39-87正在修订中,且建设部2011年5月已公布JGJ39-20XX(征求意见稿),因此本节中重要技术参数也将同时给出修订稿中的更改意见。

1. 活动室 活动室指幼儿活动单元中供幼儿进行各种室内活动的一个多功能场所,可以进行各种教育活动和生活活动,如桌面游戏、讲故事、舞蹈、唱歌、就餐等。

活动室是幼儿学习生活的主要场所,在幼儿生活用房配置时应以活动室为主进行其他生活用房的配置。为保证幼儿各种教育活动的顺利开展,必须保证活动室有充足的面积,JGJ39-87提出活动室的最小使用面积不应小于60 m^2,JGJ39-20XX(征求意见稿)已将其修订为70 m^2,如表8-1所示。

活动室应有最好的朝向、充足均匀的光线、良好的通风条件。活动室主要采取自然采光和自然通风,并满足相应卫生要求。JGJ39对活动室的最小净高也作了相应的规定,见表8-1。

表8-1 JGJ39现行标准和修订征求意见稿部分要求比较

基本房舍		JGJ39—87 (现行有效)	JGJ39—20XX (征求意见稿)
活动室	最小面积(m^2)	60	70
	最小净高(m)	2.8	3.0
卧室	最小面积(m^2)	40	50
	最小净高(m)	2.8	3.0
卫生间	最小面积(m^2)	15	15
衣帽储藏室	最小面积(m^2)	9	15

活动室的平面设计应考虑满足幼儿的各种活动使用功能的要求。活动室应保证冬季的基本保暖设施;活动室的地面应做暖性、有弹性的地面。

2. 卧室 卧室是供幼儿睡眠休息的场所,各项卫生指标是否符合卫生标准直接影响到幼儿的睡眠质量。

卧室应设置于活动室附近;若不是幼儿活动单元设计,要确保幼儿卧室与活动室之间走廊、楼梯的安全,便于疏散,卧室附近应有厕所配置。

JGJ39对卧室最小使用面积和卧室房间最小净高作了相应的规定,见表8-1。卧室应保证单人单床的设置;床位侧面不应紧靠外墙,以使幼儿身体避开冬季寒冷的外墙面或外墙窗下的暖气片,防止幼儿受凉或被烫伤。

卧室地面宜铺设暖性、有弹性的木地板。卧室应保证有良好的采暖、光照和通风,应有窗帘等遮光设施。

3. 卫生间 卫生间每班1间,内设厕所、盥洗池、洗浴池等设施,宜分间或分隔设置,以方便幼儿使用。中班、大班男女幼儿厕所应分开设置。

卫生间最小使用面积应不低于15 m²,宜临近活动室和卧室,且开门不应直对活动室和卧室。幼儿使用卫生间频繁,为了让教师能随时关注并及时处理突发情况,活动室与卫生间要有视线贯通的要求。

卫生间应有良好的采光和通风;无外窗的卫生间,应设置防止回流的机械通风设施。卫生间地面应使用防滑材料或有防滑措施,不应起台阶,以防幼儿摔跤。

卫生间应保证有足够的卫生设备。除基本的如厕洗漱设备,如便器、水龙头等外,盥洗室还应设有适合幼儿身高的放置盥洗卫生用品的平台、架子或挂钩等,还可设置适合幼儿身高的镜子。

卫生间设备的配置形式、大小尺寸都应符合幼儿人体尺度和卫生防疫的相关规定。盥洗池的高度应为0.50~0.55 m,进深应为0.40~0.45 m;水龙头6~8个,其间距应为0.35~0.40 m;大便器宜采用蹲式便器,大便器或便槽均应设隔间,隔间内加设幼儿扶手;坐式便器的高度应为0.25~0.30 m,沟槽式的宽度应为0.16~0.18 m。

炎热地区各班的卫生间应设冲凉浴室。全园热水洗浴设施宜集中设置,集中浴室应保证足够的使用面积。

4. 医务室和隔离室 托幼机构应当根据规模设立相应的医务室和隔离室,具体负责幼儿园的卫生保健工作。医务室和隔离室的配置应当符合医疗机构规定的基本标准,并取得卫生行政部门颁发的《医疗机构执业许可证》。

医务室与活动室距离不宜太远,以便于及时进行保健观察和处理紧急情况;应与隔离室临近设置,方便护理隔离患儿。医务室应有上下水设置,最小使用面积不应低于10~12 m²,其设施配置应当符合保健室设置基本要求。

隔离室的最小使用面积不应低于8 m²,应有单独的出入口和通道;隔离室至少配一个床铺,应设独立的厕所,内设幼儿专用蹲位和洗手盆。

5. 厨房 全日制幼儿园和寄宿制幼儿园都配有厨房设施,一般包括主副食加工间、主食库、副食库、冷藏间、配餐间等。厨房各操作间应有明确的功能分区,保证基本的使用面积,并按工艺流程合理布局。

厨房应与幼儿生活用房有一定的距离,避免产生干扰和污染,同时又要考虑送饭的方便。幼儿园建筑为多层时,可根据建筑的具体特点设置食梯,方便饭菜及时运送,食梯按钮距地面高度应大于幼儿可触及的范围。

厨房的室内墙面、隔断、工作台和水池等设施的表面,应采用无毒、光滑和易清洁的材料;地面应为防滑地砖,并有良好的排水设施。

6. 其他配套设施 托幼机构各种配套设施的材质、规格大小必须考虑到幼儿生理特点及相关卫生标准。

(1)门。活动室、卧室、多功能厅等房间应设双扇平开门,严寒、寒冷地区建筑外门应设门斗。不应设门槛,禁止设置转门、弹簧门、推拉门和玻璃门,不宜设金属门。

幼儿出入的门在距离地面1.20 m以下不应装玻璃;门的双面均应平滑,无棱角;门上应加设幼儿专用拉手,应设观察窗;门缝处应设防挤手措施。

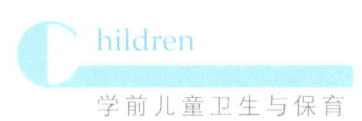
（2）窗。活动室、多功能厅的窗台距地面高度不应大于 0.6 m，并应采取相应的防护措施。各活动室距地面高 1.3 m 内不应设平开窗扇；所有外窗开启窗均应设纱窗。

卧室窗的形式不同于活动室，幼儿床有可能会靠近窗下，为了防止幼儿在床上爬高，窗的下部只能做固定扇，否则需设加护栏。

（3）楼梯、栏杆、扶手和踏步。楼梯除设成人扶手外，应设幼儿扶手。楼梯栏杆应采取不易攀登的构造；若采用垂直杆件做栏杆，杆件间净距离不应大于 0.11 m（JGJ39 - 20XX 征求意见稿提出将其缩小至 0.08 m）；当楼梯井净宽度大于 0.20 m 时，必须采取安全措施。

供幼儿使用的楼梯踏步的高度和宽度应适合幼儿使用特点。

严寒、寒冷地区不宜设置室外楼梯，否则应采取防滑措施。

房舍阳台、屋顶平台的护栏净高不应小于 1.20 m，0.80 m 以下应采用实体护栏，栏杆设置必须采用防止幼儿攀登的构造，宜采用垂直杆件做栏杆，其净空距离不应大于 0.11 m（JGJ39 - 20XX 征求意见稿提出将其缩小至 0.08 m）。

（4）走廊和通道。建筑走廊，尤其是幼儿用房的走廊应确保安全畅通；幼儿经常出入和安全疏散通道不应设台阶；如有高差，应设置防滑坡道。建筑走廊宽度应符合国家有关建筑规定。

（5）墙面和地面。幼儿经常接触的室内外墙面，宜采用光滑易清洁的材料；墙角、窗台、暖气罩、窗口竖边等阳角处应做成圆角。

地面不宜采用硬度较大的水泥地面，宜采用暖性、软性的木质材料，保证幼儿活动时不受伤害。

四 托幼机构房舍室内的通风和采暖

（一）通风

通风的目的是通过空气流动，排除室内污浊空气，送入室外新鲜空气。在通风时，还应考虑室内微小气候（气温、气湿、气流），如寒冷季节室内需要流速较小、温度较高的空气；炎热季节则需要流速较大、温度较低的空气。幼儿呼吸系统发育不完善，对氧气的需求量较大，如果室内空气不新鲜或温度和湿度过高、过低或变化太快，容易刺激幼儿的呼吸系统，引起呼吸道感染等疾病。

通风的形式有自然通风和人工通风两种，托幼机构宜采用自然通风的形式。室内的自然通风主要是通过建筑物内部门窗等空隙或预留的通风口实现。

为了加强自然通风，一方面应加大通风窗口的面积，并将进风口与出风口相对布置，以形成直接的空气对流。另一方面应适时加大开窗换气的频率以促进空气的流通，保证室内有足够的新鲜空气。

当自然通风不能保证室内有适宜的微小气候时，应考虑采用人工机械通风的方式加以补充，如电扇、空调、换气扇等。应注意做好有效的安全防护措施，如卧室活动室宜安装具有防护网且可变风向的吸顶式电风扇。公共厨房、公共浴室、无外窗的卫生间应设置有防回流构造的排气通风竖井，并安装独立的机械排气装置系统。

（二）采暖

托幼机构室内应有基本的采暖措施，以保证冬季室内有适合幼儿学习生活的适宜气温。采暖可采用集中采暖或局部采暖。

寒冷地区托幼机构室内采暖宜设置集中采暖系统。集中采暖应以热水为供暖介质，其设计供水温度/回水温度宜为 85℃/60℃，室温不致过高；当停止供热水时，散热器中的热水逐渐冷却，使室温波动较小。

托幼机构室内不宜采用蒸汽采暖，因其散热器表面温度较高，容易引起烫伤；而当停止供气时，散热器很快冷却，使室温有较大的波动，幼儿容易感冒。

没有条件采取集中采暖的地区，可采取局部采暖的方式，如火炉采暖、燃气供暖、电加热器采暖等。局部采暖需重点做好相应的安全保护措施，必须有符合标准的通畅的排烟措施等。

采光即指自然采光，是指以太阳光线为主要光源，为室内活动提供基本的光线条件。照明即指人工照明，是指用人工光源获得照明的方法。为保护儿童视力并创造良好的环境质量，活动室需明快、敞亮，要有充足而均匀的天然采光及照明条件。

（一）采光

幼儿生理发育特点决定了幼儿生活环境需要一定时间的光照，阳光可以促进幼儿骨骼的发育，可以杀灭细菌清洁环境。托幼机构应保证幼儿生活用房有良好的日照和采光条件，应满足冬至日底层满窗日照不小于 3 小时的要求，炎热地区应有相应的遮阳设施。

室内采光与多种因素有关，如太阳光强弱和建筑物朝向、窗户面积和位置、室深、窗外遮挡物、室内墙壁颜色等。

窗面积大小及朝向是影响室内采光的重要条件，为了形成良好的采光条件，托幼机构房舍的采光窗面积应足够大，窗的上缘应足够高。

窗地面积比是衡量室内采光的一个重要指标，指窗的透光面积与室内地表面积的比值。JGJ39 对托幼机构各类用房的窗地面积比作了规定，见表 8－2。

表 8－2　托幼机构各类用房窗地面积比最小值

房间名称	窗地面积比
音体活动室、活动室	1：5
卧室、医务保健室、隔离室	1：6
其他房间	1：8

资料来源：《托儿所、幼儿园建筑设计规范》（JGJ39—87）

室深系数是影响采光的另一重要指标，指窗上缘距地面高度与房间进深的比值。单侧采光一般室深系数不应小于 1：2；双侧采光一般不小于 1：4。

窗玻璃的清洁程度也对采光有影响。普通玻璃的遮光率为 10％左右，而落满尘埃的玻璃遮光率可达 20％～30％，保持窗户玻璃的透亮清洁，可以提高采光效果。

窗外遮挡物也是影响室内采光的一个重要因素。如室外高大建筑物、树木、围墙、大型运动器械等均可影响采光。

室内墙面、天花板和家具的色彩也与室内采光效果有关。不同色彩对光的反射率不同，浅色的反射率较高，因此室内天花板和墙面宜为白色或淡黄色；室内家具等宜选择浅色调，以提高光的反射。

（二）照明

儿童在幼儿园中的大部分时间是在采光较好的白天，一般不需要人工照明；但在冬季或阴雨天，自然采光不足时应补充人工照明。

活动室内人工照明的卫生要求包括：照度足够，照度分布均匀；不产生或少产生阴影；儿童视野内看不到强烈的发光体，没有或尽量避免眩光的作用；不影响室内微小环境。

照度反映被照射平面上的光通量密度，以勒克斯（lux，lx）为单位；照度均匀度指室内最小照度与平均照度之比，一般要求不低于 0.7。

照度是否充足对儿童的视觉功能有直接影响，照度在 10～1 000 lx 范围内，照度越大，视疲劳越少。表 8－3 列举了上海市《普通幼儿园建设标准》（DG/TJ08－45－2005）中对幼托机构各类用房的照度要求；条件允许的幼托机构，幼儿活动室照度可参照《中小学校教室采光和照明卫生标准》（GB7793）中教室课桌面的不低于 300 lx 的照度值要求。如果暂时无法改善室内照度不足的情况，应缩短儿童近距离

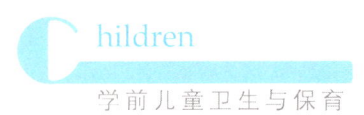

用眼时间,增加休息次数,防止视疲劳。

表8-3　托幼机构各主要房间照度标准最低限值(lx)

房间	照度
指导室、训练室、活动室、餐厅	200(距地面0.5 m)
办公用房	150(桌面)
卧室	75(距地面0.8 m)
卫生间、走廊、门厅、库房等	30(地面)

资料来源:《托儿所、幼儿园建筑设计规范》(JGJ39-87)

　　室内照明照度的大小和照度均匀度与灯的数量、功率、种类和布置方式等有关。幼儿用房选用的灯具应避免眩光。基本活动用房宜采用日光色光源的灯具,其他场所可采用白炽灯照明,最好选用有灯罩的灯具。

　　照明的目的是创造良好的可见度和明亮舒适愉快的活动环境。托幼机构幼儿眼睛正处于生长发育的关键时期,幼儿活动用房的照明各因素,如照度均匀度、眩光限制、光源颜色、灯具效率等均应执行《建筑照明设计标准》(GB50034)中的相关规定及幼儿卫生保健的相关要求。为幼儿提供卫生健康的照明环境,保护幼儿的眼睛,保证幼儿的基本活动。

第二节　托幼机构的设备和用具卫生

　　托幼机构室内必须配备用于教育教学且适合幼儿身心发展特点的基本设备用具,主要包括家具、玩具、教具和文具、生活卫生用品和体育用具等,必须保证幼儿基本设备用具的安全、耐用、卫生和美观,为实现有质量的教育教学营造良好的物质条件环境。

 一　托幼机构的家具卫生

　　托幼机构室内的家具主要包括幼儿桌椅、柜橱架、幼儿用床、更衣室内的主要设备和盥洗室内的主要设备,这些基本家具的大小、规格、材质等要符合国家相关的卫生标准。

(一)桌椅

　　托幼机构桌椅是幼儿活动室必备的主要家具,以供幼儿室内相关教育活动及生活活动使用,如桌上操作活动、绘画、进餐等。

　　幼儿正处于身体骨骼发育的关键时期,符合卫生学要求的桌椅有助于幼儿保持良好的坐姿,不易疲劳,防止脊柱弯曲,保护视力。

　　桌椅的主要卫生要求有:适合儿童的身材,有利于形成良好的坐姿,减少疲劳,不妨碍儿童正常生长发育;安全、坚固、美观、经济。

　　1. 桌椅的材质　幼儿园桌椅的材质主要有木质和塑料的两种,不宜采用钢木结构桌椅,也不宜采用折叠式或翻板式桌椅。桌面不宜有倾斜角度。桌椅颜色宜偏浅淡,色调柔和。

　　儿童桌椅的外表和内表以及儿童手指可触及的隐蔽处,均不得有锐利的棱角、毛刺以及小五金部件露出的锐利尖端。儿童桌椅的涂层、漆膜等材料应符合国家玩具安全技术规范(GB6675)的相关规定。

　　2. 桌椅的规格尺寸　托幼机构儿童桌椅的尺寸规格应根据幼儿身体各部分结构比例制作。主要的尺寸指标有桌高、桌面宽度和深度、椅面高、椅面宽度和有效深度、桌椅高差、桌下净空等。

（1）椅面高：指椅面前缘最高点距地面的垂直高度。椅面太低、太高都易造成不良的坐姿，引起疲劳。适宜的椅高应与小腿高相适应，儿童就座时脚掌能平放地面，大小腿呈90°，腘窝下没有明显压力。

（2）桌椅高差和桌高：桌椅高差是指桌近缘高与椅高之差。椅高确定后，再加桌椅高差即为桌高。在儿童桌椅配合上，桌椅高差是对就座姿势影响最大的指标。适宜的桌椅高差应为儿童坐高的1/3。

适宜的桌椅高差，幼儿就座后身体舒展，双臂能自然地放在桌面，双肩齐平，背部挺直。如果桌椅高差太大，幼儿就座活动时一侧肩膀就需要抬高，使脊柱呈侧弯状态；如果桌椅高差太小，幼儿活动时身体就需要过度弯腰低头，使脊柱后凸，易造成驼背。如图8-1所示。

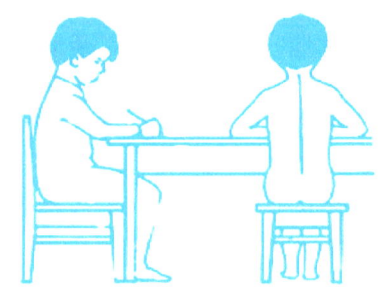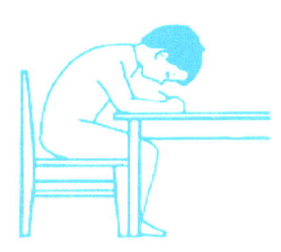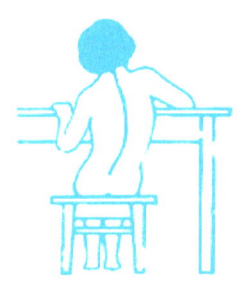

1. 桌椅高差适宜　　　　　　2. 桌椅高差太小　　　　　　3. 桌椅高差太大
　坐姿正确　　　　　　　　　易形成驼背　　　　　　　　　易形成脊柱侧弯

图8-1　桌椅高差与坐姿

（3）桌下净空：就座儿童放置下肢的空间，足够大的空间可以使儿童小腿和脚前后移动自如，不受阻碍。儿童桌的桌面下不宜设置隔板、抽屉等，桌下净空区也不设踏板及其他构件。

（4）桌面宽度和深度：桌面宽度指桌面左右方向的尺寸，弧形桌缘的桌面宽度按弦长计算尺寸。桌面深度是垂直于坐人侧桌缘、桌面前后方向的尺寸。桌面宽度不宜小于儿童书写时的两肘间距；桌面深度约等于前臂加手长。幼儿园常采用的多人用桌的桌面宽度和深度应根据具体需要有所调整，应能保证多个幼儿共同使用。

（5）椅面宽度和有效深度：椅面宽度指椅面前缘左右方向的尺寸，应略等于臀宽。椅面有效深度指椅面前后方向的有效尺寸；适宜的椅深能使儿童就座时大腿的后2/3～3/4置于椅面上，小腿后方留有空隙。

3. 桌椅的配置、管理及使用　托幼机构应根据当地儿童身高分布，参考《学校课桌椅功能尺寸标准》（GB/T3976—2002）中学前儿童桌椅的相关规定合理配置儿童桌椅规格。儿童桌、椅各分为6种型号规格，表8-4列出了各型号桌椅的主要功能尺寸、标准身高和适宜身高范围。

表8-4 儿童桌椅各型号的主要功能尺寸、标准身高和适宜身高范围(cm)

桌椅型号	标准身高	身高范围	桌面高	座面高	桌下净空高
幼1号	120.0	113～	52	29	≥45
幼2号	112.5	105～119	49	27	≥42
幼3号	105.0	98～112	46	25	≥39
幼4号	97.5	90～104	43	23	≥36
幼5号	90.0	83～97	40	21	≥33
幼6号	82.5	75～89	37	19	≥30

注：1. 标准身高指各型号课桌椅最具代表性的身高，常取各身高段的中值。
　　2. 儿童身高范围，厘米以下四舍五入。
资料来源：《学校课桌椅功能尺寸标准》（GB/T3976—2002）

儿童椅宜个人专用，至少应保证幼儿常用活动室内的椅子是个人专用，可附贴儿童容易辨认的图

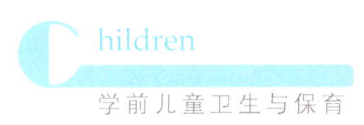
片、标志或签名。幼儿园使用的多人用桌应参考单人用桌的规格标准设计,一张多人用桌不可安排超过标准人数的幼儿使用。

(二)柜橱架

为方便幼儿玩具、教具和被褥等物品的合理收纳,幼儿园活动室和卧室内会设置玩具柜、玩具架、书架、教具柜和被褥橱等家具。

1. 材质　柜橱架一般宜采用木质或塑料材质,不宜采用钢或铝合金等材质。材料的选择和油漆等要符合国家规定的相关质量标准,不可使用超标的材质。幼儿园的柜橱架要经常清洗消毒,应注意选择不怕水洗和消毒的油漆。

2. 设置位置及大小　玩具、教具柜架宜设置于幼儿方便取放材料的地方。一般设置在活动室前后墙壁下缘或墙内,尽可能不要占用太多活动室空间;设置在门厅、过道或楼道的玩具柜架要注意不能占用通道的标准宽度。被褥橱宜设置在卧室内,不要占用卧室内采光取暖较好的区域,要方便取放,不影响幼儿的基本活动。

玩具、教具柜架的高度和深度要考虑幼儿的身高范围,不能太高,以免取放玩具时产生危险。其高度一般相当于幼儿的平均身高,为 100~115 cm;深度约相当于幼儿的手臂长。

幼儿活动区域的各种柜架宜设置为开放式,不必做门和抽屉;若有门扇则门把手及边角要注意安全性,把手宜设置为内嵌型,边角圆形,避免幼儿在活动时挂伤、划伤。玩具柜橱架不应使用玻璃门或挡板。

(三)床

全日制托幼机构和寄宿制托幼机构应为幼儿提供午睡和休息的儿童用床。

儿童床一般宜采用木质,单人单床(专用);床的大小要适合幼儿的身材;床的周围应有栏杆;床的一侧应留有上下床的空隙。幼儿用床不宜使用高低铺或双人铺,避免幼儿上下床时摔伤。

卧室内床铺的摆放应方便幼儿在室内的基本走动。床头之间及床与床之间应留有一定的距离,方便保教人员及时观察照顾幼儿。床铺不宜紧靠外墙,避免冬天墙体太凉导致感冒。

(四)更衣室设备

更衣室是方便幼儿放置个人衣物等的空间场所。空间较小的幼儿园可将更衣室设置在卧室、门厅或过道等地方。

更衣室内可设置挂衣架、鞋帽架、穿衣镜及坐凳等。挂衣架可为开放式柜橱,也可为开放式挂衣架或墙壁挂钩等形式,应保证每位幼儿都有固定的放置衣服、帽子、手套和鞋等物品的地方,尽量设置为单人单格。

挂衣架下面或鞋架旁边应有供幼儿穿鞋的长条形座凳或台面;还应设有相应面积的穿衣镜,供幼儿自己穿脱衣服和整理服装用。挂衣架及镜子的高度应适合幼儿的身高,方便幼儿使用。

(五)盥洗室设备

盥洗室的基本卫生设备包括毛巾、肥皂、杯子等。盥洗室应在洗手池附近设置取放方便的幼儿专人专用的毛巾架及肥皂盒,方便幼儿使用;寄宿制幼儿园还应为幼儿准备放置牙具杯子的柜架。盥洗室也应设置镜子,方便幼儿洗漱使用。

二　托幼机构的玩具卫生

托幼机构的玩具指幼儿进行游戏活动时所使用的各种材料,包括购买的成品玩具和自制的玩具。玩具是正常的教育教学活动进行的物质保证,为幼儿提供健康、安全、适合幼儿年龄特点的玩具是促进幼儿身体、智力、情绪情感健康发展的重要保证。

（一）玩具的配置及管理

1. 按照年龄班特点配置玩具 托幼机构应根据各年龄班幼儿的身心发展特点和不同需求，为各班活动室配备数量较充足、种类较齐全的玩具材料。

提供的玩具适合幼儿的年龄特点是发挥玩具价值的重要保证。如小班的游戏材料积木、积塑等的体积应较大，同类材料数量要多，以利于幼儿能够充分操作；中大班选择的玩具应较复杂多样，以便激发幼儿在游戏中探索学习。

2. 注重玩具的教育价值 不同年龄的幼儿对玩具有不同的需求，选择玩具时要充分考虑玩具的教育价值，要以幼儿的需求为主要出发点。

玩具应能引发儿童良好的情绪和情感感受，应能促进幼儿的认知体验；不宜单纯追求精致、豪华；不能选择易对幼儿身心产生伤害的玩具；不能选择易传染疾病的小喇叭、口琴、哨子等直接用嘴吹的玩具。

3. 科学合理地储藏管理玩具 在玩具的储藏及管理过程中要本着最大限度地提高玩具使用效率，发挥玩具教育价值，方便取放及安全使用的原则。应将各类玩具材料分门别类地摆放在敞开的玩具架上，让幼儿看得见、拿得到，便于选取使用和收放整理，充分发挥其教育功能。

（二）玩具的材质、颜色、大小、轻重

1. 材质 玩具材料一般包括木材、塑料、橡胶、纸张、棉布、皮革等材质。

塑料、橡胶、木制、金属玩具便于清洗消毒，且不易污染、轻巧安全。用布和皮革制成的小娃娃、小动物等玩具容易污染，不易消毒清洗，一般不宜选择。陶瓷、玻璃制作的玩具容易破碎，只宜观赏或装饰，不宜放在幼儿活动室。

2. 颜色 为托幼机构配置的玩具颜色要鲜艳，提高幼儿操作玩具的兴趣。使用的颜料和油漆要求无毒、无味、不褪色；不溶于唾液和水，易于消毒清洗，并与消毒液不起化学反应。

3. 大小轻重 玩具的大小轻重应适合儿童生长发育特点。不宜选择过小的玩具或有过小零件的玩具，以防止细小物件误入幼儿口中。玩具也不宜过大过重，以免造成砸伤或在取放过程中由于太重伤害幼儿的手腕。

（三）玩具的消毒及安全

在玩具的使用过程中，玩具的卫生和安全是托幼机构卫生保健的重要内容。

1. 玩具的清洁应坚持严格的定期消毒制度 根据玩具的材料采用适宜的消毒清洁措施，保证幼儿玩具的清洁安全。消毒方法有温水肥皂清洗、消毒液清洗、蒸煮或日晒等。

新玩具在使用前要根据材质经过严格的消毒处理。在使用过程中要建立定期消毒制度。

户外玩具及沙池、水池等要坚持定期清洁消毒和安全检查。如沙池的沙子要定期更换，清洗晒干消毒后供幼儿使用；水池内的水要定期更换、定期消毒。沙池及水池最好有适当的加盖及遮挡措施。

2. 为幼儿提供的玩具应安全无害 为幼儿提供的玩具表面应光滑，没有锐利的边和角，以免引起幼儿外伤。保教人员应定期检查及时发现损坏、缺损或需要修补的玩具，及时处理安全隐患；对过分陈旧、无法修复的玩具，应报废处理。

保教人员要注意指导幼儿正确使用玩具，并培养儿童爱护玩具、保持玩具清洁、整理玩具、玩完玩具及时洗手的良好习惯。

 三 托幼机构的教具和文具卫生 ●●●●●●●●●●

托幼机构的教具和文具主要指在教育教学过程中使用的图书、图片、直观教具、笔、颜料、纸张、胶水、剪刀等。这些基本的教具和文具应适合儿童的身心发育特点，使用方便，材质和品质符合相关的卫

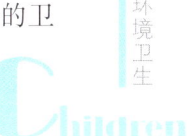

生标准和要求。

1. 图书 图书是托幼机构使用的主要教具,应确保每个班级拥有能满足本班幼儿基本阅读量的图书,并定期更换。

图书的纸质、印刷、装订及内容要充分考虑幼儿的身心特点。图书的画面及文字要清晰,字体大小适宜,色彩柔和,不过分刺激视觉,不易引起视觉疲劳;图书大小适宜,厚薄和重量适中,纸张结实,纸面平滑、不反光;图书的装订要整齐,避免订书针刺伤幼儿。

图书容易磨损和受污染,应坚持及时修补、定期消毒。图书的消毒宜采用日照消毒的方法,至少每两周晾晒一次,曝晒时不得相互叠夹,曝晒时间不低于6小时;破损图书要及时修补或废弃。

图书区宜设置在光线较好和不易被打扰的比较安静的位置。图书的摆放要方便取放和幼儿自由阅读。要注意培养幼儿阅读的良好卫生行为和习惯。如保持眼书的适当距离,不在光线暗或阳光耀眼的地方阅读,不用唾液沾湿手指翻阅书籍,要爱护图书,看过的图书要放回原处等。

2. 文具和教具 幼儿使用的蜡笔、水彩笔、油画棒、铅笔、橡皮泥等,是幼儿园教育教学的重要教具文具,不应含有有毒色素或其他有毒物质;笔杆粗细适中,过粗或过细的笔杆易引起儿童手腕部疲劳;笔杆上的涂料应不宜脱落,不溶于水和唾液。书写和绘画用纸张宜选用白色或浅色,质地结实、致密。

书包不宜过大,重量不宜超过儿童体重的1/10;宜选用双肩背包,使书包重量平均分配在肩背部肌肉上,以免对幼儿的骨骼发育产生影响。

黑板最好是可移动的磁性黑板,要平整、无裂缝、不反光,方便使用并坚持每天清洁。书写时尽量少用彩色粉笔;擦黑板宜用湿布或吸粉尘的黑板擦。

应合理有效地利用电视、电脑等多媒体教学资源的教育价值,控制使用电视、电脑的时间和频率。

四 托幼机构的生活卫生用品卫生

托幼机构的生活卫生用品主要包括饮食用具和洗漱用具,要保证幼儿使用健康安全的生活卫生用品,促进幼儿健康成长。

1. 饮食用具 常用饮食用具有碗、碟子、勺子、筷子和饮水杯等,应确保坚固耐用、光滑无毒,易于清洗与消毒;大小、重量及结构等要适合儿童手部发育特点,方便儿童使用,如使用耐高温、易消毒、不易破碎、双层隔热的碗,原木或竹制的筷子等。

饮食用具要及时清洗、消毒。饮水杯要放在幼儿取放方便的地方。

2. 洗漱用具 常用的洗漱用具有肥皂、毛巾、牙刷、牙膏、盆、浴巾、护肤品、卫生纸等。

应选用刺激性小、适合儿童使用的肥皂或洗手液,肥皂要放在方便幼儿洗手取放的地方;教育幼儿用肥皂洗手后要充分地冲洗干净。

毛巾要质地柔软,不宜太大太厚;专人专用,每天消毒清洗;有专门的毛巾架,以便于悬挂、晾晒,保证毛巾经常保持干燥。

使用适合儿童特点的牙刷、牙膏;牙刷杯应定期清洗、消毒;牙刷应定期更换,最好是每个月换一次。

选用卫生、柔软的手纸,教会儿童便后正确使用手纸的方法。

五 托幼机构的体育用具卫生

托幼机构的体育用具按运动的性能可分为摆动类、攀登类、旋转类、滑引类和颠簸类等五类。其中有大、中型体育器械,如滑梯、攀登架、秋千、滚桶、荡船、摇马、平衡板等;也有小型体育用具,如木马、皮球、沙包、呼啦圈、哑铃等。体育用具要符合学前儿童的身心特点,能促进学前儿童身体素质的发展,促进学前儿童动作的平衡性、协调性及灵敏性的发展。

各种体育器械要坚固、耐用、平滑、安全,并容易修理和保养。

大型体育器械一般应安置在户外草坪上,部分大型体育器械(如攀登类器械)下面应设有沙坑或软垫,以防儿童摔伤。确保定期检修和清洁管理。如有破损、脱落、生锈等现象时,应停止使用并及时处理。

使用体育用具以前要仔细检查;进行体育活动时应加强指导护理,防止意外事故的发生。

户外活动场地以草地或泥地为宜,必须清洁、平坦,不得留有任何会给儿童带来损伤的异物,如玻璃、石头、碎砖、木桩等;场地内也不得留有积水。

第三节　托幼机构的社会心理环境

托幼机构社会心理环境是托幼机构环境的重要组成部分,主要指对幼儿教育产生直接影响的幼儿园精神环境,它反映了幼儿园的园风、气氛和人际关系。

良好的幼儿园社会心理环境能增进幼儿间的相互合作,使幼儿较少出现冲突或拒绝行为,较多地参与教师计划中的活动,并积极地提出自己的想法和建议;创设良好的心理环境,有助于形成协调的人际关系,使教师乐于从事自己的学习和工作,使幼儿积极向上。相反,不良的心理环境只能使人感到处处受压抑,导致各种不良个性品质的形成,也使幼儿情绪低落,养成消极的思维方法和行为习惯。

托幼机构良好社会心理环境的营造,是一个非常复杂的工作,需要充分调动教师、幼儿、家长和社区的能动作用。托幼机构要做好主导协调工作,努力创设具有良好的园风、和谐的气氛和融洽的人际关系的社会心理环境。

一　托幼机构内良好的师生关系、生生关系的建立

托幼机构内对幼儿会产生直接影响的人际关系包括师生关系和生生关系。与幼儿每天交往最密切的就是老师和幼儿园的小朋友,幼儿每天都要感受和体验与教师的交往、与其他幼儿的交往,良好的人际关系氛围对幼儿的个性、情感和社会性行为会产生至关重要的影响。建立良好的师生关系和友好的生生关系,是创设托幼机构良好社会心理环境的关键。

(一) 良好的师生关系

托幼机构内幼儿与教师的交往关系是最主要的人际关系之一。教师与幼儿之间的情感联系会影响到教师对幼儿的态度和行为方式,也会影响教师与幼儿之间的互动频率及教育活动效果。

教师在师生关系中起着主导作用,教师稳定的情绪和完整的人格会对幼儿心理健康发展产生重要的影响。教师对幼儿的态度要亲切温和,要为幼儿创设自主的活动环境,细心观察幼儿的行为表现,尽量照顾到每一位幼儿;应经常与幼儿交谈游戏,鼓励幼儿表达自己的意见和想法,努力建立宽松、真诚、平等的师生关系。

1. 热爱幼儿,平等对待每个幼儿　教师要热爱、尊重、了解并平等地对待每个幼儿。教师要以宽大的胸怀去爱全体幼儿,要爱漂亮、聪明、活泼的幼儿,也要爱不漂亮、淘气、不听话、成绩不良的幼儿。教师要深入了解每个幼儿,不带任何偏见地对待每个幼儿。教师要善于设身处地地体验孩子们的所作所为,耐心细致地观察、了解孩子的内心世界,以真诚、热爱和关怀的态度去对待每一个幼儿,最大限度地促进每个幼儿的发展。

2. 尊重幼儿基本发展和需求　教师应尊重每个幼儿的身心发展特点,尽量满足幼儿的各种合理需求,使师生关系具有温馨的情感色彩。尊重与理解幼儿的各种需要,是建立和发展良好的师生关

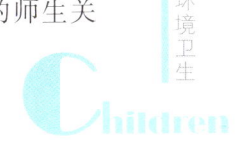

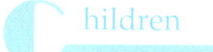

学前儿童卫生与保育

系的前提与基础。只有在幼儿的各种合理需要被满足的前提下,幼儿才可能建立起对外部世界的安全感与信任感,才能对他们的教师产生情感上的依恋。

案例1

　　我班有一个女孩,长得很不好看。小朋友也不喜欢亲近她,和她一起玩。我注意到这种现象曾在班里讲了好几次,号召小朋友和她一起玩,但效果不明显。有一天我偶然在组织幼儿玩游戏时,站在这个女孩旁边,拉着女孩的手和小朋友一起做游戏。第二天女孩的妈妈送幼儿入园时向我表示感谢。我不知为什么女孩妈妈要感谢自己。一问才知原来昨天晚上,女孩回家后非常高兴地对妈妈说:"妈妈,老师可喜欢我了,今天拉了我的手!"我听了以后非常惭愧,因为自己拉小姑娘的手,完全是出于无心的、偶然的。女孩对自己拉一次手的反应如此强烈,说明自己过去忽视了这个孩子,没有给予这个孩子应有的关注与爱。自己的行为也影响了其他幼儿对这个女孩的态度。从此以后我总是有意识地亲近这个孩子,我的态度影响到其他孩子,小朋友也模仿我的行为,主动去和这个女孩交往和游戏。

　　【点评】　师生之间有无适当的身体接触,是反映幼儿园班级心理环境质量的重要因素。在托幼机构,教师替代了母亲的角色,教师应当通过适当的身体接触,来满足幼儿的这种情感需要。

（资料来源:豆丁网）

---

3. 积极主动与幼儿交往　教师应积极主动地与幼儿交往,切忌以居高临下的姿态对待幼儿。命令、训斥、警告、威胁、说教等会造成师生之间在沟通上的障碍,不可能真正得到幼儿的信任与尊重。

　　在师生交往过程中非言语沟通的方式具有言语沟通无法替代的作用。一个亲切的微笑,一个理解的眼神,一个充满爱心的搂抱远胜过教师的千言万语。严肃、冷漠,不苟言笑,只能使幼儿害怕、望而生畏,并不能形成真正的教师权威。教师应善于疏导而不是压制,要允许幼儿充分地表达自己的想法和建议。要以民主的态度、合作讨论的方式与幼儿交流,参与幼儿的活动。

案例2

　　在一次美术活动时,孩子们一个个正在认真作画,我巡视着。"老师,希希画了个黑太阳。"安静的教室里突然响起了昊昊的叫声。我走过去看见希希的画纸上有一个大大的黑太阳,黑太阳正笑眯眯地挂在天空。我蹲下身子望着他说:"希希,能告诉老师为什么想画个黑太阳吗?""我想让乌云挡住太阳,没有了太阳,乌云就会下雨,老师你不是说,春天种在地里的种子喝了雨水后就能发芽嘛,我想让种子快点发芽。"原来是这么回事,希希和妈妈一起种了向日葵,希希是想让种子快点发芽,才画了一个黑太阳,这个想法真是太妙了。我马上把希希的想法解释给小朋友们听。这时的希希是一脸的兴奋、骄傲和自信。

　　【点评】　幼儿在支持、理解的心理环境中就会奋发向上,有自豪感,在精神上也能获得愉悦,幼儿的思维也得到了拓展。

（资料来源:豆丁网）

---

4. 在教育过程中多支持、肯定和鼓励,少忽视、否定和批评　幼儿的心理较脆弱,日常生活中教师对待幼儿的态度、评价幼儿的方式会直接影响到幼儿的情绪和行为。教师一定要慎重地对待和评价幼儿,要尽可能地捕捉幼儿的闪光点,对幼儿的表现要多支持、肯定和鼓励,而少忽视、否定和批评。

　　幼儿渴望得到成人的关注、赞扬和认可。教师在各种教育活动中,经常给幼儿以积极的评价,有利于他们形成良好的自我意识和积极向上的心理;相反,经常给以消极的评价,会直接影响幼儿的自信心和发展。

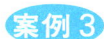

案例3

　　有个中班的孩子叫小胖,各方面都不错,可就是不大会拍球。我们第一天到幼儿园见习时,叫他拍球他就是不敢拍,因为他拍得不好。第二天,在我们的鼓励下,他终于能连续地拍了8下,正当我们为他的进步而高兴的时候,原班的一位老师走过来对他说:"你怎么回事?小班小朋友都能连续拍10多下了,你才拍得8下,羞不羞?"小胖一下子愣住了;接着那老师又说:"我数5下,你再拍不到10下,我就送你去小班!"小胖一下子被吓住了,一动不动地站在那儿,那老师不由分说,一把扯住小胖往小班教室走去……后来的几天,我们叫小胖拍球,他总是躲得远远的,或者极不情愿地乱拍几下。

　　【点评】　可见积极的评价和消极的评价对幼儿的发展作用是大不一样的。如果那位老师能看到小胖的小小进步,及时鼓励表扬,那么小胖将不断地有新的大大的进步,这也将更有利于他心理的健康发展。

(资料来源:豆丁网)

　　5. 提供良好的物质环境支持　良好的物质环境是创设良好的心理环境的基础。幼儿在舒适、安全、整洁、明亮的环境中活动,才可能产生积极向上的情感和愉悦的情绪。

　　环境布置应做到绿化、美化、净化、儿童化和教育化。园内设备和材料应丰富多彩,能满足不同幼儿的不同需要和多种需要。

　　活动室作为幼儿在园的主要生活空间,应宽敞明亮,布置上要体现立体化、平衡化和动态化,即地面、墙面与空间都要充分用来提供教育信息,各种知识之间、知识与技能之间、教师动手与幼儿动手之间要相对均衡,环境布置的内容要随教学内容、季节特点的变化而变化。

(二) 友好的同伴关系

　　在托幼机构中,幼儿除了与教师、保育员等交往外,同伴交往对幼儿的身心发展也会产生越来越重要的影响。幼儿年龄特点决定了他们还不具备完善的自我评价能力,模仿是幼儿的一个主要特点,所以同伴的行为在很大程度上影响着幼儿的行为发展。幼儿在交往中,若是获得愉快的、积极的体验,就会产生自信,因而会更加主动地与他人交往。若是在交往中获得消极的、不愉快的体验,就会产生自卑、退缩等不良的情绪体验,会直接影响到幼儿的行为表现。

　　教师要针对幼儿的年龄特征,传授积极的交往技能,形成正确的交往认知;如教给幼儿生活中的一些基本礼貌用语,懂得用协商、轮流、交换等方法来解决问题,让幼儿通过自己的文明行为,努力获得成功的内心体验。在教育过程中,教师应利用各种教育机会,创造条件,鼓励幼儿之间的积极交往。

案例4

　　在日常生活的各环节要注重教育幼儿之间形成良好的交往关系。如在吃点心的时候,有的小朋友争先去拿点心吃,这时教师不能让孩子放任自由,及时引导幼儿有秩序地拿点心吃;拿不到点心的,其他小朋友要帮忙拿,互相谦让、互相帮忙。小朋友进洗手间时教育幼儿不争先、不推挤、不争抢位置。吃完点心玩玩具的时候,出现争抢现象,老师要及时地教育幼儿要懂得把玩具分给同伴玩,或者和同伴一起玩。同伴之间引起纠纷时,老师要站在公平的角度去处理问题,并教育幼儿要与同伴友好相处等。

　　【点评】　生活中出现的种种问题都可以随时教育、引导幼儿了解幼儿园是一个集体,是小朋友的另一个家,小朋友在一起是好朋友,好伙伴。教师要经常深入到幼儿当中,进行接触与交流,教育幼儿要与同伴和睦相处,在同伴间形成一种良好的心理氛围。

(资料来源:豆丁网)

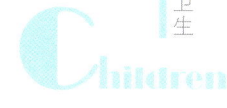

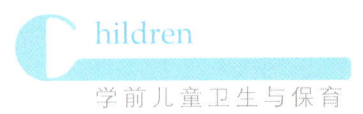

 托幼机构与家庭良好沟通的建立 ●●●●●●●●●●

托幼机构的良好社会心理环境要发挥有效的教育价值,必须与家庭建立紧密的联系,积极有效的家园沟通是实现家园一致教育的前提。家庭是幼儿活动的重要场所,家长是幼儿的第一任老师,家长是教师最好的合作者。家长应配合老师改善幼儿在家中的行为,家园同步、家园合作才能为幼儿营造出良好的社会心理环境。

教师应利用家长接送时间、家访时间、家园联系栏等途径积极地与家长沟通。如通过家园联系册、家长开放日、家访、家长会、电话及网络等方式,让家长了解幼儿在幼儿园的学习生活情况,了解幼儿的点滴进步和存在的不足。同时,教师应积极主动与家长讨论教育孩子的方法,让家长知道应该如何配合教师为幼儿营造出良好的心理环境;了解幼儿在家情况,以取得家园教育的一致性,端正家长的教育观,在思想意识与行动上与教师保持一致。托幼机构组织的各项活动积极争取家长的支持,鼓励家长积极参与,如在教学活动中请家长到幼儿园介绍自己的工作情况,或带幼儿到父母工作的地方参观,或组织亲子游戏活动等,赢得家长的理解和支持。

案例5

我班上的小吉有孤独自闭心理的倾向,我在日常生活中有意识地关心、鼓励他和其他幼儿一起交流,引导他参与其他幼儿的活动。同时与其家长积极沟通。告诉他有关孤独自闭心理的教育知识,了解小吉在家中的具体表现,并把小吉在幼儿园中的表现及我的教育措施及想法告诉家长,希望得到家长的配合。并教给家长一些可行的教育方法,如要主动多关心小吉在园情况,常问问"今天与同伴玩了哪些游戏?""你和哪个小朋友最要好?""老师今天有没有表扬你?"等等;经常创造机会让小吉与附近年龄相近的幼儿接触,还可以把其他幼儿请到自己家里和小吉一起玩。在家园的共同努力下,小吉孤独自闭心理得到明显的改善。如今他已能与同伴共同交流、游戏,并能与同伴共同上台表演。

【点评】 家园教育的一致性是幼儿获得良好发展的重要保证。案例中教师与家长积极沟通,共同商讨教育方法,一方面让小吉感到家庭对他的支持关爱,很自然地在与人交往中学习交往技能,改善自己的情绪及行为。另一方面,在教师的帮助下和其他幼儿积极的交往,体验交往的快乐。家园配合,取得了良好的教育效果。

(资料来源:豆丁网)

 托幼机构周边社会文化环境 ●●●●●●●●●●

托幼机构周边社会文化环境对托幼机构健康的社会心理环境有着重要的影响作用。

一方面,应强调周边社会文化环境对托幼机构社会心理环境具有直接的影响,如社区文明程度的高低、治安状况的优劣等都会对幼儿行为习惯的养成产生很大的影响。据调查,很多幼儿园、小学的周边都有很多小商贩、商店等出售垃圾食品、不良读物、有安全隐患的玩具、文具等,这会严重影响到幼儿的身心健康。

另一方面,托幼机构应有效利用社区文化资源,为自身的教育服务。幼儿教育事业的发展需要动员社会各方面的力量,需要得到社会力量的支持,社区的积极参与将使幼儿园教育变得更生动,更富有时代气息。不少幼儿园与社区合作,直接利用社区丰富的教育资源,让幼儿走进社会大课堂,如:让幼儿参观社区中的各种机构、设施、景物、景观;让社区中的劳动模范、公安人员、医务人员、警察等参与托幼机构的教育活动等。

社区的文化氛围、精神文明行动等对幼儿的心理健康起着潜移默化的影响作用。托幼机构应积极地与当地教育管理部门及政府相关部门沟通协调,取缔托幼机构周边不良的影响因素,充分挖掘社区的教育资源,多渠道地改善教育教学活动。

本章小结

本章阐述的基本问题有:
1. 托幼机构建筑卫生的基本要求。
2. 托幼机构内基本设备和用具的卫生要求。
3. 创设良好的托幼机构社会心理环境的主要内容。

基本要点:托幼机构的环境卫生包括物质环境的卫生和社会心理环境的卫生两个部分。托幼机构物质环境主要指托幼机构内的建筑物以及室内外各种设施、设备和用具。物质环境的卫生要求主要从两个方面进行了分析。一是托幼机构的建筑卫生要求,包括幼儿园园址选择卫生、园内建筑布局卫生、各室配置卫生、室内通风和采暖卫生、室内采光和照明卫生等。二是托幼机构基本设备和用具的卫生要求,包括家具卫生、玩具卫生、教具和文具卫生、生活卫生用品的卫生、体育用具的卫生学要求。

托幼机构的社会心理环境主要指对幼儿教育产生直接影响的幼儿园精神环境,它反映了幼儿园的园风、气氛和人际关系。社会心理环境的创设包括 3 个方面:①托幼机构内良好的师生关系、生生关系的建立;②家园联系紧密,教师与家长沟通良好(与家长沟通技巧),家庭和幼儿园教育一致;③托幼机构周边社会文化环境。

思考与探索

1. 简述托幼机构的物质环境和社会心理环境的内涵,两者分别包括哪些方面。
2. 简述托幼机构各室配置的卫生要求。
3. 简述活动室通风和采暖的主要形式有哪些,其具体的卫生要求。
4. 简述幼儿图书和文具的选择应注意哪些方面。
5. 简述托幼机构选用玩教具的卫生要求。
6. 论述如何创设良好的托幼机构社会心理环境。

实践训练

1. 在见习中统计该幼儿园儿童桌椅、床具、饮食用具和玩教具的配备及使用情况,并依据托幼机构常用设备的卫生要求进行评析。
2. 分析见习园的户外大型运动器具的使用情况,并提出合理的改善建议。
3. 尝试对见习园中不同班级的心理环境进行比较和评价,并提出合理的改善建议。

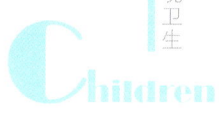

第九章　学前儿童伤害和托幼机构安全防护

本章将帮助你

1. 了解学前儿童伤害的类别和发生特点。
2. 熟悉学前儿童伤害发生的原因和防控原则。
3. 掌握托幼机构安全防护的方法。
4. 掌握儿童伤害的现场急救原则和常见伤害紧急处理方法。

问题情境

　　户外做操的音乐响起来了,孩子们欢呼雀跃:"户外游戏了! 户外游戏了!"中一班的几位老师也兴奋不已:今天天气真好,很久都没有这么暖和了! 赶紧组织孩子们下楼出去活动活动。孩子们到了楼梯,啊,怎么这么多人呀! 赶紧赶紧,孩子们你推我挤。李老师和刘老师见状,赶紧叫孩子们:停下! 停下! 正说着,一个孩子被推倒了,后面的几个孩子也跟着摔倒了……不是从小班开始就培养排队的习惯吗? 老师不是喊停下了吗? 为什么还会出现这样的情况呢?

　　这是幼儿园最容易见到的儿童伤害事故。幼儿年龄小,情绪容易受到环境的影响,注意力也不容易集中,身体的自我控制能力还较差,即使老师提醒,孩子不一定能及时地注意和控制身体的动作,伤害事故还是发生了。那么,我们应该如何对幼儿进行安全教育和防护,把危险消除在萌芽状态,最大限度避免伤害的发生。学完了本章相信你会有更多的收获。

第一节　学前儿童伤害概述

一　儿童伤害的概念

伤害是指任何由于物理、化学、生物因素甚至社会心理因素对人体造成的损伤,可以引起非致命伤残和死亡。

有关伤害的分类方法很多,目前尚无统一标准。按照造成伤害的意图分类,可以分成意外伤害(也称为非故意伤害)和故意伤害。意外伤害专指无目的的、无意造成的伤害;故意伤害是指有目的自残或自杀,或者加害于他人所造成的伤害,也称暴力。按照伤害发生的地点分类,可以分成道路交通伤害、校园伤害、公共场所伤害、家庭内伤害等。按照伤害的性质分类,国际疾病分类标准(ICD—10 E 编码)目前比较通用,包括交通事故、窒息、溺水、触电、自杀、中毒、暴力等 14 大类。

20 世纪 70 年代末起,在欧美等发达国家儿童总死亡排序中,意外死亡就一直盘踞在第一的位置。2008 年世界卫生组织(WHO)与联合国儿童基金会(UNICEF)的报告表明,世界范围内每天有 2000 多名儿童死于意外伤害,还有数千万儿童受伤住院,许多儿童因此留下终身残疾。

我国近些年来,无论是在城市还是在农村,意外死亡均为 0～14 岁儿童的第一位死因。20 世纪 90 年代我国 0～14 岁儿童意外死亡专项调查表明,1～4 岁、5～9 岁、10～14 岁儿童意外死亡已分别占同年龄儿童总死亡数的 56%、65%、60%。也就是说,我国 1～14 岁儿童死亡中,意外死亡已占总死亡的一半以上,而且这个数字还在快速增加。

除了直接导致死亡,很大一部分伤害事件可致儿童伤残。据估计,全世界每年大约 6 个儿童中就有 1 个儿童因伤害导致的身体损伤需要到医院进行治疗,美国和日本等政府每年用于儿童意外伤害的开支达数十亿美元。根据我国疾病监测和伤害流行病学调查的结果测算,全国每年大约 4 000 万中小学生遭受各种意外伤害,其中有 1 360 万人需要门诊或急诊治疗,355 万人需要住院;正常功能受损的有 120 万人,致残达 40 万人;伤害造成的直接损失高达数十亿元人民币。

儿童的意外死亡会给父母甚至整个家庭带来强大的精神打击。而儿童意外伤残给儿童本人和家庭造成的心灵创伤更是无法用经济损失来衡量的,它不但毁掉孩子一生的幸福,也毁掉家庭的幸福和欢乐。

二　学前儿童伤害的发生特点

(一) 种类多且存在年龄性别差别

学前儿童伤害的种类很多。伤害的发生多与家庭内的生活活动有关,以意外窒息、烫伤、急性药物中毒或食物中毒、坠床、摔伤、气管异物及触电后的电击伤为常见。此外,用煤取暖做饭的家庭,易发生一氧化碳中毒。养狗、养猫的家庭,易发生狗咬伤、猫抓伤。城市高楼大厦林立,儿童坠楼伤害有所增加。家庭外,由于范围广、场所种类多、意外事故的发生也相应多,较常见、较严重的是溺水及交通事故。此外,野外活动易发生蛇咬伤、毒蝎、毒蜂蜇伤、意外跌落和误食野果造成的中毒。

年龄小的幼儿是看护不周造成的伤害;随着年龄增大,活动范围增大,个体因为好奇、顽皮引发的伤害事故增加。学前儿童意外损伤较多的类型是骨折,占总体数量的 2/3 左右。活泼好动、充满好奇心是

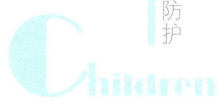

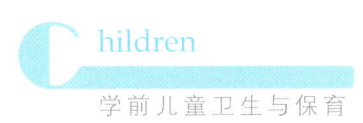

学前儿童的特点,这样的性格特征更容易使他们在活动中忽视周围的环境因素,追逐奔跑时,嬉笑玩闹时,稍不留意,极易摔倒、碰伤,导致骨折。因此,保教人员始终要有安全意识,对潜在的意外损伤有预见,提高警惕,发现危险苗头,及时加以处理。

从儿童意外伤害发生的性别构成看,男孩占绝大多数,女孩约 1/10,男孩明显较易发生意外伤害。原因在于男孩生性更顽皮好动、探究欲更强,且情感上更易冲动,发生意外伤害的概率明显高于女孩,因此要加强对男孩意外事故的预防工作。

(二)突然性

意外伤害都是突然发生的,孩子往往几分钟以前还是十分活泼可爱的,突然间发生意外事故导致儿童受到伤害。儿童意外伤害大多是由于家长疏忽大意,照顾不周,在未考虑到会发生意外的情况下发生的,也有部分是由于突然发生的自然灾害或外界伤害。

(三)季节性和时间性

有调查表明,儿童意外伤害较多发生在春季,明显高于夏季和冬季。春季儿童活动量增大,易冲动暴躁,汗液的刺激会导致其自控性、动作准确性降低,因此托幼机构意外事故预防应该考虑季节的特点。

还有调查表明,儿童意外伤害较多发生的时间段是 10:00～14:30,高于 7:30～10:00 和 14:30～17:30。教师在组织儿童上课或游戏后,思想状态由紧张转为放松,对儿童的安全监护也开始有所松懈,而儿童也从兴奋期进入疲劳期,体力和自控能力明显下降,因此,10:00～14:30 这一时间段是儿童意外伤害发生的高峰期,托幼机构应该加强防范意识和预防措施。

(四)场所的多样性

意外伤害可以发生在任何场所。家庭、学校、托幼机构、商场、剧院、各种娱乐场所;火车、汽车、拖拉机、轮船、木船、飞机等其他各种交通工具上;江、河、湖、海、沟渠、游泳池、运动场、公园、动物园、公路、各种旅游景点等都可以发生意外伤害。而家庭内和室外大型游乐场是学前儿童伤害的高发场所。

三 常见的幼儿伤害类型 ●●●●●●●●●●●

随着学龄前儿童活动能力逐渐增强,活动范围增大,求知欲强,又受好奇心的驱使,愿意探索其究竟,如攀高、窗外观望、随便吃药物及食品、触摸电器、玩火等,所以容易发生各种外伤、急性中毒、触电、坠落伤及烧伤等,一般有以下几种伤害类型。

(一)溺水

溺水是指当被淹没/沉浸在水体中时,人体经历呼吸系统损害的过程。儿童溺水就是由于呼吸道被浸没在液体里时,导致不能呼吸的事件。溺水后果包括死亡、病态和非病态,视溺水时间长短和抢救及时性而不同。

淹溺仅指意外溺水和沉船事故,一般发生在游泳池、浴盆和自然水域等,不包括由于洪水等自然灾害、水上及其他交通事故、受人袭击以及自杀造成的溺水。

(二)道路交通伤害

2004 年,世界卫生组织在一份题为《世界道路安全报告》中把道路交通伤害定义为:由于道路交通碰撞导致的致死性或非致死性伤害。随着社会的发展,人口与货物的运输和流动量增多,道路交通事故日渐频发,儿童成为道路交通伤害的主要受害群体之一。按照发生原因分类,可以分成以下两类:①冲击型交通伤害,包括机动车与行人碰撞、机动车与骑自行车者碰撞、机动车与非机动车碰撞、非机动车之间碰撞、非机动车与行人碰撞。②碰撞性交通事故,特指机动车之间的碰撞,或者机动车翻车、坠落等自身事故造成的车内人员伤害。

（三）意外窒息

意外窒息是指呼吸道内部或外部障碍引起的血液缺氧状态，不包括新生儿出生时由于缺血缺氧引起的新生儿出生窒息。

根据导致儿童窒息的外部原因，可以包括：①在床上意外窒息，包括由于被子、枕头和家长的身体等引起的。②其他意外悬吊。③由于塌方、坠落土块和其他物质引起的对呼吸威胁，不包括自然灾害。④胃内容物反流进入气道。⑤吸入食物或咽下食物不当引起的呼吸道梗阻。⑥吸入或咽下其他食物引起的呼吸道梗阻。

（四）中毒

儿童中毒是指儿童由于意想不到的原因吸入或摄入毒物，导致暂时性或永久性损害甚至危及生命的过程。有关毒物的定义，国内外不同时期都不尽相同。目前已知的自然和化学合成毒物有900多万种，绝大部分中毒是由于其中不到3 000种物质引起的。

从病程上可以分为急性、亚急性以及重复多次小剂量使用造成的慢性中毒。中毒的严重程度常与接触剂量有关，多呈剂量-效应关系。短时间内吸收大量毒物可以引起急性中毒，表现为发病急剧、症状严重，变化迅速，不及时治疗的话会危及生命；长时间吸收小剂量的毒物可引起慢性中毒，表现为起病缓慢、病程较长，缺乏中毒的特异性诊断指标，易被误诊和漏诊。慢性中毒一般不属于儿童伤害的范畴。

（五）跌落伤

在意外伤害中，跌落和坠落都归于跌落一类，特指人体由于重力的作用突然跌倒或坠落，撞击在同一或较低的水平面而导致的伤害。

（六）挤压/碰撞伤

挤压伤多见于建筑物倒塌、人群挤压、交通事故车辆碾压等意外情况。其实，人体任何一个部位受到挤压，使组织结构的连续性受到破坏时均可理解为挤压伤。碰撞伤是由于物体对人体的暴力撞击所导致的损伤。挤压/碰撞伤的类型复杂多样，严重程度不等。

（七）动物致伤、叮咬伤

动物致伤是指人被狗、猫、老鼠等动物咬伤后，病毒通过伤口进入人体内，引起相应的一系列症状的疾病。叮咬伤是指人被蚊虫、螯刺等昆虫类叮咬造成的中毒和感染。另外，也包括牛、马等动物的撕咬、踩踏、顶撞所导致的人体各种躯体损伤。

（八）烧烫伤

烧烫伤是幼年儿童经常遭遇的伤害。日常生活中以被热液（沸水、热粥、热油、热蒸气等）烫伤多见，火焰烧伤其次，少数为化学烧伤（如酸、碱等）或电灼伤。儿童皮肤烫伤屡见不鲜，尤其夏天，如热水瓶的爆破或被打翻，冲开水时彼此相撞，孩子在厨房里玩耍导致沸水烫伤，或孩子在洗澡时误入未降温的热水浴盆；最厉害的是在高压锅烧煮米粥或绿豆汤时因气阀失灵而造成严重的面部蒸汽烫伤。

烧烫伤按深度一般分为3度：①一度烧烫伤：只伤及表皮层，受伤的皮肤发红、肿胀，觉得火辣辣的痛，但无水泡出现。②二度烧烫伤：伤及真皮层，局部红肿、发热，疼痛难忍，有明显水泡。③三度烧烫伤：全层皮肤包括皮肤下面的脂肪、骨和肌肉都受到仿害，皮肤焦黑、坏死，这时反而疼痛不剧烈，因为许多神经也一起被损坏了。

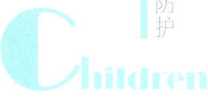

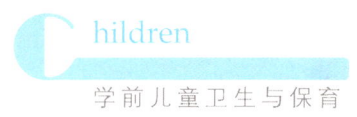

（九）割、刺伤

割、刺伤是指因儿童玩刀、剪、针等利器时损伤，或相互之间打闹时被利器误伤。一般可伤及表皮、真皮，甚至大血管。伤口整齐、干净，伤及大血管时出血较多。

（十）虐待与忽视

> 2002 年，世界卫生组织发布《世界暴力与卫生报告》中指出："在 2000 年，全球约有 57 000 名儿童被杀害，其中 0～4 岁幼儿的危险性最高；还有更多的儿童遭受非致死性的暴力和忽视"。这是第一个从世界水平关注暴力问题的综合性报告，描述了全世界范围内人们日常生活中遇到的各种类型暴力问题的程度和影响。它的目的是为了唤醒全世界对暴力问题的认识，使暴力变得可以预防，使公共卫生和预防保健工作在处理暴力原因和后果中起到至关重要的作用。

根据世界卫生组织 1999 年作出的定义，儿童虐待是指对儿童有义务抚养、监管及有操纵权的人，做出足以对儿童的健康、生存、生长发育及尊严造成实际的或潜在的伤害行为，包括各种形式的躯体或情感虐待、性虐待、忽视以及对其进行经济剥削。我国未成年人保护法对虐待的注释："虐待，指有抚养义务的人以打骂、禁闭、不给治疗或强迫过度劳动等各种不正当的手段，从肉体上、精神上迫害、折磨和摧残未成年人。"

1. 身体虐待　对儿童施以体罚，使儿童身体受伤，甚至使用棍棒等物殴打儿童，或者使用毒物、药品等使儿童致残或死亡，是我国最常见的虐待形式。身体的损伤是最好的见证，但是监护人往往不愿提供儿童受伤的病史，受伤部位常见于身体隐蔽之处，各个外伤的愈合阶段明显不一致（新伤加旧疤），监护人的反应与外伤的严重程度不符，或者孩子受伤后延迟就诊。有时候，体罚虽无外伤，但对儿童也是一种十分危险的行为，不仅有身体虐待更包含了情感虐待。

2. 情感虐待　对儿童的自尊造成损害的行为，比如长期、持续、反复地对儿童以辱骂、贬低、孤立、隔离、恐吓等方式表示拒绝和漠不关心等。由于幼儿的情感比较敏感，遭受情感虐待的儿童容易造成较严重的损害。这是一个不易为人们察觉的问题，例如，在我国很多地方，重男轻女的封建思想盛行，很多家长在对待孩子态度、满足孩子各种吃穿要求和愿望方面，男孩不同于女孩，无形中造成了对女孩的情感伤害和虐待；幼儿园保育员或老师、甚至家长，常常喜欢乖巧的小孩，对于那些调皮的孩子除了采用罚站、面壁等躯体方面不正确对待外，还会通过不予理睬和忽视的方式进行情感虐待，有的老师还和家长联合起来"整"孩子。

3. 性虐待　强迫或唆使发育未成熟的儿童参与他们不完全理解、无法表示同意的性行为，或参与违法、违犯社会公德的性活动。

4. 忽视　忽视是指父母或者监护人在具备完全能力的情况下，在儿童的健康、教育、心理发育、营养、庇护和安全生活条件等方面未能提供应有的帮助。具体可以分为以下几种。

（1）身体忽视：具备物质条件，但却不为儿童正常生长提供必要的衣食、住处和安全的环境。

（2）情感忽视：父母或其他监护人故意不提供有利于儿童健康成长所必需的言语和行为活动，最常见的是家长经常不与孩子交流和游戏，缺乏亲子依恋。

（3）医疗和教育忽视：对那些有生命危险或其他严重疾病的儿童不提供及时、必要的治疗，剥夺儿童受教育的机会。

第二节　学前儿童伤害发生的常见原因和防控原则

一　幼儿伤害的原因分析

造成幼儿伤害事故发生的原因很多,既有客观方面的,也有主观方面的。通过大量调查和研究,一般可以归纳为以下 4 个方面。

(一) 社会经济发展的负面效应

近年来,社会经济的发展为儿童成长提供了很好的条件。但同时也应看到,人们生活方式的改变、家用电器的普及、城市建筑的高层化、汽车的大量增加、社会心理问题的加剧,又往往使儿童发生意外事故的各种危险因素增多,威胁着儿童生命安全。

(二) 监护人缺乏必要的安全防范意识和知识

儿童伤害的发生大多是因为家长、教师和其他监护人缺乏儿童意外伤害的防范意识和安全知识。许多家长和年轻教师往往在一些事故发生后说到:"自己根本想不到孩子会发生意外。"

> **案例 1**
>
> 中班的孩子正在吃午饭,李老师正忙着给孩子们打饭,刘老师去食堂添菜去了。李老师说:"谁吃完米饭,可以自己来端汤。"明敏小朋友去端了一碗汤,小心地端着,刚要回座位,结果旁边的晓思小朋友也要去端汤,她突然一起身,一下碰到了明敏的汤碗,热乎乎的菜汤一下从晓思的头上淋了下去。虽然汤不太热,但是孩子的脸部和脖子还是被烫红了,造成了轻度的烫伤。
>
> **案例 2**
>
> 3 岁的晨晨是个调皮的小男孩,可是今天有点蔫,妈妈怀疑他发热了,赶紧找了家里的温度计来让他夹在腋窝下试,试完表一看没发热,就顺手把温度计放在了桌子上做饭去了。晨晨觉得温度计上的小红球很好玩,就把温度计拿来自己玩,玩着玩着就把温度计放在嘴里了,突然一下那个红球断了,一着急就把红球咽了下去,晨晨吓得哭起来,妈妈也吓坏了,赶紧抱起孩子送往医院紧急处理。
>
> **【点评】** 这类事故的发生不胜枚举,原因主要是一些年轻的家长因为对幼儿安全事故防范意识淡薄,也有一些年轻老师缺乏组织指导孩子活动的经验,对安全因素考虑不周。

(三) 儿童本身的安全防范意识不高

在应试教育影响下,大人们只重视对孩子的"知识"教育,认为孩子只要学习好,其他方面的知识学不学都无所谓。其实不然,很多调查发现,在 3～6 岁儿童中有近一半的孩子有一定的安全意识,有一成多的孩子安全意识极其薄弱,对生活中可能出现的危险缺少应有的防范知识,不知道躲避风险。

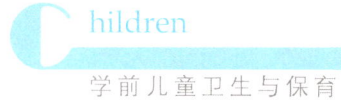
案例3

小旭以前在农村,5岁时跟着父母来到城市,觉得到处都很好玩。晚上叔叔请他们一起去饭店吃饭,一会儿小旭就吃饱了,看家长们在聊天,小旭和叔叔的孩子就在旋转的玻璃门前玩起来,一人推一扇门追着跑,真好玩呀!门越转越快,突然小旭跌倒了,小脚被门缝挤住了,疼得他大哭起来!大人们跑过来了,可是门打不开,只好报警,最后请专业抢险人员把门拆掉才拉出小旭的脚,幸好只受了些皮外伤。

案例4

奶奶搬新家了,4岁的芳芳到奶奶家去玩,那个楼真高呀!奶奶要带她下电梯出去玩,芳芳真高兴,抢先一步按开了电梯自己先进去了。奶奶出来一看,原来芳芳先下楼了,就赶紧按了另一部电梯。结果芳芳一看奶奶没进来,自己的电梯却开始下降了,就赶紧按了奶奶家楼梯数字,结果一会儿电梯停了,门开了。可是奶奶家锁着门,叫奶奶,没人开门,奶奶去哪儿了?她着急地四处看,一看通道内有一个小窗户开着,就跑过去想爬上去看看奶奶是不是在楼下,结果爬得太着急了,一下就掉下去了……

【点评】 孩子的好奇心强,生活经验少,行动控制力差。安全的常识和自护的能力很差,家长对孩子身边的新鲜事物所存在的安全隐患缺乏教育提醒,就会出现各种意外事故。

还有些监护人意识到外界存在着的一些对儿童发展不利的因素,但只是一味地对儿童采取全方位的保护,认为"少活动、少出事",许多本该孩子做的事情他们全部代劳,严格限制儿童的各种活动,剥夺了孩子通过实践锻炼提高自我保护能力的机会,结果孩子缺乏基本的对危险事物的防范能力,发生了许多不该发生的事故。

(四)身心发育尚未成熟的儿童易于受到伤害

为什么儿童易于发生意外伤害?并且发生意外伤害的程度常常比成年人严重?这其中有一些是儿童本身生理和心理发育尚未成熟的原因。

1. 身体活动度大,但动作协调和快速反应能力不够 儿童生性活泼好动,喜欢攀高、爬树、滑楼梯扶手、翻围墙、爬窗台或凉台的护栏、从高处向下跳等,这些都易于发生摔伤或坠落伤。男孩好打闹、掷石块、舞棍棒,模仿电视中的武打动作,以显示自己的"英雄本色",不小心就会发生意外伤害。

另外,儿童运动能力不完善,动作不协调,平衡功能较差,发生意外事故时的逃避能力差。如迎面来了车辆,成人一般能够根据车辆的方向及时进行躲避,而孩子常不知所措或乱跑,易被车辆撞伤。成人不小心碰倒热水瓶只需将脚闪开,就可避免烫伤,而孩子则躲闪不及被烫伤。

2. 行为学习欲望强烈,但危险意识差 俗语说:"初生牛犊不畏虎。"儿童由于年龄小,未经受意外伤害的经历和痛苦,不了解意外伤害的危险性和严重性,因此,什么都想试试,什么都想尝尝。孩子看见大人吃药,也想去尝尝,尤其一些糖衣的药片,吃到嘴里是甜的,吃了一片又一片,结果引起中毒。孩子看见大人用打火机、划火柴,他们也学着玩,一不小发生烧伤,严重时引起火灾。孩子喜欢玩水,家庭周围有池塘或沟渠,很容易发生溺水。瑞典和日本的有关研究表明:儿童面对迎面而来的汽车常常不知道躲闪,过马路只注意一个方向的车辆而不顾另外一个方向,对汽车车速的快慢缺乏正确的判断力,误认为噪音小的汽车没有危险,等等。

3. 身体各部分组织和器官幼嫩 孩子的皮肤嫩,皮层薄,体表面积小,同样一杯开水引起的烫伤,在成人受伤程度轻,受伤所占的比例小,而孩子则受伤程度重,面积大,比成人严重。孩子的颅骨骨质比成人薄,成人从床上摔下去一般都问题不大,但孩子尤其婴儿从床上摔下来就可能引起颅骨骨折、颅脑损伤。

二 幼儿伤害的防控原则

在很多时候,儿童伤害是突然发生的,以至于很长一段时间以来人们习惯称其为"意外伤害"。但是,目前国际、国内的主流学术观点普遍认为伤害是可防可控的,强调儿童所在家庭、机构和社会对儿童安全应当承担的责任。为此,成人应该提高自身的安全意识,并加强安全管理和监护,这是减少儿童伤害发生的不二法则。

预防和控制儿童伤害发生的基本原则有以下几方面。

(一) 加强看护的原则

幼儿的伤害大多是成人的看护不周造成的,因此细心的照料和看护是避免伤害事故发生的保证。比如:睡眠时衣被不盖过头部,不使用松软的枕头,消除儿童睡眠环境中潜在的危险;食用细碎食物,奔跑及讲话时禁止进食,严格保管零碎杂物,避免儿童因进食或误食造成气管内异物堵塞,可防止窒息的发生。加强看护,将儿童与室内及周围环境中的危险水源隔离,是减少儿童溺水的有力措施。

(二) 消除隐患的原则

环境设施、用品安全的隐患常常是幼儿伤害发生的直接祸首,因此儿童的一切用具都要符合幼儿安全的规范。

- 正确贮藏家庭内有毒物,强化饮食卫生管理等可减少儿童中毒的发生。
- 加强防火意识,消除火灾隐患,加强厨房用具及电热用品的管理,能使烧烫伤、切割伤减少。
- 在儿童公共游戏场所应多铺设革质地面或橡胶地面。
- 建筑物应符合安全标准,家庭窗户安装窗栏,楼梯的高度和坡度应适合儿童生长发育的特点,在洗手间铺设防滑瓷砖。
- 儿童应在老师或家长的指导下进行体育运动,并佩带适当的防护用品。教育儿童不要独自站在桌椅等高处,对具有事故倾向的儿童应给予特殊的医学和社会教育。
- 检查住房周围有无水沟、下水道等危险因素,采取有效防护措施。清除地上电线、绳索等障碍物。

(三) 制度管理的原则

社会制定相应的法律法规,规范幼儿食品、服装、用具等的安全生产和使用。在公共场所加强对儿童安全的提醒,并制定相应规章,比如公交车和餐厅的儿童坐椅等的使用可以一定程度上避免危险的发生。幼儿园制定并执行严格的安全制度,把安全教育放在时时刻刻,把安全检查落在实处,做到预防为主,时刻防范,就能把意外伤害减到最少。

(四) 教育先行的原则

在全社会进行儿童安全教育宣传提高大家的防范意识,提高儿童的自护意识,引导成人掌握一定的安全急救措施,就能更好地减少儿童伤害的发生。比如:如果在幼儿园、托儿所、学校及其家长中进行"儿童居家安全、户外安全、交通安全、用药安全、常见意外伤害的紧急措施"等为主题的儿童安全知识教育和社会宣传,增强安全防范意识,此类意外伤害事故是完全可以预防和避免的。事实证明,加强儿童安全知识教育和社会宣传,在全社会建立一个自然保护体系,使全社会都来关注儿童安全,是防止意外伤害的最有效方式。

第三节　托幼机构安全防护与管理

一　托幼机构的环境安全

托幼机构的环境安全包括物质环境和心理环境两方面。安全的物质环境是托幼机构环境安全的基础

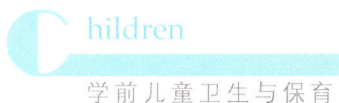

保障,安全温馨的心理环境对幼儿健康成长有着重要影响。因此,我们要物质环境和心理环境一起抓。

(一) 安全的物质环境

托幼机构在构建安全的物质环境时需要考虑以下几个方面。

1. 室外安全

(1) 选址和房屋安全。幼儿园所要远离公路、铁路等交通设施。房屋的质量、设计要规范科学通风、采光等设施的安全、用电用火的安全等要符合国家标准。

(2) 场地和设施安全。户外有足够的场地和大型的游戏器械。场地要平整、防滑,器械要结实、牢固。要每天检查和及时维修。

(3) 应急和通道安全。幼儿园要有一定数量的灭火器和急救器械,并培训员工都会使用。安全通道标志清楚,通畅,幼儿和老师熟悉疏散路线。

随着托幼机构环境的不断改善,儿童户外活动逐渐增加,活动场所面积逐渐增大,户外活动场所中,大型玩具的造型新颖、色彩鲜艳、玩法有趣,使活动时得意忘形、缺乏自我保护能力的儿童极易发生意外伤害,故大型玩具场所发生意外伤害的概率明显高于其他场所。这就要求教师仔细观察大型玩具的结构特点,活动前,对儿童反复强调玩法和注意事项,活动中,做到放手不放眼,放眼不放心,动静结合、自由与组织结合,做到循序渐进,逐步适应,教师特别要关注儿童的疲劳程度,及时发现儿童的体态表现,并且提醒儿童进行休息或者缓和情绪,从而减少儿童意外伤害的发生。

2. 室内安全

(1) 地面、空间安全。室内地面要防滑、舒适。特别是盥洗室地面要时刻保持干燥,避免幼儿滑倒。活动室各活动区和睡眠室空间布局合理。保证幼儿室内游戏学习的足够空间以及制定每个空间的使用规则,保证幼儿的活动有序安全。

(2) 家具、玩具设施安全。桌椅板凳、柜橱、用床、盥洗用具符合幼儿尺寸比例及做工要求,无尖利棱角、选材无毒、无害等符合国家验收标准。玩具、图书材料、制作和内容等无毒、无害健康安全。玩具架适合幼儿自己取放,热水、热饭、消毒柜等在幼儿接触不到的地方放置。

(3) 洗涤消毒用品安全保管和使用。药品、消毒洗涤用品等都要放置在专门的橱柜内,上锁并专人保管。

贯彻国家儿童家具标准,注意学校和幼儿园的校舍安全问题

长期以来,我国一直缺乏针对儿童的家具标准。尽管我国家具品牌很多,其中相当一部分是儿童家具品牌。但我国的父母们和学前教育机构相关人员却无法在市场上找到标有"儿童家具"产品放心购买。

2012 年 8 月,我国首部儿童家具国家强制性标准《儿童家具通用技术条件》正式推出,这一标准首次对儿童家具的结构安全和有害物质限量等项目作出细致而严格的规定,其中有关安全和警示的部分更属于强制性要求。

标准中规定:产品不得在使用过程中出现可能产生危害的、危险性的、可触及的边部或尖端。棱角及边缘部位应经倒圆或倒角处理;除在离地面高度或儿童站立面高度 1 600 mm 以上的区域外,产品不应使用玻璃部件;管状部件外露管口端应封闭;产品中抽屉、键盘托等推拉件应有防拉脱装置,防止儿童意外拉脱造成伤害……

为避免儿童藏匿在家具中时间过长而窒息,标准要求儿童使用的柜体类封闭式家具应当具有一定透气功能。

除了铅、汞、铬、镉 4 种有毒物质有检测限量外,儿童家具增加要求检测可迁移元素锑、钡、硒、砷等。

为此，国家室内环境质量监督检验中心也发布警示：贯彻国家儿童家具标准，注意学校和幼儿园的校舍安全问题，着重检查以下5个方面问题：

（1）检查校舍中幼儿学习和生活家具的结构安全。

（2）检查校舍中新购买家具中的有害物质。

（3）检查校舍装饰装修造成的室内环境污染问题。

（4）检查校舍中布艺家具的阻燃性能儿童家具的阻燃性能。

（5）检查校舍中学生学习和生活家具的警示标识。

（二）安全的心理环境

安全的心理环境主要依赖良好的师幼关系和同伴关系的建立，尤其是师幼关系是幼儿安全心理环境的核心要素。

构建安全的心理环境要做到以下几点。

（1）尽可能满足幼儿各种合理需求，体谅、包容幼儿的过失行为。幼儿的过失往往与其好奇心强、能力不足有关。我们应该允许孩子从错误、失败的经验中学习，让孩子敢于尝试，做错了也不会觉得恐惧。

（2）尊重孩子的想法、兴趣，民主平等地对待孩子，不宜压制、命令以权威强制幼儿。幼儿有自己的自我认识能力，有自己的人格尊严，我们必须以尊重、接纳和关怀的态度指导孩子的行为，巧妙地解决幼儿之间的纠纷，才能让孩子信任老师，才能构建和谐温馨的心理情感。

（3）积极支持、认同、接纳孩子的行为，并以孩子的身份积极投入孩子的活动中。老师和幼儿打成一片，需要老师站在幼儿的角度思考和行动。师生之间的良性互动是让孩子感到安全心理环境的重要手段。

二 托幼机构的安全管理制度

（一）设立安全制度的重要性

安全规章制度是托幼机构安全管理的重要手段，它将幼儿园的各项安全工作和对各类人员的要求条理化、系统化，并具体规定为必须遵守的条文。建立系统的安全规章制度是每个托幼机构的首要大事。

案例5

托幼机构的安全是底线。营养室（厨房）防火工作尤为重要。某上午，一教师在办公室使用的塑封机冒烟，情急中的园长立刻叫男性营养员来检测，正烧菜的营养员连忙关小煤气冲进办公室，另一营养员以为菜烧好了，便盛出锅。等营养员回到营养室后，正逢开饭高峰，大家忙着分饭菜也忘记煤气没有关。锅里的菜早已盛出，可灶上的煤气还开着小火，之后营养员清理灶台，清洗锅碗，也未想起煤气未关。一直到下午2：00营养员检查煤气开关时才发现煤气开着，此时灶上的大铁锅一直被干烧着。

此后幼儿园作出规定，营养员在操作时，一律不得离岗。营养员忙碌时段，教师及园长一律不得差遣营养员作分外事。并在灶上张贴了"人离灶台，请关煤气"的安全警句。

【点评】 人为的疏忽和大意是安全的重要隐患，这种事故的发生一方面是工作人员责任心不够造成的，另一方面也是安全管理的制度不够细致，落实不到位造成的。

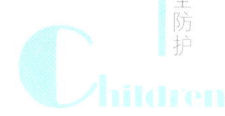

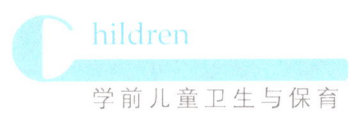

案例6

　　大班幼儿强强在午睡脱衣时,细心的老师发现强强左手心似乎有东西,便悄悄走到他身边,果然强强攥着脱衣时落下的纽扣,老师让强强将纽扣放在桌上,强强犹豫之后还是将纽扣带入被窝,不一会儿,小伙伴们渐渐入睡了,强强却哭了,纽扣塞入鼻腔内……

　　【点评】　午睡前,教师要提醒并检查幼儿手中或口袋内是否暗藏小玩具(小纸团、小纽扣、玩具小零件等),避免幼儿在被窝里、床上玩而引起误食或塞入器官。这也应该成为幼儿园安全管理制度之一,每位教师必须遵照执行。

案例7

　　幼儿园组织孩子郊游,到达目的地后,孩子陆续下车,青年教师只顾组织提醒幼儿及家长安全有序下车,未提醒大家注意安全,一名孩子下车后,不小心摔倒在车旁的水坑里,为快乐的游程带来遗憾。

　　【点评】　这是青年教师带班时常出现的现象。都说幼儿园教师要做到眼快、手快,方能将细小甚至微不足道的安全隐患化险为夷。而这些知识和能力的提高是书本中无法学到的,需要平时的工作积累,更需要托幼机构负责人在组织幼儿活动方面做出专门的、细致的规定。

(二) 安全管理制度的种类

　　(1) 接送安全制度:每日的幼儿入园和离园环节是造成幼儿丢失的重要时间段,为防止陌生人和坏人把幼儿接走,也防止幼儿自行离园,必须制订人卡接送制度,保证幼儿的安全。

　　(2) 班级一日生活安全制度:幼儿在班里一日生活中吃饭、喝水、盥洗、如厕、游戏等各个环节都有危险的因素存在,为了保证老师对每个环节中危险的预见性的缺失,规范一日生活的安全管理和检查,使老师形成习惯性的思维和习惯就可以大大避免因工作疏漏造成的危险。

　　(3) 饮食安全制度:幼儿的饮水、吃饭环节以及厨房制作饮食的环节都是安全隐患最大的地方,为了保证幼儿饮食的安全,必须对孩子入口的饮食从采购、清洗、加工、组织等密切监管,形成流程,避免危害。

　　(4) 火、电、水安全管理:水、火、电的安全一直是儿童伤害事故中较大的隐患。托幼园所的水、火、电的安全管理依然需要密切关注。各班的电器使用安全是引发火灾的主要因素,热水、热饭的管理也是重要隐患。要制订和执行严格的检查规范制度,避免危险的发生。

　　(5) 用具安全检查维修制度:游戏材料、各种器械、场地、房屋、桌椅、玻璃、电教、橱柜设备等都会随着使用产生老化、变形、螺丝脱落等现象,因此安全检查和维修制度是重要保证,定期的检查和及时的维修就是最好的方法。

　　(6) 安全教育制度:安全教育可以普及安全知识,提高人员的安全意识,也可以提高幼儿的自我保护能力,因此制订和执行安全教育制度就成了减少危险的预备性工作。

　　(7) 健康安全制度:安全是保证幼儿健康发展的前提,身体、心理的健康需要健康安全制度来保证,规范老师及工作人员的言行举止以及开展必要的健康安全教育,如在体育活动中让幼儿进行安全活动、科学地设计安排活动内容和活动量等。

　　(8) 安全预警机制和突发事件预案:在危险来临之际有预警的提示,有预防突发事件的预案。如外出活动必须有详细的安全预案、大型演出活动有预防突发性事件的预案。

　　以上每一大类制度必须细化到每个环节,责任到每一名员工,并制订一定的奖惩办法,园长带头、员工齐心就能很好地落实这些制度。

资料链接

某幼儿园安全制度举例

《幼儿人身安全措施》

1. 各班老师一定要抓好各班的安全工作,上、下课时老师要随时随地的注意幼儿的活动,以免幼儿走失。

2. 早操或洗手之后,老师要马上将自班的幼儿安排在座位上,立即清点人数,以免有幼儿走失。

3. 老师对幼儿要有亲切感,不得有粗暴的行为,以免出现意外事故。

4. 建立各班一本安全记录,每月实行安全奖,如出现大事故一次,辞退当事老师,如出现小事故5次以上扣当月安全奖,具体情况有安全记录。

5. 环境、房屋、用具、玩具、电器等具安全性。

6. 药品及消毒物有保健人员专人管理,不得放在班内。

7. 不允许幼儿跑到厨房和大门口去,如到大操场上活动,必须关好大门,以免幼儿走失。

8. 如有幼儿摔倒,造成轻微伤,要及时处理。

9. 幼儿园要备有常用的外用药,如红花油、酒精、碘伏、红药水等。

《交通安全制度》

1. 各班老师要做到不能让幼儿独自回家,要幼儿家长亲自接送。

2. 老师必须熟悉每位家长,不能让不认识的人把幼儿接走,如家长有事,托别人来接必须用电话与家长联系好,情况属实,才可让他人接走。

3. 为了确保安全,各班老师要做到不能让16周岁以下的小孩子将幼儿接走。

4. 如有家长工作忙,叫三轮车送幼儿上学,必须交代家长,一定要同车主讲好,把幼儿交到班主任手中。

5. 各班老师平时通过故事、儿歌、游戏的形式让幼儿了解基本的交通规则。

《消防安全制度》

1. 及时检查安全隐患,更换老化电线,消除安全隐患。

2. 经常组织教职工学习消防知识,参加消防安全知识培训,增强消防安全意识。

3. 不定期向幼儿传授简单、基础的消防安全知识。

4. 及时更换破旧的消防器材。

5. 注意厨房用火的安全管理工作。

6. 节假日实行人员值班制度。

7. 实行专人专项管理制度。

三 托幼机构的安全教育

(一) 针对幼儿教师和家长的教育以提高其安全意识、安全防范和应变能力

幼儿意外伤害多发生于家长、教师和其他监护人麻痹大意的情况下,因此儿童的监护人应牢固树立安全第一的意识,加强有关知识的学习,重视对幼儿的保护,时刻把孩子的安危放在心上。通过电视、报纸、专家讲座、亲子活动等渠道和方式,加强健康安全教育宣传。在社区健康教育中,面向父母、专业人员及其他公众开展预防意外伤害的技术培训,传播急救知识,提高父母和公众的安全防范意识和伤害发生后的应变能力。

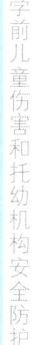

Chitdren

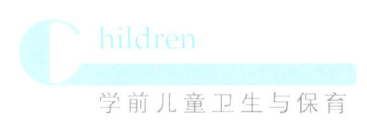
（二）广泛宣传以便为幼儿创设安全、良好的生活环境

　　幼儿园教师及游乐场等公共场所的工作人员都必须有安全意识,把幼儿的安全工作提到重要议事日程上,幼儿园应制订和执行健全的安全值班制度,凡是幼儿在园期间都要安排教师值班,要做到时时处处都有人想着、看着孩子,对孩子做到"放手不放眼,放眼不放心"。游乐场要针对幼儿容易发生的安全问题,配备必要的保护设施,不能只为营利而不顾孩子安危,要适当限制儿童活动的范围,只有这样,才会降低不良事件发生的概率。

（三）针对幼儿的生活安全教育以提高其自我保护意识和能力

　　幼儿处于身心逐步发展的阶段,缺少生活经验和各种社会方面、自然方面的常识,自理能力较差,虽然教师和家长在竭尽全力小心翼翼地呵护他们,以尽量减少事故的发生,但我们应知道成人对孩子的保护毕竟是有限的,因此在关注孩子、保护孩子的同时,也应教给幼儿必要的安全知识,提高其自我保护能力。只有把安全的金钥匙交给孩子才是比较可靠的。所以,幼儿园应通过健康教育活动,有意识、有计划、有目的地对幼儿进行安全教育。比如,交通安全、消防安全、食品安全、游戏安全、生活安全、自然灾害避险、求救方法等,可以组织专门的主题教育活动,也要抓住一日活动的各个有效环节随机强化。比如家长应与幼儿园配合,利用家庭教育的特点,及时做好孩子的安全教育工作。

（四）培养、训练幼儿养成良好的生活习惯

　　良好的行为习惯能使幼儿躲避伤害。例如,幼儿养成吃饭前、喝水前摸一摸、吹一吹的习惯,从冰箱中拿出的东西闻一闻的习惯,可以避免烫嘴、烫手、误食东西;走路和跑步时靠右边行,可以大大减少与同伴碰撞或被来往车辆碰撞的概率,鞋带系得牢可避免跌倒、摔伤,吃鱼时把刺挑干净可免受咽刺之痛,吃饭时不嬉笑打闹可避免气管进异物,这些都是日常生活中常常遇到的问题,家庭和幼儿园应相互配合,反复强调,持之以恒,使幼儿建立起良好的生活习惯,从而起到自我保护的作用。

（五）加强幼儿的体能训练以提高其自我保护能力

　　在实际生活中可以看到,平时很少跑动的孩子相对来讲容易受伤,那些活泼好动的孩子奔跑蹦跳灵活,钻爬攀登熟练,反应敏捷,相对来讲磕碰就少一些。目前我国尤其是城市绝大多数幼儿都是独生子女,他们虽然在身高、体重方面较过去有一定的进步,但是其心、肺等内脏的功能却落后于身体的发育水平,这是由于缺乏锻炼造成的。由于身体肌肉长期缺乏应有的活动,肌肉组织内储氧量降低,肌肉弹性张力下降,因此幼儿动作的平衡能力、灵活性都达不到自我保护的要求。为此,幼儿园、家庭应给幼儿提供足够的时间和空间,合理地组织有一定强度和密度的体育活动,提高幼儿的身体发展水平,避免意外伤害事故的发生。

第四节　学前儿童伤害的现场急救原则与紧急处理

一　意外伤害的现场急救原则

　　1. 救命第一。现场急救时,首先要注意受伤者的呼吸、心跳是否正常。如果伤者的心跳、呼吸不规律,快要停止或刚刚停止,当务之急就是设法暂时用人为的力量来帮助伤者呼吸,以期恢复自主呼吸,支持心脏正常功能。在常温下,呼吸、心跳完全停止4分钟以上,生命就会岌岌可危;超过10分钟,一般很难复苏。因此,当病人的呼吸、心跳发生严重障碍时,如果不立即进行急救,只等送医院再救,往往造成不可挽回的后果。

2. 减少痛苦。很多意外伤害如各种烧烫伤、骨折发生时，伤者疼痛感剧烈，甚至出现休克，因而在现场抢救中要尽量减少伤者的痛苦，以免加重病情。在处理和搬运时，动作要轻柔，位置要适当，语言要温和，必要时予以镇痛、镇静药物。

3. 预防并发症。在抢救过程中要尽量减少后续损伤和预防并发症的出现。比如，儿童摔伤或坠落伤时可能发生脊柱骨折，当病儿脊背疼痛疑有脊柱骨折时，就应严禁让病儿坐起或直立走动，转运时一定用硬木板作担架运送。反之，如果让病儿走动，或用绳索等软担架运送，或抱、背着转送，都可能因抢救过程中脊椎的活动而损伤脊髓神经，造成日后截瘫。

二 托幼机构对于幼儿意外伤害的急救处理程序

 案例8

  托班一名幼儿在户外活动时，不小心擦伤了脸，老师急忙将孩子送至保健室。保健老师仔细询问和观察后，发现孩子除了脸上有较深的擦伤痕迹、周边皮肤稍红之外，并无其他异常，该名幼儿也在半小时后回到教室。当时保健老师及班级老师觉得孩子并无大碍，也不想影响家长工作，就未在第一时间告知家长。下午家长来接孩子时，看到孩子脸上一条擦伤痕迹，大发雷霆，指责园方："为何不第一时间通知家长？家长应有知情权！"

  【点评】 家长的言词并不是没有道理。从此之后，幼儿园便制订了教师在幼儿一日活动组织中，若孩子发生意外伤害情况时的统一上报流程。

一般情况下，托幼机构内若发生幼儿意外伤害，可以采取图9-1所示的急救处理程序。

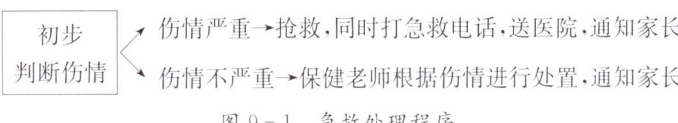

图9-1 急救处理程序

（一）伤情判断

当幼儿伤害事故发生时，保教人员一定要保持镇定，并对伤者的受伤严重程度进行初步判断。切忌惊慌失措，这样不但影响伤情判断，也可导致伤者和其他幼儿的情绪波动。

一般可以根据事故发生的原因、受伤部位、受伤幼儿的神情表现判断受伤严重程度。特别要注意的是，如果幼儿从高处摔下，或者受到较大外力冲击，可能没有出现皮肤破损，但其内脏器官有可能已经受伤，通常会表现出脸色苍白、出冷汗、表情痛苦等症状，因此一定要多加观察和注意，必要的话及时送医。如果考虑到伤者可能有颈椎、脊椎骨折，不要随意搬动，需要慎重处理。

（二）现场急救

当伤者出现大量出血、呼吸道异物堵塞、呼吸或心跳停止等紧急状况时，必须进行现场急救，争取时间抢救生命。

（三）启动紧急预案

意外伤害发生后，为及时、有效进行处置，控制事态进一步恶化，有必要启动托幼园所意外伤害紧急处理预案。伤情严重的话，立即就地在现场、班级教室内对伤者进行急救，周围其他的儿童应马上被带离，并请周围其他教师帮助拨打急救电话、通知院方相关人员等。不管伤情严重与否，都要立即通知家长，客观地告知伤情和处置情况。

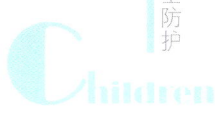

三 常用的现场急救技术 ●●●●●●●●●●

(一) 心肺复苏

一般情况下,心脏停跳超过4～6分钟,易造成脑细胞永久性损伤,甚至导致死亡,因此急救必须及时和迅速。心跳、呼吸骤停的急救,简称心肺复苏,通常采用人工胸外按压和口对口人工呼吸方法。具体救护步骤如下。

1. 判断意识　先在病人耳边大声呼唤,再轻轻拍病人(伤者)的肩部,如病人对呼唤和轻拍没反应,可判断病人无意识。

2. 立即呼救　当判断病人无意识时,应该求助他人帮忙,并拨打急救电话。

3. 救护体位　对于意识不清者,让病人仰卧位(脸朝上),放在坚硬的平面上(如水泥地面等)。

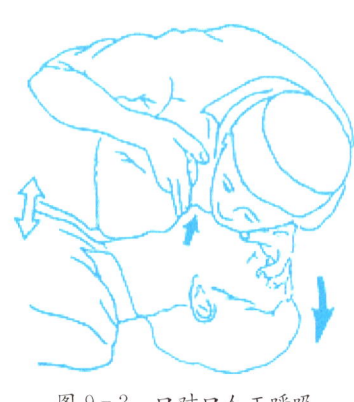

图 9-2　口对口人工呼吸

4. 打开气道　用最快的时间,先将病人衣领口、领带等解开,用手帕或毛巾等抠除病人口鼻内的污泥、土块、痰、呕吐物等异物,然后用一手压病人的前额,另一手托起病人的下巴,两手同时用力使头后仰,打开呼吸道,保持呼吸道通畅。

5. 人工呼吸　先检查病人呼吸,用耳听病人口鼻的呼吸声,用眼看胸部或上腹部呼吸起伏等,如果胸廓没有起伏,也没有气体呼出,即判断病人不存在呼吸,应立即给予人工呼吸。一手捏住病人鼻孔两侧,另一手托起病人下巴,深吸一口气,用口对准病人的口吹入,吹气停止后放松鼻孔,让病人从鼻孔出气。依此反复进行,成人患者每分钟14～16次,每次吹气量约500～1 000 ml,同时要注意观察患者的胸部,操作正确应能看到胸部有起伏,并感到有气流逸出(图9-2)。对儿童进行人工呼吸时,应根据儿童年龄控制吹气的力量,避免用力过大而损伤肺泡。

6. 胸外心脏按压　先吹气两口后,观察病人心跳情况,无心跳立即实施胸外心脏按压。抢救者左手掌根放在病人的胸骨中下半部,右手掌叠放在左手背上。手臂伸直,利用身体部分重量垂直下压胸腔3～5 cm,然后放松。放松时掌根不要离开患者胸腔,挤压要平稳、有规则,也不能冲击猛压。频率为每分钟80～100次。

在实施胸外心脏按压的同时,就交替进行人工呼吸。心脏按压与人工呼吸的比例:按国际急救新标准,无论单人或双人抢救均为30:2,即口对口先吹2口气后,再按压30下,再口对口吹2口气,再按压30下,以此类推。

(二) 止血

幼儿由于切割、碰撞等原因出血,如果出血很快,必须赶紧止血。止血的方法如下。

如果是表浅的划伤和擦伤:用碘伏消毒,再贴上创可贴或扎上绷带。绷带的压力通常能促使血液在伤口处凝固。

如果出血较多或伤口较深:用无菌绷带或干净的衣服牢牢地压迫伤口。伤口在腿上或手上,要抬起受伤肢体,使伤口高于心脏。如果出血不止应采取压迫供应出血区域组织的动脉来止血。一旦血止住,常规消毒、清洗伤口,以防感染,然后用无菌绷带包扎伤口。

包扎急救物品包括:消毒纱垫、绷带和三角巾、医用胶布、创可贴、消毒棉球或棉签、抗生素软膏、剪子和镊子、碘伏和75%乙醇、2%红汞(红药水)等。

(三) 呼吸道异物清理

婴幼儿活泼、好动,拿到东西就往口中送,或喂食不当时,极易造成异物阻塞呼吸道。常见的异物有果冻、糖果、纽扣、坚果、弹子和其他物品。

如果孩子口含食物玩耍或嬉笑时,突然发现呼吸窘迫伴咳嗽,不能发出声音,或伴有高调噪音的喉鸣,面色苍白青紫,就应立即想到呼吸道有异物,目击者应立即进行急救。因完全性呼吸道阻塞,导致呼吸困难的患儿在 4 分钟后即可窒息而死亡,而一般大城市的急救反应时间(从呼救至救护车到达现场的时间)约 10 分钟。

呼吸道异物现场急救程序如下。

1. 初步确定患者病情　简单询问病史初步确定异物的种类、大小以及发生呼吸道阻塞的时间等,同时通过观察患者是否有呼吸、咳嗽、说话以及气体交换是否充足等,以估计呼吸道是否完全阻塞。

2. 采取急救处理措施

(1) 如患者尚能发音、说话、呼吸或咳嗽,说明仅为呼吸道部分阻塞,气体交换尚充足。此时应尽量鼓励患者尽力呼吸和自行咳嗽,部分患者可咳出异物。也可尝试拍背法或腹部推压法。

● 拍背法:将伤者背对救助者,上半身倾斜,头向下;救助者一手托其胸部前,另一手掌连续猛击伤者背部两肩胛间 3～4 次,促使伤者咳嗽,将呼吸道异物排出(图 9-3)。该方法适用于异物进入气管堵塞呼吸道者。

● 腹部推压法:腹部推压法又称海姆立克急救法(图 9-4)。伤者取站立位,救助者从背侧用双手臂环抱伤者上腹部;一手放在正中线脐上,另一手紧握此手;救助者用力压伤者腹部 6～10 次,促使上呼吸道堵塞物吐出。该方法适用于异物进入气管堵塞呼吸道者。如果是婴幼儿,让患儿平卧,面向上。抢救者以两手的中指或食指,放在患儿胸廓下和脐上的腹部,快速向上重击压迫,但要很轻柔。重复之,直至异物排出。

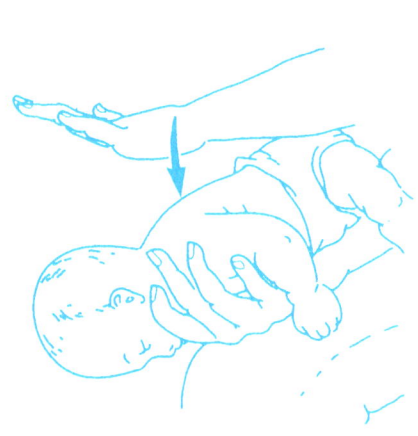

图 9-3　婴幼儿俯卧位拍背法

转引自〔美〕Lynn RM, Marie ZC, Jeanettia MR. Heaith, Safety, Nutrition for the Young Child (4th edition). Delmar Publishers, 1997:216.

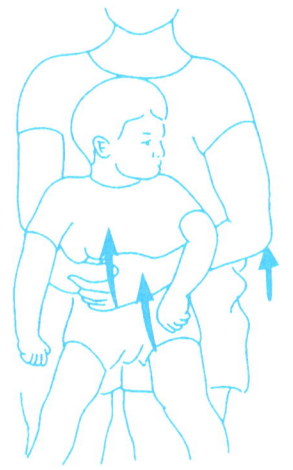

图 9-4　腹部推压法

转引自〔美〕Lynn RM, Marie ZC, Jeanettia MR. Heaith, Safety, Nutrition for the Young Child (4th edition). Delmar Publishers, 1997:218.

(2) 如果患者意识不清,立即使患者取仰卧位,用仰头举颌法打开呼吸道,开始用手指清除异物。若清除异物成功,呼吸道畅通,进行人工呼吸,待自主呼吸恢复后再转送医院;如失败,重复拍背、腹部推压、人工呼吸,直到取出异物,或开始复苏后期处理,如器械取异物等。期间应密切注意患者的意识、面色、瞳孔等变化,如患者的意识清楚转为昏迷,或面色发绀、颈动脉搏动消失、心跳呼吸停止,应停止排除异物,而迅速作心肺复苏术。

(四) 骨折后的临时固定技术

现场急救中,对疑为骨折的伤员可做临时固定,目的是防止因骨折断端活动而造成新的损伤,减轻疼痛,预防休克,这对骨折的治疗起到重要的作用。临床固定的范围应包括骨折处的上、下两关节,对开

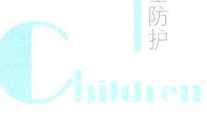

放性骨折(骨折断端穿出皮肤)必须先行止血、包扎,再固定骨折肢体,固定的材料可用绷带、棉垫、木夹板等,亦可采用树枝、竹竿、木棍、纸板、书卷、雨伞、衣服、腰带等代用品,固定夹板与肢体之间要加棉垫、衣片等衬垫,防止皮肤受压损伤;四肢固定要露出指、趾尖,便于观察血循环。固定完成后,如出现指、趾苍白、青紫,肢体发凉、疼痛或麻木,表明血循环不良,应立即检查原因,如为缚扎过紧,须放松缚带或重新固定。

常见部位的固定方法如下。

1. 肱骨(上臂)骨折固定法　把长达肩峰至肘尖的衬垫木板或硬纸板,放在伤肢外侧,以绷带或布条缠绕固定,注意留出指尖,然后用三角巾把前臂悬吊胸前。上肢骨折如无固定器材,可利用躯干固定,将上臂用皮带或布带固定在胸部,并将伤侧衣襟角向外上反折,托起前臂后固定(图9-5)。

2. 尺、桡骨(前臂)骨折固定法　用一块从肘关节至手掌长度的木板或用一本16开杂志,放在伤肢外侧,以绷带或布条缠绕固定,注意留出指尖观察,然后用三角巾把前臂悬吊胸前(图9-6)。

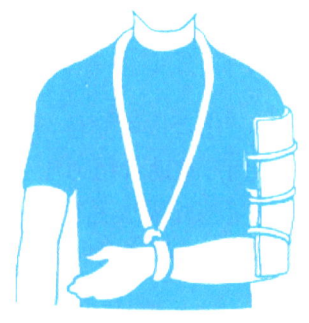
　　图9-5　上臂骨折固定法

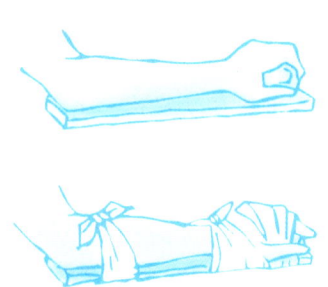
　　图9-6　前臂固定法

3. 股骨(大腿)骨折固定法

伤员仰卧,伤腿伸直。用两块夹板(内侧夹板长度为上至大腿根部,下过足跟;外侧夹板长度为上至腋窝,下过足跟)分别放在伤腿内外两侧(若只有一块夹板则放在伤腿外侧),并将健肢靠近伤肢,使双下肢并列,两足对齐。关节处及空隙部位均放置衬垫,用5～7条角巾或布带先将骨折部位的上一下两端固定,然后分别固定腋下、腰部、膝、踝等处;足部用三角巾"8"字固定,使足部与小腿呈直角。

4. 胫腓骨(小腿)骨折固定法

(1)夹板固定法:伤员仰卧,伤腿伸直。夹板长度超过膝关节,上端固定至大腿,下端固定至踝关节及足底。并将健肢靠近伤肢,使双下肢并列,两足对齐。关节处及空隙部位均放置衬垫,用5～7条三角巾或布带先将骨折部位的上下两端固定,然后分别固定大腿、膝、踝等处。足部用三角巾"8"字固定,使足部与小腿呈直角。

(2)无夹板固定法:伤员仰卧,伤腿伸直,健肢靠近伤肢,双下肢并列,两足对齐。在关节处与空隙部位之间放置衬垫,用5～7条三角巾或布条将两腿固定在一起(先固定骨折部位的上、下两端)。足部用三角巾"8"字固定,使足部与小腿呈直角。

四　幼儿常见损伤的处理方法 ●●●●●●●●●●

(一)皮肤擦伤

很浅、面积较小的伤口,可用碘伏、酒精(或红药水)涂伤口周围的皮肤,用干净消毒纱布包扎好。如伤口无肿痛感染,2天后可用酒精棉球(红药水)再消毒伤口一次。如果家里没有碘酒、酒精,可用干净的水清洗伤口,然后涂上抗生素软膏,再贴上创可贴。如果擦伤面积太大,伤口上沾有无法自行清洗掉的沙粒、脏物,或受伤位置重要(如脸部),建议带宝宝就医。对于大而深的伤口,父母应及时带孩子去外科做局部清创处理,并注射破伤风针剂。

（二）扭伤

扭伤后一般出现明显疼痛与触痛,随着患部的活动而增强;受损的关节肿胀,限制活动,肌肉痉挛,如果波及到腿,就会出现跛行,几天后伤处还会出现青肿等这些症状。扭伤初期应将患处垫高,采用冷敷、施压以减轻肿胀,避免患处活动。在伤后 48 小时内,不可对患部做热敷。一般在 1~2 天后可在患处进行按摩,促使血液循环加速,肿胀消退,有条件的还可进行理疗。一般 12 天后,肿胀与疼痛开始减轻,患肢也可以做些轻微活动。特别提醒:由于扭伤常常伴有骨折和关节脱位,尤其幼儿容易发生桡骨头半脱位,所以当患儿疼痛日渐加重,应去医院就诊。

（三）骨折

如果是开放性骨折,断骨刺穿了皮肤,伤口血流不止时,首先用消毒纱布或干净的布压迫伤口止血,并注意不要试图把变形或弯曲的肢体弄直,也不要将突出伤口外的断骨塞回伤口内以免感染。如果是闭合性骨折,折骨没有伸出皮肤,可在受损部的两侧固定肢体,以防进一步损伤,然后急往医院骨科就诊。一旦打上石膏回家休息,要注意应将患肢抬高,减少或避免患肢发生肿胀。帮助患者定时翻身。饮食应多摄入一些含钙高的食物。一般只要骨复位并固定良好,患者能很快恢复。

（四）烫伤

万一发生烫伤,首先不要惊慌,也不要急于脱掉贴身单薄的诸如汗衫、丝袜之类衣服,应迅即用冷水冲洗。等冷却后才可小心地将贴身衣服脱去,以免撕破烫伤后形成的水泡。冷水冲洗的目的是止痛、减少渗出和肿胀,从而避免或减少水泡形成。冲洗时间半小时以上,以停止冲洗时不感到疼痛为止。一般水温约 20℃左右即可。切忌用冰水,以免冻伤。如果烫伤在手指,也可用冷水浸浴。面部等不能冲洗或浸浴的部位可用冷敷。

冷水处理后把创面拭干,然后薄薄地涂些蓝油烃、绿药膏等油膏类药物,再适当包扎 1~2 天,以防止起水泡。面部只能暴露,不必包扎。如有水泡形成可用消毒针筒抽吸或剪个小孔放出水液即可;如水泡已破则用消毒棉球拭干,以保持干燥,不能使水液积聚成块。烫伤后切忌用紫药水或红汞涂搽,以免影响观察伤后创面的变化。大面积或严重的烫伤经家庭一般紧急护理后应立即送医院。民间所说烫伤后浸泡在酱油里是错的,因酱油本身含有大量细菌,也不利于散热,容易引起伤口感染。烫伤后也不可涂抹牙膏,大面积或严重的烫伤经家庭一般紧急护理后应立即送医院。

（五）宠物咬伤

孩子一旦被猫、狗等宠物抓伤,家长就要紧急处理伤口,不仅要止血、止痛,最重要的是避免孩子感染狂犬病毒。

被宠物咬伤以后,应该及时清洗伤口,使用大量的肥皂水反复冲洗伤口,如果伤口较深要想办法深入内部进行灌洗(如用注射器注水冲洗),尽量减少病毒的侵入。切记,越早冲洗伤口效果越好。冲洗后不要包扎伤口,尽量让伤口暴露。经过上述对伤口的初步处理之后,家长要立即带孩子去医院治疗,注射狂犬疫苗,千万不可因为只是一个小伤口而轻视。狂犬病的死亡率极高,一旦发病治愈率很低。并且,狂犬病有较长的潜伏期,往往不是被咬之后立即发病,所以家长一定要给予足够的重视。

（六）中毒

一旦发现孩子误服了药物,切莫惊慌失措,或指责、打骂孩子。首先,要早期发现孩子吃错药的反常行为,如孩子误服安眠药或含有镇静剂的降压药,孩子会表现出无精打采、昏昏欲睡,家长遇到此事,要马上检查大人用的药物是否被孩子动过。其次,家长要尽快弄清孩子误服了什么药物,服药时间大约有多久和误服的剂量有多少,及时掌握情况,为下一步制订治疗方案提供帮助。

合理运用各种处理方法以减少毒物吸收、促进排出,对症治疗。如果误服的是一般性药物且剂量较

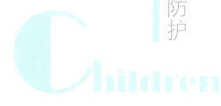

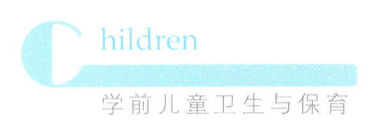

少,如毒副作用很小的普通中成药或维生素等,可让孩子多饮凉开水,使药物稀释并及时从尿中排出。如果吃下的药物剂量大且有毒性,或副作用大(如误服避孕药、安眠药等),则应及时送往医院治疗,切忌延误时间。

如果误服的是腐蚀性较强药物,在将病人送往医院的这段时间内,要由有医疗常识的人采取相应的急救措施。比如,如果误服强碱药物,应立即服用食醋、柠檬汁、橘汁等;误服强酸,应使用肥皂水、生蛋清,保护胃黏膜;误服碘酒等,则应饮用米汤、面汤等含淀粉的液体。

值得注意的是,在送往医院急救时,应将错吃的药物或药瓶带上,让医生了解情况,及时采取解毒措施。如果孩子是好奇吃了不熟的瓜果也有可能中毒,一般也是先催吐,再及时送往医院。

(七)心理危机干预

心理危机是指由于突然遭受严重灾难、重大生活事件或精神压力,使生活状况发生明显的变化,尤其是出现了用现有的生活条件和经验难以克服的困难,致使当事人陷于痛苦、不安状态,常伴有绝望、麻木不仁、焦虑,以及自主神经症状和行为障碍。心理危机干预是指针对处于心理危机状态的个人及时给予适当的心理援助,使之尽快摆脱困难。

学前儿童遭受到失去亲人、经历或看到恐怖的灾难性场面等时都可能导致心理危机。每个人对严重事件都会有所反应,但不同的人对同一性质事件的反应强度及持续时间不同。一般人的心理应对过程可分为3个阶段:第一阶段,当事者表现麻木、否认或不相信;第二阶段,感到激动、焦虑、痛苦和愤怒,也可有罪恶感、退缩或抑郁;第三阶段,接受事实并为将来作好计划。心理危机过程持续一般不会太久,如亲人或朋友突然死亡的沮丧反应一般在6个月左右消失,否则应视为病态。

下面以震后的心理干预为例,说明对学前儿童心理危机干预的基本处理方法。

1. 说出感觉 帮助孩子处理重大变故的第一守则就是:鼓励孩子说出他灾害当时的经验,他目前的感觉以及他想对过世者表达的心意。

2. 分享表达 遭遇重大伤痛的儿童,也许对新认识的成人有许多的防御心,不愿意表达自己的感受。如果能在灾区现场,以小型儿童安亲班的形式,让同龄的孩子有机会聚在一起,便可让同伴之间,透过绘画、黏土等活动,分享彼此的焦虑及恐惧。所以,进入灾区的心理辅导者,别忘了多带些图画纸及彩色笔。

3. 放松训练 孩子也许会担心死去的亲人现在怎么样了。心理辅导者可以透过简单的肌肉放松训练,让孩子了解到死去的人什么都不会想、什么都感觉不到了,心脏停止跳动以后,其实他们的躯体已经不会有烦恼、也不会觉得痛苦了。

4. 美好回忆 告诉较年长的儿童及青少年,每个人的生命有长有短,不会因为早死就让这个生命变得没有价值。他(她)爱过你,也被你爱过,想想他(她)的优点、想想在他(她)生前你们一起分享过的美好回忆——那就是他(她)生命的价值。

应避免使用这样的处置方式:

(1)尽量不要对孩子说,阿公阿婆或爸爸妈妈只是"睡着了"。想想看,如果孩子真的相信了这个说法,说不定他晚上也会害怕阖上自己的眼睛,害怕自己也"睡着了"。咨询者应把自己的信仰放在一边,尊重孩子家族中已有的特殊宗教信仰,轮回、灵魂、天堂……这些说法其实可以让孩子能镇定地接受死亡的事实。

(2)照顾丧亲儿童的基本生活需求固然重要,但切不可立刻将他从现场带走,送到其他的都市,强迫他开始全然未知的新生活。人们往往需要通过许多丧礼的仪式,或是四周亲朋的共同悼念去面对逝者已去的事实。如果孩子还没有在心中处理完灾后的各种伤痛,就直接被抛进新的生活中,恐怕对他生存的控制感更是雪上加霜。之后若再给予心理辅导,会错过了最好的时机。

(3)不要期望让孩子尽快恢复,那只能使自己的工作充满灰心与挫折,而是要让他有勇气面对死亡的现实、了解自己的伤恸、感觉到周围人及社会的支持、仍然爱惜自己的生命与未来的人生。

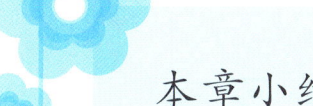

本章小结

本章阐述的基本问题有：
1. 学前儿童伤害的类别和发生特点。
2. 学前儿童伤害发生的原因和防控原则。
3. 托幼机构安全防护的方法。
4. 掌握儿童伤害的现场急救原则和常见伤害紧急处理方法。

基本要点：随着传染病和慢性疾病的预防和治疗抢救技术不断增强，意外伤害已经成为全世界很多国家0～14岁儿童的第一位死因，意外伤残的疾病负担巨大。按照造成伤害的意图分类，可以分成意外伤害（也称为非故意伤害）和故意伤害。溺水、道路交通伤害、意外窒息、中毒、跌落伤、挤压/碰撞伤、烧烫伤、动物咬伤、割刺伤、虐待和忽视等是目前学前儿童的常见伤害类型。由于事发的突然性，过去很长一段时间以来人们习惯称其为"意外伤害"。但是，目前国际、国内的主流学术观点普遍认为伤害是可防可控的，强调儿童所在家庭、机构和社会对儿童安全应当承担的责任。本章在分析学前儿童伤害发生原因、特点和防控原则的基础上，重点介绍了如何营造托幼机构的安全防护环境、如何制定并实施安全管理制度等，并介绍了幼儿现场急救的原则、几种常见急救技术和伤害紧急处理方法。

思考与探索

1. 幼儿常见的意外伤害有哪些？请简述其定义和特点。

2. 使用多种互联网搜索引擎，查找本章介绍过的各种幼儿伤害的案例报道，分别从幼儿本身、家庭因素、托幼机构因素以及社会因素分析其发生的原因，预防和控制建议。

3. 某5岁幼儿一边和妈妈打闹一边把一颗果冻放入口中，一下给卡住了，妈妈急忙用手抠，但是孩子小脸憋得通红却咳不出来，就拨打了120急救，请问还有哪些可行的方法可以清除异物？

4. 幼儿园的李老师组织孩子们去滑滑梯，孩子们玩的真高兴呀！突然，小佳佳从滑梯上站起来一下摔了下来，头也破了，李老师想赶紧抱起孩子，可是孩子直喊疼，不让老师抱。请问老师这时候需要做哪些紧急措施？

5. 5岁的安安被惊醒了，发现妈妈正哭喊着把自己抱出了屋子，可是妈妈受伤了，腿上流很多血，安安吓得大哭起来！救护车来了，很多人把她们送到了医院，医生说妈妈做手术去了，可是，安安等呀等呀，过了好长时间，才听说妈妈再也见不着了，大人说妈妈死了！安安害怕极了，她觉得自己也快死了……请问怎样才能对安安进行心理辅导干预？

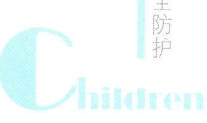

第十章 托幼机构卫生保健工作管理

本章将帮助你

- 了解集体儿童卫生保健工作的意义和任务。
- 熟悉托幼机构日常性的儿童卫生保健工作内容和工作规范。
- 了解新设立托幼机构招生前的卫生学评价要求。
- 熟悉托幼机构卫生保健管理工作体系的构成和人员职责。

问题情境

　　王老师自从幼儿师范毕业后,一直勤勤恳恳做了十几年的幼儿教师,在班级管理和学前儿童教育方面工作成绩出色,即将被正式聘为幼儿园园长。王老师感到既兴奋、又紧张。兴奋的是,这毕竟是自己职业生涯中的一大跨越;紧张的是,自己是学前教育专业毕业的,虽然对于如何教育和管理幼儿比较在行,但是现在要自己全面负责幼儿园的工作,尤其是卫生保健这一块,感到压力很大。近几年无论是政府、社会还是家长,对托幼机构的卫生保健工作要求越来越高。那么,究竟应该从哪几个方面把幼儿园的卫生保健工作管理得更好、更规范? 如何为社会和家长提供更优质的保教服务? 王老师最近翻阅大量相关的卫生保健书籍,浏览各种网站,希望从中得到一些启发。

　　上述案例中王老师遇到的问题并非偶然,其实也是一直困扰着很多幼儿园园长们的问题:究竟应该如何做好托幼机构的卫生保健工作? 我们党和政府长期以来高度重视这一工作,相继颁布了一系列的政策法规,并根据社会发展和人民健康需求的变化不断调整、更新(如下框所列),这些都是广大托幼机构依法、依规从事卫生保健工作的重要依据。

- 1978～1979 年，卫生部妇幼卫生司制定了《三岁前教养大纲》《城市托儿所工作条例》，1985 年颁发了《托儿所幼儿园卫生保健制度》，对托幼机构开展早期教育和卫生保健工作提出了具体要求。
- 1994 年，卫生部与国家教委联合颁发了《托儿所幼儿园卫生保健管理办法》，将托幼机构卫生保健工作纳入了法制化管理。
- 1996 年，国家教委正式颁布《幼儿园工作规程》，对托幼机构卫生保健工作的科学管理做出了明确规定。
- 2010 年，卫生部与教育部颁布修订后的《托儿所幼儿园卫生保健管理办法》（卫生部、教育部令第 76 号）。
- 2012 年，卫生部妇幼保健与社区卫生司印发《托儿所幼儿园卫生保健工作规范》（卫妇社发〔2012〕35 号），为贯彻落实上述"管理办法"提供了工作技术规范。

第一节　集体儿童卫生保健工作的意义和任务

 一　集体儿童卫生保健工作的意义 ●●●●●●●

　　进入托儿所、幼儿园（简称托幼机构）的儿童称为集体儿童，多数为 3 岁以上的学龄前儿童。目前全国各地城市适龄儿童入托入园率高达 60％～90％。

　　学龄前儿童正处于体格和神经心理不断生长、发育的阶段，全身各器官和系统的生理功能尚不完善，机体免疫功能也比较低下，外界环境适应能力差，这个年龄段的儿童本身就是卫生保健的重点人群。而一旦进入托幼机构后，在集居条件下生活和学习，彼此密切接触的机会较多，一旦疏于管理，个别幼儿身上的急性传染病会很快蔓延和播散到整个班级、甚至整个幼儿园。因此，儿童集居的托幼机构应当坚持预防为主、保教结合的原则，认真做好卫生保健工作。

 二　集体儿童卫生保健工作的目标和任务 ●●●●●●

　　为保证儿童正常的体格生长发育，促进儿童智力和心理的发展，托幼机构集体儿童卫生保健工作就要遵循以保健为基础、保育和教育相结合的原则，认真落实每一项卫生保健工作任务，最终目的在于为儿童创造良好的生活学习环境，预防和控制传染病，降低常见病发病率，保障儿童身心健康发展。

　　具体来说，托幼机构卫生保健工作的任务如下。

　　（1）根据学前儿童的年龄特点，建立并实施科学、合理的一日生活制度，培养儿童良好的日常生活卫生习惯。

　　（2）科学制订食谱，为儿童提供营养搭配合理的膳食，并定期进行营养评估。

　　（3）制订与学前儿童生理发育特点相适应的体格锻炼计划，根据儿童年龄特点开展游戏和身体活动，保证儿童必要的户外活动时间，增强儿童体质和抗病能力。

　　（4）建立健康体检制度，定期组织开展儿童健康检查工作，建立健康档案，坚持每日晨检和全日健康观察，做好常见病的预防，及时发现问题及时处理。

　　（5）严格执行卫生消毒制度，做好室内外环境及个人卫生。加强食品卫生管理，在食物的采购、储存、烧制和分发各个环节严格落实各项卫生措施，保证饮用水的安全与卫生。

　　（6）协助落实国家计划免疫规划工作，在儿童入园时查验其预防接种证，未按规定接种的儿童要告

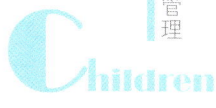

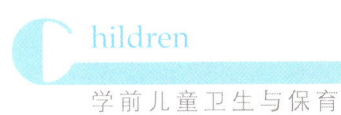

知其监护人并指导补种。

（7）加强日常保育工作，定期开展儿童眼、耳、口腔保健，开展儿童心理卫生保健，对体弱儿进行专案管理和护理。

（8）建立卫生和安全管理制度，落实各项卫生安全防护措施，预防伤害事件的发生。

（9）制定适宜的健康教育计划，定期对幼儿及家长开展多种形式的健康教育活动。

（10）做好各项卫生保健工作信息的收集、汇总和报告工作。

第二节　托幼机构日常性的儿童卫生保健工作内容和工作规范

托幼机构卫生保健工作应针对儿童集居这个特点，重点围绕保证和促进儿童体格生长发育、心理发展这两个中心，规范地按照要求做好各项工作。

一　一日生活安排

有关合理安排一日生活制度的意义、依据和方法等已经在本书第七章进行了详细的介绍。最新颁布的《托儿所幼儿园卫生保健工作规范》要求如下。

（1）托幼机构应当根据各年龄段儿童的生理、心理特点，结合本地区的季节变化和本托幼机构的实际情况，制订合理的生活制度。

（2）合理安排儿童作息时间和睡眠、进餐、大小便、活动、游戏等各个生活环节的时间、顺序和次数，注意动静结合、集体活动与自由活动结合、室内活动与室外活动结合，不同形式的活动交替进行。

（3）保证儿童每日充足的户外活动时间。全日制儿童每日不少于2小时，寄宿制儿童不少于3小时，寒冷、炎热季节可酌情调整。

（4）根据儿童年龄特点和托幼机构服务形式合理安排每日进餐和睡眠时间。儿童正餐间隔时间3.5～4小时，进餐时间20～30分钟/餐，餐后安静活动或散步时间10～15分钟。3～6岁儿童午睡时间根据季节以2～2.5小时/日为宜，3岁以下儿童日间睡眠时间可适当延长。

（5）严格执行一日生活制度，卫生保健人员应当每日巡视，观察班级执行情况，发现问题及时予以纠正，以保证儿童在托幼机构内生活的规律性和稳定性。

二　儿童膳食营养与卫生管理

保证让入托入园幼儿吃得饱、吃得好、吃得卫生，这是托幼机构卫生保健工作的重要内容之一。有关如何做好膳食计划、如何开展儿童膳食调查和营养评估、如何预防和紧急处置集体性食物中毒与水源性疾病暴发事件已经在本书第六章进行了详细的阐述。

目前来说，托幼机构应当从膳食营养管理和膳食卫生管理两个角度，按照要求做到以下几点。

1. 膳食营养管理

（1）托幼机构应当根据儿童生理需求，以《中国居民膳食指南》为指导，参考"中国居民膳食营养素参考摄入量（DRIs）"和各类食物每日参考摄入量（表10-1），制订儿童膳食计划。

（2）根据膳食计划制订带量食谱，每1～2周更换1次。食物品种要多样化且合理搭配。

（3）在主副食的选料、洗涤、切配、烹调的过程中，应尽量减少营养素的损失，口味清淡，并注意色、香、味、形,以提高儿童的进食兴趣。

(4) 托幼机构至少每季度应进行 1 次膳食调查和营养评估。儿童的热量和蛋白质平均摄入量全日制托幼机构应当达到 DRIs 的 80% 以上,寄宿制托幼机构应当达到 DRIs 的 90% 以上。维生素 A、B_1、B_2、C 及矿物质钙、铁、锌等应当达到 DRIs 的 80% 以上。三大营养素热量占总热量的百分比分别是蛋白质 12%~15%,脂肪 30%~35%,碳水化合物 50%~60%。每日早餐、午餐、晚餐热量分配比例为 30%、40% 和 30%。优质蛋白质占蛋白质总量的 50% 以上。

(5) 有条件的托幼机构可为贫血、营养不良、食物过敏等儿童提供特殊膳食。不提供正餐的托幼机构,每日至少提供 1 次点心。

表 10 - 1　学前儿童各类食物每日参考摄入量

食物种类	1~3 岁	3~6 岁
谷类	100~150 g	180~260 g
蔬菜类	150~200 g	200~250 g
水果类	150~200 g	150~300 g
鱼虾类	100 g	40~50 g
禽畜肉类		30~40 g
蛋类		60 g
液态奶	350~500 ml	300~400 ml
大豆及豆制品	—	25 g
烹调油	20~25 g	25~30 g

引自:《中国孕期、哺乳期妇女和 0~6 岁儿童膳食指南》中国营养学会妇幼分会,2010 年

2. 膳食卫生管理

(1) 托幼机构食堂应当取得《餐饮服务许可证》,建立食品卫生园长负责制,健全各项食品安全管理制度。

(2) 托幼机构应当为儿童提供足量、清洁的饮用水,保证儿童按需饮水。每日上、下午各 1~2 次集中饮水,1~3 岁儿童饮水量 50~100 ml/次,3~6 岁儿童饮水量 100~150 ml/次,并根据季节变化酌情调整饮水量。

(3) 儿童膳食应有专人负责,儿童膳食费专款专用,账目每月公布,每学期膳食收支盈亏不超过 2%。工作人员与儿童膳食要严格分开。

(4) 儿童食品应当在具有《食品生产许可证》或《食品流通许可证》的单位采购。托幼机构在采购食品时应该做到索证、索票、进货验收和台账记录,索取销售者卫生许可证复印件和(或)营业执照复印件以及销售者或者市场管理者出具的购物凭证并留存备查。购物凭证是指能够满足食物溯源所需信息的有效凭证,包括发票、收据、供货清单等。负责食品索证、验收和台账记录的人员应掌握餐饮业常用的食品卫生法规规定、食品卫生基本知识和感官鉴别常识。

(5) 禁止加工变质、有毒、不洁、超过保质期的食物,不得制作和提供冷荤凉菜。每天有专人对食堂从业人员进行晨检并登记,若发现食堂从业人员及分餐人员出现腹泻、发热、呕吐、化脓性或渗出性皮肤病症时,应立即让脱离工作岗位,待查明病因、治愈后,方可重新上岗。

(6) 儿童食堂应当每日清扫、消毒,保持内外环境整洁。食品加工用具必须生熟标识明确、分开使用、定位存放。餐饮具、熟食盛器应在食堂或清洗消毒间集中清洗消毒,消毒后保洁存放。库存食品应当分类、注有标识、注明保质日期、定位储藏。

(7) 留样食品应当按品种分别盛放于清洗消毒后的密闭专用容器内,在冷藏条件下存放 48 小时以上;每样品种不少于 100 克以满足检验需要,并做好记录。

(8) 进餐环境应当卫生、整洁、舒适。餐前做好充分准备,按时进餐,保证幼儿情绪愉快,培养幼儿

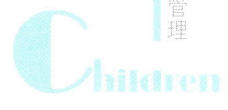

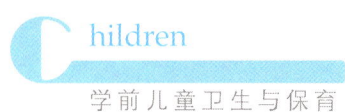
良好的饮食行为和卫生习惯。

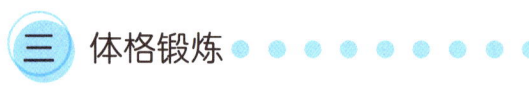

幼儿体质的好坏除了与先天遗传和后天营养有关外,日常体格锻炼也是很重要的因素。托幼机构应当重视幼儿体格锻炼,并且做到如下要求。

(1) 根据儿童的年龄及生理特点,合理利用日光、空气、水和器械,每天有组织地开展多种形式的体格锻炼,运动强度和运动量适宜。

(2) 做好场地布置和运动器械的准备,保证儿童室内外运动场地和运动器械的清洁、卫生、安全。定期进行安全隐患排查。

(3) 做好运动前的身体准备工作。运动中注意观察幼儿面色、精神状态、呼吸、出汗量和儿童对锻炼的反应,若有不良反应要及时采取措施或停止锻炼;加强运动中的保护,避免运动伤害。运动后注意观察幼儿的精神、食欲、睡眠等状况。

(4) 在全面了解儿童健康状况基础上制订锻炼计划。患病幼儿停止锻炼;病愈恢复期的幼儿运动量要根据身体状况予以调整;体弱幼儿的体格锻炼进程应当较健康幼儿缓慢,时间缩短,并要对幼儿运动反应进行仔细的观察。

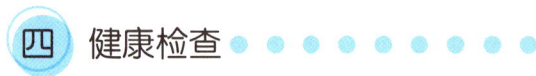

(一) 儿童健康检查

1. 入园(所)健康检查 每一个幼儿入托幼机构前都应当经过健康检查,合格后方可入园(所)。承担幼儿入园(所)体检的医疗卫生机构及人员应当取得相应的资格,并接受相关专业技术培训。

体检的要求除一般常规内容外,重点是控制传染病。检查重点如下框所示。

> ① 传染病,包括皮肤传染病、眼结膜炎、结核病、甲型肝炎等。
> ② 营养性疾病,如超重肥胖和低体重、缺铁性贫血、口角炎、佝偻病。
> ③ 感觉器官,包括视力、耳道和鼻腔炎症及分泌物等。
> ④ 口腔,有无龋齿和缺牙。
> ⑤ 咽部:主要检查扁桃体。

表 10-2 所示为规范的"儿童入园(所)健康检查表",不得违反规定擅自改变健康检查项目。

儿童入园(所)体检中发现疑似传染病者应当"暂缓入园(所)",及时确诊治疗。待临床痊愈并渡过隔离期后方可入园(所)。

儿童入园(所)时,托幼机构应当查验"儿童入园(所)健康检查表"、"0~6 岁儿童保健手册"、"预防接种证"。发现没有预防接种证或未依照国家免疫规划受种的儿童,应当在 30 日内向托幼机构所在地的接种单位或县级疾病预防控制机构报告,督促监护人带幼儿到当地规定的接种单位补证或补种。托幼机构应当在儿童补证或补种后复验预防接种证。

2. 定期健康检查 通过对儿童的定期健康检查,可以全面了解儿童在园(所)期间的生长发育及健康状况,及时发现不利于儿童生长发育的因素并给予必要的干预,早期发现、早期矫治各种疾病和健康问题。

儿童定期健康检查项目包括测量身长(身高)、体重,检查口腔、皮肤、心肺、肝脾、脊柱、四肢等,测查视力、听力,检测血红蛋白或血常规。承担儿童定期健康检查的医疗卫生机构及人员应当取得相应的资格。

1~3 岁儿童每年健康检查 2 次,每次间隔 6 个月;3 岁以上儿童每年健康检查 1 次。所有儿童每年进行1次血红蛋白或血常规检测。1~3岁儿童每年进行1次听力筛查;4岁以上儿童每年检查1次视力。每次测量应统一时间、按照固定方法进行,以便进行前后对比和评价。

体检后应当及时向家长反馈健康检查结果。当发现听觉、视觉和其他发育异常及可疑异常者,应及时嘱家长带儿童去专科医院做进一步检查以明确诊断。

儿童离开园(所)3个月以上需重新按照入园(所)检查项目进行健康检查。转园(所)儿童持原托幼机构提供的"儿童转园(所)健康证明"、"0~6岁儿童保健手册"可直接转园(所),"儿童转园(所)健康证明"有效期3个月。

表 10-2 儿童入园(所)健康检查表

姓名			性别		年龄		出生日期		年　月　日	
既往病史		1. 先天性心脏病　2. 癫痫　3. 高热惊厥　4. 哮喘　5. 其他								
过敏史						儿童家长确认签名				
体格检查	体重		kg	评价		身长(高)		cm	评价		皮肤
	眼		左	视力	左	耳		左	口腔	牙齿数	
			右		右			右		龋齿数	
	头颅			胸廓			脊柱四肢		咽部		
	心肺			肝脾			外生殖器		其他		
辅助检查	血红蛋白(Hb)						丙氨酸氨基转移酶(ALT)				
	其他										
检查结果						医生意见				

医生签名:
体检日期:　　年　月　　日　　　　　　　　　　　检查单位:

（检查单位盖章）

来源:卫生部《托儿所幼儿园保健工作规范》2012年5月

3. 晨午检及全日健康观察　托幼机构应当做好每日晨间或午间入园(所)儿童检查。检查内容包括询问儿童在家有无异常情况,观察精神状况、有无发热和皮肤异常,检查有无携带不安全物品等,发现问题及时处理。

晨检应由有经验的卫生保健人员认真执行。检查步骤包括"一问"、"二摸"、"三看"、"四查"。

一问:询问家长,了解幼儿上次离园(所)后到本次来园(所)期间的一般健康状况,包括精神、食欲、睡眠、大小便等情况以及有无咳嗽、流鼻涕等症状。

二摸:用手触摸幼儿额部和手心,以筛查儿童是否有发热,对可疑发热者及时测量体温,确定是否发热。

三看:观看幼儿精神状态是否良好,面色是否正常,有无流泪、眼结膜充血、流鼻涕等,注意面部、额部、耳后、颈部和手部皮肤以及口腔内部黏膜是否有皮疹或疱疹。

四查:根据当地儿童传染病流行情况对易感幼儿进行重点检查。同时,检查幼儿口袋中是否携带可造成创伤的小玩物,如石子、弹子、刀片、玻璃片等。

晨间检查结束后,要认真填写晨检记录。患病幼儿应离园休息治疗;有传染病或其他疾病可疑者,可由家长带去医疗机构确诊、治疗。

对当天没有来园(所)的幼儿,应及时了解缺勤原因。如系患传染病,则应对接触者及时采取预防措施,接触物要彻底消毒处理。

保教人员应当对幼儿进行全日健康观察,内容包括饮食、睡眠、大小便、精神状况、情绪、行为等,并作好观察及处理记录。卫生保健人员每日深入班级巡视2次,发现患病、疑似传染病幼儿应当尽快隔离并与家长联系,及时到医院诊治,并追访诊治结果。

如果接受家长委托喂药时,应当在早上晨检时,由家长把药交给卫生保健老师,药品应该有完整的

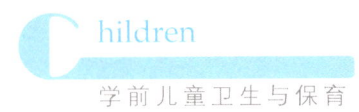

包装,最好由正规的医疗机构开出。卫生保健老师应仔细核对,登记班级、姓名(注意同名的幼儿)、剂量、服用方法和时间,并请家长签字确认(表10-3～表10-5)。

表10-3　晨午检及全日健康观察记录表

日期	姓名	班级	晨检情况	全日健康观察（症状与体检）	处理	检查者
			家长主诉与检查			

备注:记录晨午检和全日健康观察中发现的儿童异常情况。

表10-4　在园(所)儿童带药服药记录表

日期	班级	姓名	药物名称	服用剂量和时间	家长签字	喂药时间及签字

表10-5　儿童出勤登记表

班级:　　　　　　　　　　　　　　　　　　　　　　　　　　　　　年　　月

姓名	日期							备注
	1	2	3	4	5	……	31	

备注:1.“√”代表出勤,“○”代表缺勤;
　　　2.缺勤儿童查明原因后在“○”内补全相应的符号:“×”代表病假,“—”代表事假;
　　　3.因病缺勤,需在备注栏注明疾病名称。

(二) 工作人员健康检查

1. 上岗前健康检查　托幼机构工作人员上岗前必须按照规定,经县级以上人民政府卫生行政部门指定的医疗卫生机构进行健康检查,取得《托幼机构工作人员健康合格证》后方可上岗。精神病患者或者有精神病史者不得在托幼机构工作。

2. 定期健康检查　托幼机构在岗工作人员必须按照规定每年进行1次健康检查。

在岗工作人员若罹患精神疾病,应当立即调离托幼机构。

凡患有下列症状或疾病者须离岗,治愈后须持县级以上人民政府卫生行政部门指定的医疗卫生机构出具的病愈证明,并取得“托幼机构工作人员健康合格证”后,方可回园(所)工作。

- 发热、腹泻等症状;
- 流感、活动性肺结核等呼吸道传染性疾病;
- 痢疾、伤寒、甲型病毒性肝炎、戊型病毒性肝炎等消化道传染性疾病;
- 淋病、梅毒、滴虫性阴道炎、化脓性或者渗出性皮肤病等。

体检过程中发现异常者,由体检的医疗卫生机构通知托幼机构的患病工作人员到相关专科进行复查和确诊,并追访诊治结果。

五　卫生与消毒

(一) 环境卫生

托幼机构应当建立室内外环境卫生清扫和检查制度,每周全面检查1次并记录,为幼儿提供整洁、安全、舒适的环境。

室内应当有防蚊、蝇、鼠、虫及防暑和防寒设备，并放置在幼儿接触不到的地方。集中消毒应在儿童离园(所)后进行。

保持室内空气清新、阳光充足。采取湿式清扫方式清洁地面。厕所做到清洁通风、无异味，每日定时打扫，保持地面干燥。便器每次用后及时清洗干净。

卫生洁具各班专用专放并有标记。抹布用后及时清洗干净，晾晒、干燥后存放；拖布清洗后应当晾晒或控干后存放。

枕席、凉席每日用温水擦拭，被褥每月曝晒1～2次，床上用品每月清洗1～2次。

保持玩具、图书表面的清洁卫生，每周至少进行1次玩具清洗，每2周图书翻晒1次。

(二) 个人卫生

儿童日常生活用品专人专用，保持清洁。要求每人每日1巾1杯专用，每人1床位1被。

培养幼儿良好卫生习惯。饭前便后应当用肥皂、流动水洗手，早晚洗脸、刷牙，饭后漱口，做到勤洗头、洗澡、换衣，勤剪指(趾)甲，保持服装整洁。

工作人员应当保持仪表整洁，注意个人卫生。饭前便后和护理幼儿前应用肥皂、流动水洗手；上班时不戴戒指，不留长指甲；不在园(所)内吸烟。

(三) 预防性消毒

所谓预防性消毒，是指未发生传染源的情况下，对有可能被病原微生物污染的物品、场所和人体等进行的消毒。卫生保健人员应当学习和掌握各类常用的消毒技术，做好托幼机构内的日常性消毒隔离工作及对各班的检查指导(表10-6)。

表 10-6　班级卫生消毒检查记录表

日期	班级	消毒物体										
		开窗通风	餐桌	床围栏	门把手	水龙头	图书晾晒	玩具	被褥晾晒	厕所	其他	…

备注:以"√"的方式完成此表。

1. 空气消毒　开窗通风是最好的空气消毒手段。儿童活动室、卧室应当经常开窗通风，保持室内空气清新。在寒冷、炎热季节应每日至少开窗通风2次，每次至少10～15分钟。在外界温度适宜、空气质量较好、保障安全性的条件下，应采取持续开窗通风的方式。

在不适宜开窗通风时，尤其在传染病流行季节，每日应当采取其他方法对室内空气消毒2次。若采用紫外线杀菌灯进行照射消毒，每次持续照射时间60分钟。建议使用移动式紫外线杀菌灯，按照每立方米1.5瓦计算紫外线杀菌灯管需要量。禁止紫外线杀菌灯照射人体体表。采用反向式紫外线杀菌灯在室内有人环境持续照射消毒时，应使用无臭氧式紫外线杀菌灯。

2. 餐具消毒　儿童餐具应当在食堂集中清洗、消毒。对食具必须先去残渣、清洗后再进行消毒。

餐具每餐使用前消毒。建议采用煮沸消毒，被煮物品应全部浸没在水中，或者被蒸物品应疏松放置，从水煮沸后开始计算时间，煮沸消毒15分钟，蒸汽消毒10分钟。

如果使用餐具消毒柜、消毒碗柜消毒，应该使用符合国家标准规定的产品，按照产品说明使用。保洁柜无消毒作用，不得用保洁柜代替消毒柜进行消毒。

水杯每日清洗消毒，用水杯喝豆浆、牛奶等易附着于杯壁的饮品后，应当及时清洗消毒。

3. 毛巾消毒　反复使用的餐巾每次使用后消毒。擦手毛巾每日消毒1次。

消毒方法:①用洗涤剂清洗干净后，置阳光直接照射下曝晒干燥。曝晒时不得相互叠夹。曝晒时间不低于6小时。②煮沸消毒15分钟，被煮物品应全部浸没在水中；或者蒸汽消毒10分钟，被蒸物品应疏松放置。③使用次氯酸钠类消毒剂消毒,将将织物全部浸没在浓度为有效氯 250～400 mg/L 的消毒液中,浸泡消毒 20 分钟,消毒后用生活饮用水将残留消毒剂冲净。

4. 物体表面消毒 餐桌、门把手、水龙头、床围栏等幼儿易触摸的物体表面每日消毒 1 次。

可采用表面擦拭、冲洗消毒方式,使用次氯酸钠类消毒剂消毒,使用浓度为有效氯 100～250 mg/L,消毒 10～30 分钟。餐桌、家具等物体表面消毒后要用生活饮用水将残留消毒剂擦净、去除。抹布每次使用后消毒。

5. 洗手池、厕所地面消毒 使用次氯酸钠类消毒剂消毒,使用浓度为有效氯 400～700 mg/L,浸泡消毒 10～30 分钟。洗手池、厕所地面每日至少消毒 1 次,出现污染情况随时擦拭清洁。拖布等卫生洁具每次使用后消毒。

6. 坐便器与皮肤接触部位、盛装吐泻物容器的消毒 坐便器每次使用后及时冲洗,接触皮肤部位每日至少消毒 1 次。使用次氯酸钠类消毒剂消毒,使用浓度为有效氯 400～700 mg/L、浸泡或擦拭消毒 30 分钟。必须做到先清洗后消毒,浸泡消毒时将便盆全部浸没在消毒液中。消毒后用生活饮用水将残留消毒剂冲净后控干或晾干存放。

7. 玩具和图书消毒 可清洗的玩具使用次氯酸钠类消毒剂消毒,使用浓度为有效氯 100～250 mg/L,表面擦拭、浸泡时间为 10～30 分钟,根据污染情况,每周至少消毒 1 次。图书等不能湿式擦拭、清洗的物品,应每两周至少通风晾晒一次,曝晒时不得相互叠夹,曝晒时间不低于 6 小时。

8. 体温计消毒 每次使用后用 75%～80%乙醇溶液浸泡消毒 3～5 分钟。

值得注意的是,上述所有消毒均应使用符合国家标准或规定的消毒器械和消毒剂。购买消毒器械和消毒剂的过程中要索证备案。

 六 常见病预防与管理 ● ● ● ● ● ● ● ●

本书第三章和第五章已经较为详细地介绍了儿童常见生理疾病和心理问题的主要症状表现、成因、预防控制策略与措施、护理基本知识。作为儿童保健实施的重要场所之一,托幼机构应当通过以下工作,预防和控制儿童常见病。

- 通过健康教育普及卫生知识,培养儿童良好的卫生习惯,提供合理平衡膳食,加强体格锻炼,增强儿童体质,提高对疾病的抵抗能力。
- 定期开展儿童眼、耳、口腔保健,发现视力低常、听力异常、龋齿等问题并进行登记管理,督促家长及时带患病儿童到医疗卫生机构进行诊断及矫治。
- 对贫血、营养不良、肥胖等营养性疾病儿童进行登记管理(表 10 - 7),对中重度贫血和营养不良儿童进行专案管理,督促家长及时带患病儿童进行治疗和复诊。
- 对先天性心脏病、哮喘、癫痫等疾病儿童,及对有药物过敏史或食物过敏史的儿童进行登记,加强日常健康观察和保育护理工作。
- 重视儿童心理行为保健,开展儿童心理卫生知识的宣传教育,发现心理行为问题的幼儿及时告知家长到医疗保健机构进行诊疗。

表 10 - 7　儿童营养性疾病及常见疾病登记表

班级	姓名	疾病名称	确诊日期	干预与治疗	转归

备注:登记范围包括营养不良、贫血、单纯性肥胖、先心病、哮喘、癫痫、听力障碍、视力低常、龋齿等。

 七 传染病预防与控制 ● ● ● ● ● ● ● ●

传染病在儿童集居的托幼机构容易引起传播,造成流行。有些传染病还会给儿童健康和发育遗留不良影响,甚至留下终身残疾。为此,托幼机构有责任做好以下方面的传染病预防和控制工作。

(1)要督促家长按免疫程序和要求完成儿童预防接种。配合疾病预防控制机构做好托幼机构儿童常规接种、群体性接种或应急接种工作。

(2)托幼机构应当建立传染病管理制度。托幼机构内发现传染病疫情或疑似病例后,应当立即向属地疾病预防控制机构(农村乡镇卫生院防保组)报告。

(3)班级老师每日登记本班幼儿的出勤情况(表10-8)。对因病缺勤的幼儿,应当了解幼儿的患病情况和可能的原因,对疑似患传染病的,要及时报告给园(所)疫情报告人。园(所)疫情报告人接到报告后应当及时追查幼儿的患病情况和可能的病因,以做到对传染病患儿的早发现。

表 10-8　儿童传染病登记表

姓名	性别	年龄	发病日期	传染病名称										诊断单位	诊断日期	处置
				手足口病	水痘	流行性腮腺炎	猩红热	急性出血性结膜炎	痢疾	麻疹	风疹	传染性肝炎	其他			
合计																

备注:患某种传染病在该栏内划"√"。

(4)托幼机构内发现疑似传染病例时,应当及时设立临时隔离室,对患儿采取有效的隔离控制措施。临时隔离室内环境、物品应当便于实施随时性消毒与终末消毒,控制传染病在园(所)内暴发和续发。

(5)托幼机构应当在当地疾病预防控制机构的指导下,对被传染病病原体污染(或可疑污染)的物品和环境实施随时性消毒与终末消毒。

(6)发生传染病期间,托幼机构应当加强晨午检和全日健康观察,并采取必要的预防措施,保护易感儿童。对发生传染病的班级按要求进行医学观察,医学观察期间该班与其他班相对隔离,不办理入托和转园(所)手续。

(7)卫生保健人员应当定期对儿童及其家长开展预防接种和传染病防治知识的健康教育,提高其防护能力和意识。传染病流行期间,加强对家长的宣传工作。

(8)患传染病的患儿隔离期满后(表10-9),凭医疗卫生机构出具的痊愈证明方可返回园(所)。根据需要,来自疫区或有传染病接触史的幼儿,检疫期过后方可入园(所)。

表 10-9　儿童常见传染病的潜伏期、隔离时间和检疫期限

疾病	潜伏期(日)			病儿隔离时间	接触者检疫时间(日)
	常见	最短	最长		
麻疹	9~14	6	21	无并发症者疹后5日	21
水痘	12~17	10	21	至皮疹全部干燥、结痂	21
流行性感冒	1~2	1	7	至热退后24小时	3(最后一个病儿发病后)
流行性腮腺炎	10~21	7	21	至腮肿消肿后1周	21
甲型肝炎	14~45			自发病起不得少于40日,慢性迁延性肝炎活动期要隔离,3次肝功能正常(每月1次)	42
流行性乙型脑炎	14	4	21	隔离至提问正常为止	不检疫

(续表)

疾病	潜伏期（日）			病儿隔离时间	接触者检疫时间（日）
	常见	最短	最长		
脊髓灰质炎	2～3	1	35	自发病日起不得少于 40 日	21
细菌性痢疾	1～2	1	7	症状消失停药后 5 日做大便培养。连续 2 次阴性后解除隔离	7
百日咳	7～10	2	23	自发病期隔离 40 日,自痉挛性咳嗽日起 30 日	21
流行性脑脊髓膜炎	1～4	1	7	临床症状消失后 3 日,但从发病日期计算不得少于 7 日	7
猩红热	2～7	1	12	自发病日起隔离 10 日,或皮疹消失后 1 周,咽拭子培养阴性	12
风疹	10～21	10	21	自皮疹出现后 5 日	不检疫

来源:刘湘云等主编.儿童保健学.第 4 版.2011 年

八 伤害预防和控制 ● ● ● ● ● ● ● ● ●

保护儿童的安全是托幼机构工作人员义不容辞的责任。本书第九章已经对幼儿伤害的发生特点、托幼机构安全防护与管理措施以及现场急救处理的常识进行了较为详细的介绍。这里有必要再简单地重申一下托幼机构的管理要求如下。

托幼机构的各项活动应当以儿童安全为前提,建立定期全园(所)安全排查制度,落实预防儿童伤害的各项措施。

托幼机构的房屋、场地、家具、玩教具、生活设施等应当符合国家相关安全标准和规定,设立门卫,严格管理各类人员出入。

托幼机构应当建立重大自然灾害、食物中毒、踩踏、火灾、暴力等突发事件的应急预案,有备无患,并定期进行桌上模拟演练。一旦发生重大伤害时应当立即采取有效措施,并及时向上级有关部门报告(表10-10),认真分析发生事故的原因,从中汲取教训。

托幼机构应当加强对工作人员、儿童及监护人的安全教育和突发事件应急处理能力的培训,定期进行安全实战演练,普及安全知识,提高自我保护和自救的能力。

所有保教人员应当定期接受预防儿童伤害相关知识和急救技能的培训,做好儿童安全工作,消除安全隐患,预防跌落、溺水、交通事故、烧(烫)伤、中毒、动物致伤等伤害的发生。

表 10 - 10 儿童伤害登记表

年   月   日

姓名: 性别: 年龄: 班级:

伤害发生日期: 年 月 日   伤害发生时间:____:____(用 24 小时记时法)

当班责任人: 填表人:

伤害类型:
1＝交通事故   2＝跌伤(跌、摔、滑、绊)   3＝被下落物击中(高处落下物)
4＝锐器伤(刺、割、扎、划)   5＝钝器伤(碰、砸)
6＝烧烫伤(火焰、高温固/液体、化学物质、锅炉、烟火、爆竹炸伤)
7＝溺水(经医护人员救治存活)   8＝动物伤害(狗、猫、蛇等咬伤、蜜蜂、黄蜂等刺蜇)
9＝窒息(异物、压、闷、捂窒息、鱼刺/骨头卡喉)
10＝中毒(药品、化学物质、一氧化碳等有毒气体,农药、鼠药、杀虫剂,腐败变质食物除外)
11＝电击伤(触电、雷电)   12＝他伤/攻击伤伤害发生地点：
1＝户外活动场　2＝活动室　3＝寝室　4＝卫生间　5＝盥洗室　6＝其他(请说明_____)

伤害发生时活动：
1＝玩耍娱乐　2＝吃饭　3＝睡觉　4＝上厕所　5＝洗澡　6＝行走　7＝乘车
8＝其他(请说明_____)　9＝不知道

伤害发生时和谁在一起：
1＝独自一人　2＝老师　3＝小伙伴　4＝其他(请说明_____)　5＝不知道

受伤后处理方式(最后处理方式)：
1＝自行处理(保健人员)且未再就诊　2＝医疗卫生机构就诊　3＝其他(请说明_____)

如果就诊,诊断是：_____

因伤害休息多长时间(包括节日、假期及周末)：_____天

转归：1＝痊愈　2＝好转　3＝残疾　4＝死亡

简述伤害发生经过(对损伤过程作综合描述)：

来源：卫生部《托儿所幼儿园卫生保健工作规范》.2012 年 5 月

九　健康教育

托幼机构应当根据不同季节、疾病流行等情况制订全年健康教育工作计划,并组织实施。

健康教育的内容包括膳食营养、心理卫生、疾病预防、儿童安全以及良好行为习惯的培养等。健康教育的形式包括举办健康教育课堂、发放健康教育资料、宣传专栏、咨询指导、家长开放日等。有关如何针对儿童开展健康教育,请参见《学前儿童健康教育》。

根据现行的《托儿所幼儿园卫生保健工作规范》,托幼机构每季度应对保教人员开展 1 次健康讲座,每学期至少举办 1 次家长讲座。每班要有健康教育图书,并组织儿童开展健康教育活动。

另外,要做好健康教育记录,定期评估相关知识知晓率、良好生活卫生习惯养成情况、儿童健康状况等健康教育效果。

十　信息收集

托幼机构的卫生保健人员应该对日常卫生保健工作进行常规记录和建立健康档案。工作记录和健康档案应当真实、完整、字迹清晰,根据情况随时记录,及时归档,并至少保存 3 年。

1. 健康档案　托幼机构应当建立健康档案,包括:托幼机构工作人员健康合格证、儿童入园(所)健康检查表、儿童定期健康检查表或手册、儿童转园(所)健康证明。

2. 日常卫生保健工作记录　托幼机构应当对日常性的卫生保健工作进行记录,内容包括:幼儿每日出勤、晨午检及全日健康观察记录,儿童食谱表、膳食管理记录,卫生消毒记录,免疫接种统计表,儿童营养性疾病和常见病登记表,儿童传染病登记表,儿童伤害登记和健康教育记录等。

3. 资料统计分析　托幼机构应每年对儿童出勤、健康检查、膳食营养、常见病和传染病、伤害等进行统计分析,掌握儿童健康状况(表 10 - 11～表 10 - 13)。有条件的托幼机构可应用计算机软件对儿童体格发育评价、膳食营养评估等卫生保健工作进行管理。

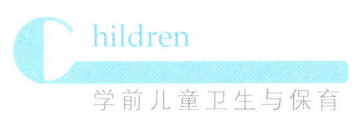

学前儿童卫生与保育

表 10－11　儿童出勤统计分析表

托幼机构名称：_____

年份	月份	在册儿童数(1)	应出勤日数(2)	出勤情况			缺勤原因分析				
				应出勤人次数(3)	实际出勤人次数(4)	出勤率(%)(5)	缺勤人次数(6)	因病	因事	寒暑假	其他
	9 月										
	10 月										
	11 月										
	⋮										
	8 月										

备注：1. 出勤率＝（实际出勤人次数/应出勤人次数）×100％。

　　　2. 缺勤人次数＝应出勤人次数—实际出勤人次数。

　　　3. 各项百分率要求保留小数点后 1 位。

来源：卫生部《托儿所幼儿园卫生保健工作规范》. 2012 年 5 月

表 10－12　_____学年(上、下)儿童健康检查统计分析表

托幼机构名称：_____

年龄组	在册人数	体检人数	体检率(%)	体格评价（人数）				血红蛋白			视力		听力		龋齿	
				低体重	生长迟缓	消瘦	肥胖	检测人数	轻度贫血人数	中重度贫血人数	检查人数	视力不良人数	检查人数	听力异常人数	检查人数	患龋人数
3 岁～																
4 岁～																
5 岁～																
6～7 岁																
总计																

备注：1. 体检率＝（体检人数/在册人数）×100％。

　　　2. 某病患病率＝（某病患病人数/检查人数）×100％。

表 10－13　传染病发病统计表

托幼机构名称：_____

年份	月份	在册儿童数	传染病发病数	各类传染病发病人数									
				手足口病	水痘	流行性腮腺炎	猩红热	急性出血性结膜炎	痢疾	麻疹	风疹	传染性肝炎	其他
	9 月												
	10 月												
	⋮												
	8 月												
合计													

来源：卫生部《托儿所幼儿园卫生保健工作规范》. 2012 年 5 月

第三节　新设立托幼机构招生前卫生评价

依据现行的《托儿所幼儿园卫生保健管理办法》要求,新设立的托幼机构应当按照一定的标准进行设计和建设,招生前须向区县级以上卫生局指定的医疗卫生机构提交"托幼机构卫生评价申请书"。

指定的医疗卫生机构负责组织专业人员,根据要求在 20 个工作日内对提交申请的托幼机构进行卫生评价。凡卫生评价为"合格"的托幼机构,即可向教育部门申请注册;凡卫生评价为"不合格"的托幼机构,整改后方可重新申请评价。

招生前卫生评价主要从托幼机构的环境卫生设施、个人卫生设施、食堂设施设备和人员配备、保健室或卫生室设置、卫生保健人员配备、工作人员健康检查、卫生保健制度等方面进行。具体内容、评价标准和评价方法见表 10 - 14 所示。

合格的判定标准是:①托幼机构总分达到 80 分以上,并且"必达项目"全部通过,才可评价为"合格"。②若托幼机构不提供儿童膳食,则不予评价食堂卫生、工作人员健康检查和卫生保健制度的相应部分。托幼机构分数达到剩余项目总分的 80% 以上,并且"必达项目"全部通过,才可评价为"合格"。③如果评价结果为"不合格",托幼机构应当根据评价报告给予的整改意见和指导,整改后可重新申请卫生评价。

表 10 - 14　新设立托幼机构招生前卫生评价表

评价内容	分值	评价标准	评价方法	得分	备注
环境卫生	20 分	● 园(所)内建筑物、户外场地、绿化用地及杂物堆放场地等总体布局合理,有明确功能分区(2 分) ● 室外活动场地地面应平整、防滑、无障碍、无尖锐突出物(2 分) ● 活动器材安全性符合国家相关规定(1 分) ● 未种植有毒、带刺的植物(1 分)	查看现场		
		● 室内环境的甲醛、苯及苯系物等检测结果符合国家要求(4 分)	查验检测报告		
		● 室内空气清新、光线明亮(2 分) ● 有防蚊蝇等有害昆虫的设施(2 分) ● 每个班级有独立的厕所和盥洗室(2 分) ● 每班厕所内有污水池,盥洗室内有洗涤池(2 分)	查看现场		
		● 盥洗室内有流动水洗手装置(必达项目) ● 盥洗室内水龙头数量和间距设置合理(2 分)	查看现场		
个人卫生	15 分	● 保证儿童每日 1 巾 1 杯专用,寄宿制儿童每人有专用洗漱用品(必达项目)	查看现场		
		● 每班有专用水杯架,标识清楚,有饮水设施(4 分) ● 每班有专用毛巾架,标识清楚,毛巾间距合理(3 分) ● 有专用水杯、毛巾消毒设施(4 分)			
		● 儿童有安全、卫生、独自使用的床位和被褥(4 分)			

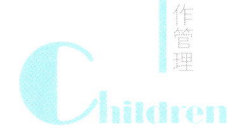

（续表）

评价内容	分值	评价标准	评价方法	得分	备注
食堂卫生	10分	● 食堂获得《餐饮服务许可证》（必达项目）	查验证件		
		● 园（所）内应设置区域性的餐饮具集中清洗消毒间，消毒后有保洁存放设施（4分） ● 配有食物留样专用冰箱，有专人管理（3分）	查看现场		
		● 炊事人员与儿童配备比例：提供每日三餐一点的托幼机构应达1:50，提供每日一餐二点或二餐一点的1:80（3分）	查看资料		
保健室或卫生室设置	20分	● 设立保健室或卫生室（必达项目） ● 卫生室需有《医疗机构执业许可证》（必达项目）	查看现场 查验证件		
		● 保健室面积不少于12平方米（2分）	查看现场		
		● 保健室设有儿童观察床（2分） ● 配备桌椅、药品柜、资料柜（3分） ● 有流动水或代用流动水的设施（2分）			
		● 配备儿童杠杆式体重秤、身高计（供2岁以上儿童使用）、量床（供2岁及以下儿童使用）、国际标准视力表或标准对数视力表灯箱、体围测量软尺等设备（4分） ● 配备消毒压舌板、体温计、手电筒等晨检用品（3分）	查看现场		
		● 有消毒剂（2分） ● 配备紫外线消毒灯或其他空气消毒装置（2分）			
卫生保健人员配备	15分	● 配备符合国家规定的卫生保健人员（必达项目）	查看资料		
		● 卫生保健工作的第一责任人是托幼机构的法定代表人或负责人（5分）			
		● 按照收托150名儿童设1名专职卫生保健人员的比例配备（收托150名以下儿童的可配备兼职卫生保健人员）（5分） ● 卫生保健人员上岗前接受培训并考核合格（5分）			
工作人员健康检查	10分	● 托幼机构工作人员上岗前经县级以上卫生行政部门指定的医疗卫生机构进行健康检查，并取得《托幼机构工作人员健康合格证》。炊事人员取得《食品从业人员健康证》（10分）	查看证件		
卫生保健制度	10分	● 建立10项卫生保健制度，并符合实际情况，具有可操作性 1）一日生活制度（1分） 2）膳食管理制度（1分） 3）体格锻炼制度（1分） 4）卫生与消毒制度（1分） 5）入园（所）及定期健康检查制度（1分） 6）传染病预防与控制制度（1分） 7）常见疾病预防与管理制度（1分） 8）伤害预防制度（1分） 9）健康教育制度（1分） 10）卫生保健信息收集制度（1分）	查看资料		

来源：卫生部《托儿所幼儿园卫生保健工作规范》.2012年5月

第四节　托幼机构卫生保健工作管理各相关机构和人员职责

托幼机构卫生保健工作的主要任务是贯彻预防为主、保教结合的工作方针，为集体儿童创造良好的生活环境，预防控制传染病，降低常见病的发病率，培养健康的生活习惯，保障儿童的身心健康。在此过程中，需要科学、合理的组织管理体系，各相关机构和人员做到职责明确、分工协作，这样才能达到最佳效果。

一　卫生和教育行政部门的工作职责

区县级以上各级卫生行政部门负责监督和指导辖区内托幼机构的卫生保健工作，并将托幼机构的卫生保健工作作为公共卫生服务的重要内容。

区县级以上各级教育行政部门负责配合卫生行政部门指导托幼机构的卫生保健工作，督促托幼机构落实各项卫生保健措施。

卫生部的妇幼保健与社区卫生司负责监督和指导全国托幼机构卫生保健工作，负责组织制定《托儿所幼儿园卫生保健工作规范》。

二　托幼机构卫生保健业务指导和监督职能部门的工作职责

（一）妇幼保健机构

各级卫生行政部门都设有妇幼保健职能机构，具体负责辖区内托幼机构卫生保健的业务工作，具体如下。

（1）配合卫生行政部门，制订辖区内托幼机构卫生保健工作规划、年度计划并组织实施，制订辖区内托幼机构卫生保健工作评估实施细则，建立完善的质量控制体系和评估制度。

（2）由卫生行政部门指定的妇幼保健机构对新设立的托幼机构进行招生前的卫生评价工作，并出具卫生评价报告。

（3）受卫生行政部门委托，妇幼保健机构对取得办园（所）资格的托幼机构每3年进行1次卫生保健工作综合评估，并将结果上报卫生行政部门。

（4）地市级以上妇幼保健机构负责对当地托幼机构卫生保健人员进行岗前培训及考核，合格者颁发培训合格证。县级以上妇幼保健机构每年至少组织1次相关知识的业务培训或现场观摩活动。

（5）妇幼保健机构定期对辖区内的托幼机构卫生保健工作进行业务指导。内容包括一日生活安排、儿童膳食、体格锻炼、健康检查、卫生消毒、疾病预防、伤害预防、心理行为保健、健康教育、卫生保健资料管理等工作。

（6）协助辖区内食品药品监督管理、卫生监督和疾病预防控制等部门，开展食品安全、传染病预防与控制宣传教育等工作。

（7）对辖区内承担托幼机构儿童和工作人员健康检查服务的医疗卫生机构进行相关专业技术的指导和培训。

（8）负责定期组织召开辖区内托幼机构卫生保健工作例会，交流经验、学习卫生保健知识和技能。收集信息，掌握辖区内托幼机构卫生保健情况，为卫生行政部门决策提供相关依据。

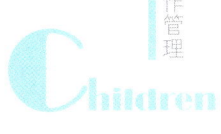

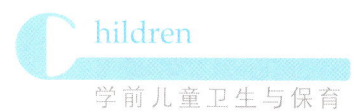

（二）其他相关机构

疾病预防控制机构负责定期为托幼机构提供疾病预防控制的宣传、咨询服务和指导。

卫生监督执法机构依法对托幼机构的饮用水卫生、传染病预防和控制等工作进行监督检查。

食品药品监督管理机构中负责餐饮服务监督管理的部门依法加强对托幼机构食品安全的指导与监督检查。

乡镇卫生院、村卫生室和社区卫生服务中心(站)应通过妇幼卫生网络、预防接种系统以及日常医疗卫生服务等多种途径掌握辖区中的适龄儿童数，并加强与托幼机构的联系，取得配合，做好儿童的健康管理。

 三 托幼机构的工作职责 ● ● ● ● ● ● ● ●

托幼机构应设立保健室或卫生室，其设置应当符合现行《托儿所幼儿园卫生保健工作规范》基本要求，同时根据接收儿童数量配备符合相关资质的卫生保健人员。

新设立的托幼机构招生前应当取得县级以上卫生行政部门指定的医疗卫生机构出具的卫生评价合格报告。

（一）托幼机构内卫生保健和保育人员的配备

100名以下儿童的设园(所)长1名，100名儿童以上的设副园(所)长或保健主任1名。保教人员按照不同年龄分班人数而定，托班(19~36个月龄)儿童与保教人员比例为(4~4.5)∶1(寄宿制)和(6~7)∶1(全日制)，小、中班(3~5岁)为(5~5.5)∶1(寄宿制)和(7~8)∶1(全日制)，大班(5~6岁)为(6~6.5)∶1(寄宿制)和(8~9)∶1(全日制)。

托幼机构应当按照幼儿人数配备数量足够的专(兼)职的卫生保健人员。其中，全日制托幼机构：100名以下儿童设1名专职或兼职卫生保健人员；100~150名设专职保健人员1名；以后每增加100名儿童增设兼职保健人员1名，每增加150名儿童增设专职保健人员1名。寄宿制托幼机构(包括寄宿班)：收托儿童50名以下设专职保健人员1名；50~150名设专职保健人员2名；以后每增加150名儿童增设专职保健人员1名。

卫生保健人员包括医师、护士和保健员。建议全托及寄宿制幼儿园设置卫生室。卫生室是指取得《医疗机构执业许可证》的学校卫生机构。在卫生室工作的医师必须取得卫生行政部门办法的《医师执业证书》，护士应当取得《护士执业证书》。在保健室工作的保健员应当具有高中以上学历，经过卫生保健知识专业培训，具有托幼机构卫生保健基础知识，掌握卫生消毒、传染病管理和营养膳食管理等技能。

（二）托幼机构内卫生保健与保育工作相关人员的职责

1. 主管卫生保健工作的园(所)长职责

● 负责制订适合本园(所)的卫生保健年度工作计划，与卫生保健人员一起制订一系列卫生保健制度和安全保卫制度，以及相关的应急预案。主持召开园(所)的各种卫生保健会议，定期组织园(所)保教人员参加业务知识学习，提高保健人员的卫生保健知识水平。

● 根据学前儿童生理和心理发育特点，负责抓好园(所)内的卫生保健、膳食管理、保育护理和早期教育工作。重点抓好常见病和传染病预防、膳食营养与卫生管理、清洁消毒等方面的管理工作。掌握儿童日常营养摄入情况，以及每月伙食费的盈亏情况。

● 定期检查各项卫生保健和保育制度的落实情况，定期检查园(所)内的安全保卫工作，杜绝意外伤害发生。

● 合理安排保健、保育和炊事人员的工作，制订各岗位工作职责，参与确定人员岗位分工及人事聘任、调离和晋升考核。关心卫生保健人员和后勤人员的继续教育学习，支持外出进修与培训，提高他们的业务素质。

● 重视卫生保健设施与设备的配备，负责全园幼儿生活和学习用品的合理配置，确保食品采购过程中索证和索票，并指定专人负责对采购物品的验收。做好学期预算，统筹园（所）各项经费的合理开支，确保幼儿伙食费的专款专用。

- 实施科学化、规范化管理，及时了解国内外有关托幼机构卫生保健工作动态，汲取经验，不断改进。定期参加卫生保健知识的培训，提高自身科学化管理水平。
- 争取社会和家长的配合。向家长宣传科学育儿知识和保健知识，使园（所）内教育、社会教育和家庭教育有机结合。

2. 卫生保健人员的工作职责

- 在园（所）长领导下，按儿童保健业务部门要求制订园（所）卫生保健工作计划，监督、指导、检查各项计划和措施的落实情况。
- 严格执行儿童入园及定期健康检查工作，做好每半年一次的身高、体重和视力检查工作，将儿童体检结果及时反馈给家长。掌握全园（所）幼儿健康状况，及时分析研究，提出各种健康干预建议。重视对体弱、贫血和肥胖儿童等的个案管理。做好儿童转园（所）健康管理工作。
- 认真做好晨检，儿童缺勤要追查原因，因病缺勤要及时登记、上报。负责全日健康观察，加强对患病儿童的全天观察工作。深入各班巡视，及时发现儿童的异常征象，通知家长或护送至医院诊治。
- 参与制订合理的一日生活制度和体格锻炼计划，指导开展适合儿童年龄特点的保育工作和体格锻炼。
- 做好儿童膳食和营养管理，负责食品安全验收。每周制订并公布幼儿带量食谱，定期做营养计算和分析。指导炊事人员保质保量地做好餐点、饮食卫生与餐具消毒。
- 做好入园（所）儿童预防接种证的查验，协助疾病预防控制部门完成各项免疫接种工作。一旦发现传染病（或疑似）患儿要早隔离、早报告，加强隔离室患儿的护理，并在疾控部门的指导下做好传染病所发生班级的消毒、隔离和检疫。
- 负责组织工作人员每年体检及新上岗人员体检，合格后方可就职。发现患某种病不宜留园工作的应及时报告园（所）长给予调离。
- 宣传卫生知识，定期向保教人员传授卫生保健知识，指导保教人员做好儿童的体格锻炼和伤害预防工作；引导幼儿学习并掌握良好的卫生习惯和安全知识；定期向家长宣传卫生防病知识和健康科学育儿知识。
- 负责检查园（所）内环境卫生及安全工作，发现伤害隐患，及时采取措施，避免发生。掌握必要的小外伤处理办法，掌握常用的现场急救技术。
- 及时、准确、规范地填写各项保健记录表格，积累资料，做好各种统计分析和上报工作。
- 按时参加妇幼保健机构召开的工作例会，并接受相关业务培训与指导。

3. 幼儿班级教师在卫生保健和保育方面的职责

- 全面负责本班级幼儿的身心健康，做好卫生保健、教育与保育、安全等工作，严格执行幼儿在园一日生活制度，结合幼儿的年龄和发育特点进行教育、组织游戏活动。
- 关注幼儿一日活动各生活场景中设施配置与安置，以方便幼儿安全、独立使用，创设让幼儿在真实环境中反复练习各项生活技能的机会，必要时给予适当指导，注意不过多干涉与包办。
- 选用适合幼儿身心发育特点、兴趣、运动水平和季节特征的运动教程，关注幼儿运动场地、设施、器械和服饰的安全性，注意幼儿运动过程中的擦汗、喝水、休息等，培养幼儿自我保护能力，确保幼儿身体运动安全有效开展。
- 在幼儿游戏活动中，引导幼儿进行自发身体运动和双手练习，实现动作的协调和灵活；鼓励幼儿之间的人际交往，使幼儿在玩伴关系中认识自我和他人，丰富幼儿情感体验。
- 关注幼儿的情绪反应和情感体验，爱护幼儿，采取正面、温和、鼓励式的教育方式，循循诱导，不采取简单粗暴的态度和教育方式。
- 关注每一个幼儿的生理和心理发育特点、脾气性格，充分理解儿童在成长过程中各种行为技能发育的个体差异，指导保育员做好各项保育工作，加强对个别儿童的个性化保育护理。

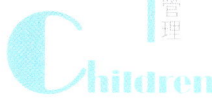

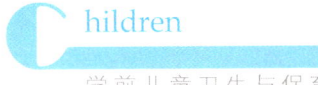

- 组织外出参观、游玩时，做好安全教育，帮助幼儿不断积累对个人行为规范和公共卫生的认识与经验。
- 做好家园联系，使家长了解幼儿在园活动情况，向家长宣传育儿知识，力求园内和园外的教育方法一致，促使幼儿养成良好的行为习惯。

4. 保育人员的工作职责

- 在园（所）长的领导下、保健医师的指导下做好本班保育工作，严格执行园（所）内的一日生活作息制度。
- 认真做好本班房舍、设施、环境的清洁卫生和消毒工作。
- 在班级教师的指导下，做好儿童生活、饮食、大小便、睡眠、穿衣、户外活动等护理工作。对患病和体弱儿童做好特殊护理和全天观察。并配合本班教师组织教育活动。
- 在保健医师指导下，严格执行园（所）制定的各项安全制度，留心各种事故隐患，及时排除。
- 严格执行消毒要求，掌握消毒液的配比方法和浓度，熟练掌握园（所）内常用物品的清洗消毒时间和方法，并防止消毒后的再污染。
- 妥善保管好本班幼儿的衣物和使用的各种物品，负责班级儿童的餐饮工作。
- 对儿童态度和蔼、动作轻柔，注意个人卫生和仪表整洁，不随便使用儿童物品。发现损坏及时报修。
- 努力钻研业务、总结经验，认真参与各项学习、培训活动，丰富保育知识，不断提高保育操作技能。

5. 营养员的工作职责

- 按计划拟订每周食谱，为不同年龄儿童增添不同的辅助食品，并计算营养价值，保证供给各年龄组儿童足够的膳食营养量。重视体弱儿、营养不良及病后康复期小儿的饮食调配及护理。
- 严格执行食品卫生各项要求，餐具彻底消毒，食品烧熟煮透，生熟严格分开，杜绝食物中毒。注意个人卫生，环境整洁无害。上岗前应当参加食品安全法律法规和儿童营养等专业知识培训。
- 掌握经济核算制，保证营养费专款专用，认真做好食品的留样工作，每日做好食品的进出量记录。
- 做好食品及物资保管工作，每月月底进行盘点，做到食品保管不霉烂、不变质、不缺少，用具物品不遗失，不无故损坏，注意库房的安全卫生工作。
- 经常深入班级了解儿童的进食情况，征求保教人员及家长的意见，分析情况，不断地改善儿童膳食的质量，以符合儿童生长发育的需要。

本章小结

本章阐述的基本问题有：

1. 集体儿童卫生保健工作的意义和任务。
2. 托幼机构日常性的儿童卫生保健工作内容和工作规范。
3. 新设立托幼机构招生前的卫生学评价要求。
4. 托幼机构卫生保健管理工作体系的构成和各方人员职责。

基本要点：托幼机构集体儿童卫生保健工作的主要任务是贯彻预防为主、保教结合的工作方针，为集体儿童创造良好的生活环境，预防控制传染病，降低常见病的发病率，培养健康的生活习惯，保障儿童的身心健康。我国政府长期以来高度重视儿童保健工作，相继颁布了一系列的政策法规，以便广大托幼机构依法、依规从事卫生保健工作。现行的《托儿所幼儿园卫生保健管理办法》和《托儿所幼儿园卫生保健工作规范》对于新设立托幼机构和日常性的各项集体儿童卫生保健工作提出了明确的技术要求和工作规范。而为了达到最佳效果，需要科学、合理的组织管理体系，各级卫生行政和教育行政部门之间要，紧密协作，医教结合，共同推动集体儿童卫生保健工作的深入和细化；托幼机构内部也要分工明确，团结协作，真正落实每一项措施，促进每一个儿童身心健康发展。

思考与探索

1. 走访幼儿园卫生保健老师，了解日常卫生保健工作内容，重点了解对体弱儿童和超重肥胖儿童的健康管理办法。

2. 观察幼儿园的晨检工作，了解整个晨检工作应该包括哪些重要环节？实施中的难点是什么？如何对晨检结果进行记录、统计和上报？

3. 在传染病流行期间，托幼机构如何保证在园儿童的健康？

4. 按照现行的《托儿所幼儿园卫生保健工作规范》10 个方面内容对某幼儿园日常性的卫生保健工作进行评价，讨论分析目前存在哪些问题，并提出合理化改进建议。

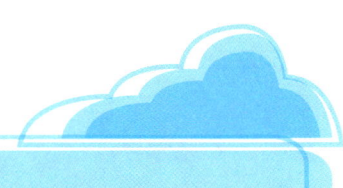

参考文献

1. 季成叶. 儿童少年卫生学. 第 2 版. 北京:人民卫生出版社,2012
2. 郑频频,史慧静. 健康促进理论与实践. 第 2 版. 上海:复旦大学出版社,2011
3. WHO/NMH/HPS. A life course approach to health. Geneva:2000
4. 沈晓明,王卫平. 儿科学. 第 7 版. 北京:人民卫生出版社,2008
5. 杨绍基,任红. 传染病学. 第 7 版. 北京:人民卫生出版社,2008
6. 刘湘云,陈荣华. 儿童保健学. 第 3 版. 南京:江苏科学技术出版社,2005
7. 许积德,顾菊美. 家庭育儿全书. 上海:上海科学技术出版社,1997
8. 巫向前. 临床专科护理. 上海:上海科技教育出版社,2006
9. 叶春香. 儿童护理. 北京:人民卫生出版社,2006
10. 张劲松,姚国英. 0~6 岁儿童心理健康保健:儿童保健医生指导手册. 上海:上海科学技术文献出版社,2010
11. Shaffer DR. Developmental psychology,childhood and adolescence. Fifth Edition. Brooks/Cole Publishing Company,1999
12. 王祖承,方贻儒. 精神病学. 上海:上海科技教育出版社,2011
13. 杜亚松. 儿童心理障碍治疗学. 上海:上海科学技术出版社,2005
14. 陶国泰. 儿童少年精神医学. 南京:江苏科学技术出版社,2000
15. 郭延庆. 应用行为分析与儿童行为管理. 北京:华夏出版社,2012
16. 人民教育出版社幼儿教育室编. 婴幼儿生理卫生解剖图谱. 北京:人民教育出版社,1990
17. 欧阳新梅. 幼儿园心理社会环境的创设. 幼儿教育,2002;(Z1):22
18. 朱家雄. 学前儿童卫生学. 上海:华东师范大学出版社,2006
19. 朱家雄,华爱华等. 幼儿园环境与幼儿行为和发展的研究. 北京:世界图书出版公司,1996
20. 中华人民共和国卫生部妇幼保健与社区卫生司,九市儿童体格发育调查研究协作组,首都儿科研究所. 2005 年中国九市 7 岁以下儿童体格发育调查研究. 北京:人民卫生出版社,2008
21. 季成叶. 现代儿童少年卫生学. 第 2 版. 北京:人民卫生出版社,2010
22. 中华人民共和国卫生部. 托儿所幼儿园卫生保健工作规范. 卫妇社发〔2012〕35 号文,2012 年 5 月
23. 教育部体育卫生与艺术教育司. 学校食堂炊管人员培训教材. 北京:华艺出版社,2002
24. 张佩斌,朱宗涵. 儿童伤害预防与急救. 北京:人民卫生出版社,2010
25. 杨月欣. 中国食物成分表 2004. 北京:北京大学医学出版社,2005
26. 麦少美,高秀欣. 学前卫生学. 第 2 版. 上海:复旦大学出版社,2009
27. 刘湘云,陈荣华,赵正言. 儿童保健学. 第 4 版. 南京:江苏科学技术出版社,2011

图书在版编目(CIP)数据

学前儿童卫生与保育/史慧静主编. —上海：复旦大学出版社, 2013.6(2024.8 重印)
普通高等学校学前教育专业系列教材
ISBN 978-7-309-09747-4

Ⅰ. 学… Ⅱ. 史… Ⅲ. 学前儿童-卫生保健-幼儿师范学校-教材 Ⅳ. R179

中国版本图书馆 CIP 数据核字(2013)第 121490 号

学前儿童卫生与保育
史慧静 主编
责任编辑/傅淑娟

复旦大学出版社有限公司出版发行
上海市国权路 579 号 邮编：200433
网址：fupnet@ fudanpress. com http://www.fudanpress. com
门市零售：86-21-65102580 团体订购：86-21-65104505
出版部电话：86-21-65642845
浙江临安曙光印务有限公司

开本 890 毫米×1240 毫米 1/16 印张 14.5 字数 429 千字
2024 年 8 月第 1 版第 13 次印刷
印数 81 101—85 200

ISBN 978-7-309-09747-4/R·1308
定价：45.00 元